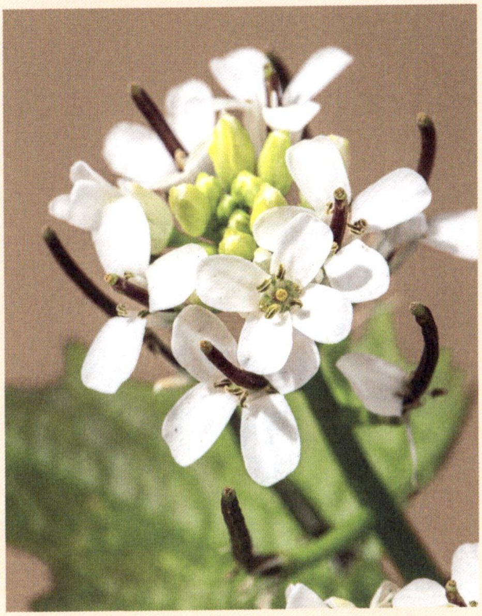

Senföle

TREIBEN DIR DIE TRÄNEN ZU AUGEN

- Sie gelten als natürliches Antibiotikum und gehen gegen Bakterien und Viren an.
- Sie wirken schleimlösend, desinfizierend, durchblutungsfördernd, schmerzstillend und können den Cholesterinwert senken.
- Für die Erkältungszeit habe ich immer eine Meerrettichtinktur, welche ich zusätzlich mit anderen scharfen Kräutern ergänze, zu Hause.
- Zuviel davon kann Haut und Schleimhäute reizen. Das macht sich schnell im Magen oder bei einem wärmenden Hautwickel bemerkbar. Fühle rein, wie gut du sie verträgst.

Wildpflanzen Knoblauchsrauke, Meerrettich, und verschiedene Schaumkräuter.

Anwendung Ein Salatdressingrezept mit Knoblauchsrauke findest du auf **Seite 71**.

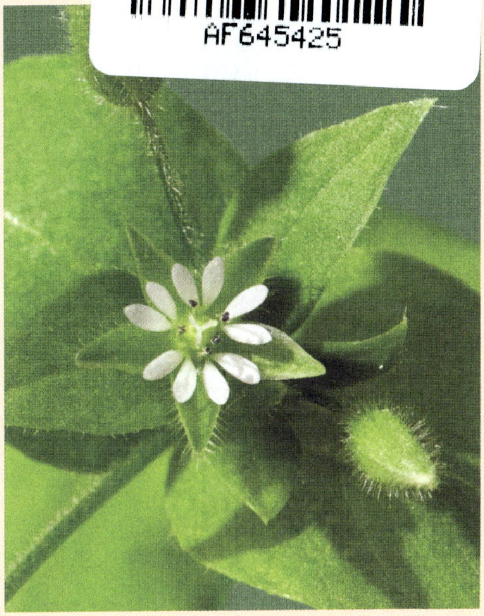

Saponine

SAPO BEDEUTET SO VIEL WIE SEIFE

- Die seifenartigen Stoffe wirken u.a. schleimlösend sowie schleimtreibend und tun deshalb bei festsitzendem Husten gut.
- Saponine wirken außerdem antioxidativ, entzündungshemmend und sollen den Cholesterinspiegel senken können.
- Überdosiert können sie den Magen reizen.
- Rosskastanie und Efeu kannst du übrigens gut als natürliches Waschmittel verwenden.

Wildpflanzen Gänseblümchen, Vogelmiere, zudem kann man verträgliche Efeupräparate in der Apotheke kaufen. Ansonsten kommen Saponine reichlich in Hülsenfrüchten wie Kichererbsen und Erbsen vor.

Anwendung Nutze die Kraft der Saponine mit dem Vogelmierendip auf **Seite 18**.

Auf der hinteren Klappe geht es mit den anderen sechs Inhaltsstoffen weiter.

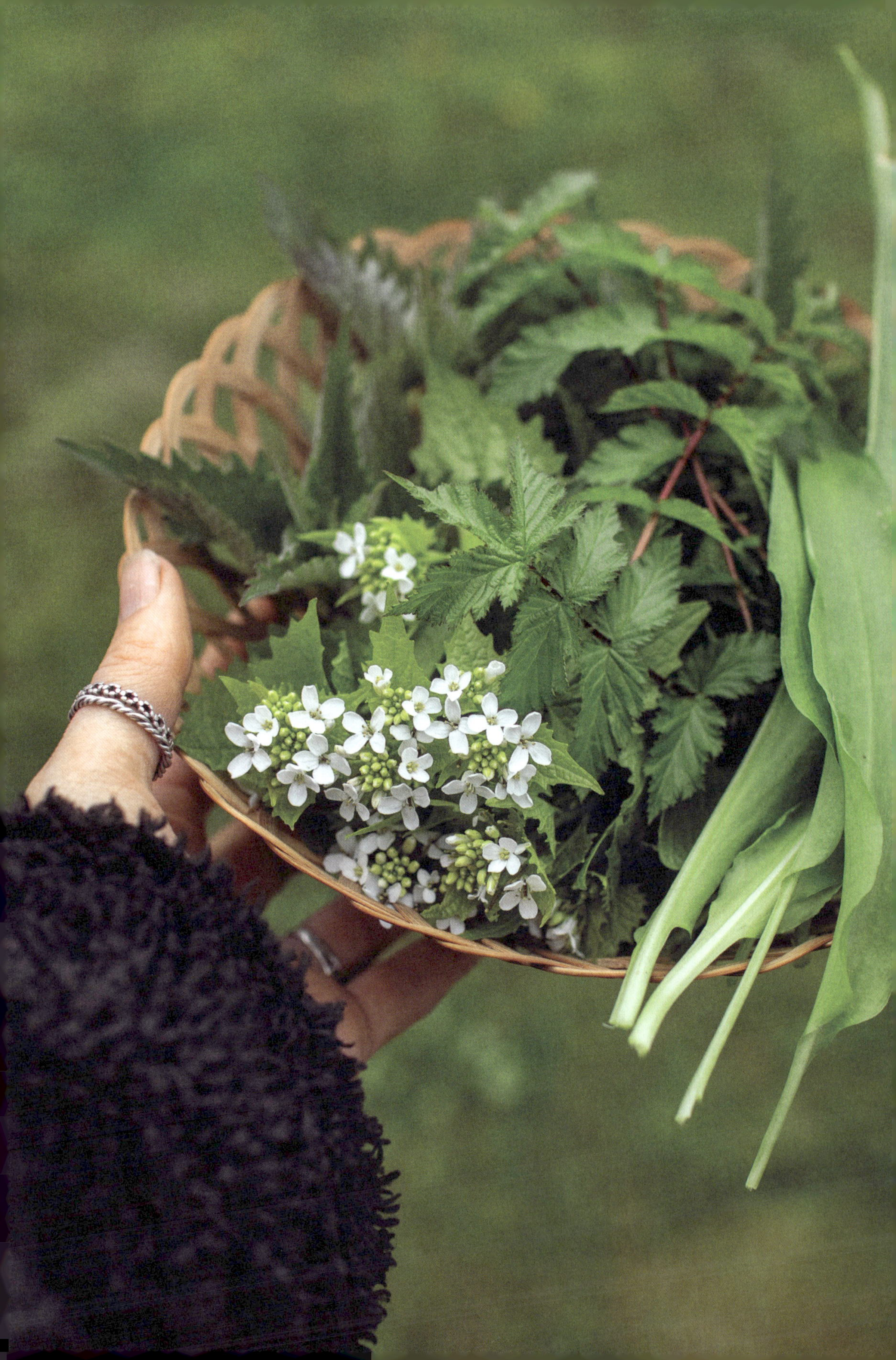

hegerundsammler
Isabel Fischer

Wild durchs Jahr

„Ich zeige dir, wie man wilde Pflanzen sammeln und verarbeiten kann“.

KOSMOS

Inhalt

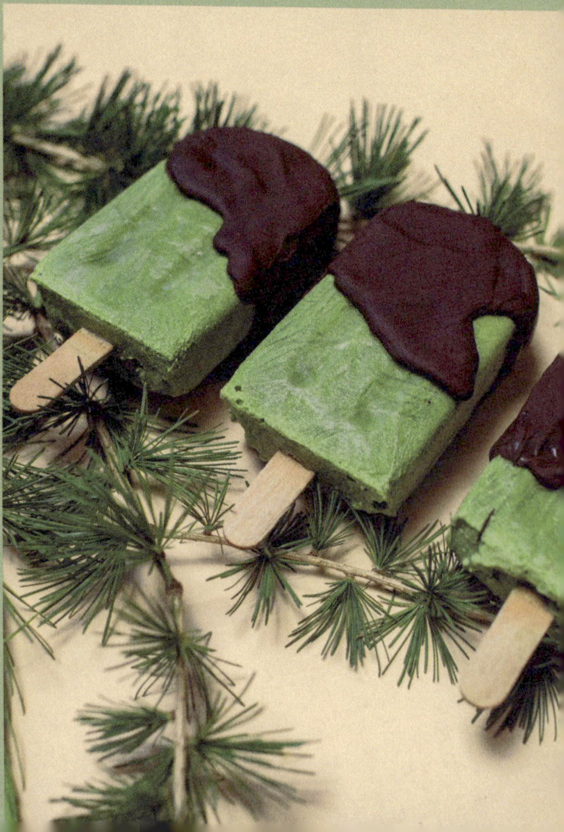

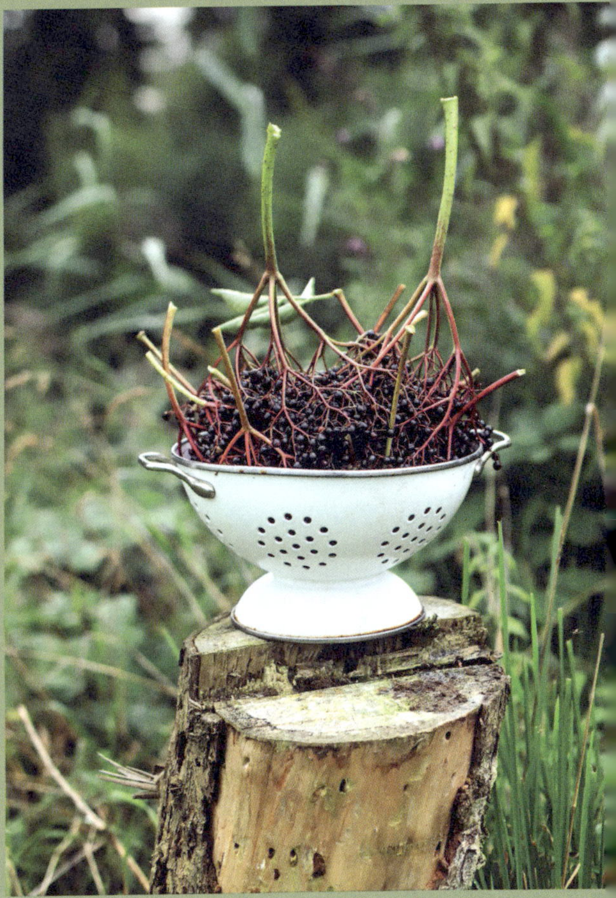

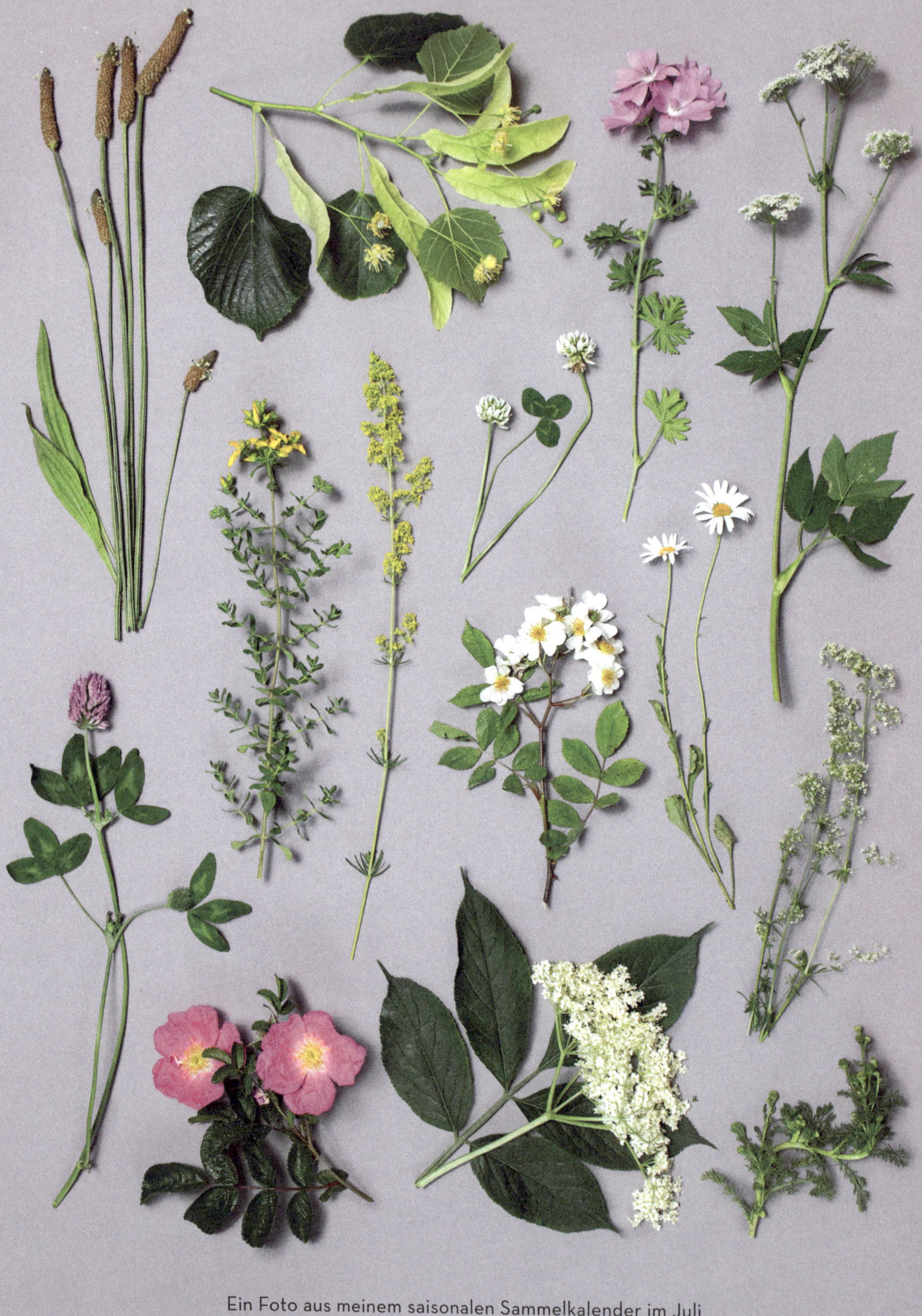

Ein Foto aus meinem saisonalen Sammelkalender im Juli

Hey, ich freu mich, dass dieses Buch bei dir gelandet ist.

Auf geht die wilde Pflanzenreise! Ich weiß nicht, auf welchem Wissenstand du derzeit bist. Vielleicht hattest du noch so gar keine Berührungspunke mit Wildpflanzen, oder du hast nur noch ein paar Erinnerungesfetzen von deinen Großeltern im Kopf herumschwirren. Vielleicht aber bist du auch schon tief im Thema drin und kannst einfach nicht genug davon bekommen. Wie auch immer es ist, ich freue mich riesig, dass ich dir etwas von meiner Pflanzenleidenschaft mit auf den Weg geben darf.

Du bist ganz herzlich in meiner kunterbunten Kräuterwelt willkommen.

Alles was du siehst, wurde von mir gestaltet, geschrieben und fotografiert. Ich bin also total dankbar und glücklich, dass dieses Buch nun in deine Hände gefunden hat.

Ein paar Punkte möchte ich gerne zu Beginn mit dir teilen. Egal in welchem Monat du gerade steckst, dir steht eine vielfältige Zeit bevor. In diesem Buch habe ich bewusst Wildpflanzen ausgesucht, die man anhand ihrer Merkmale gut erkennen kann und die zahlreich um uns herum zu finden sind. Einige kennst du sicher schon.

Abhängig von der Lage und den Temperaturen unterscheiden sich die Pflanzen voneinander.

Jede Region hat einen eigenen Naturzyklus. Die Temperatur und die Lage machen z.B. einen Unterschied, wann was wie blüht, wächst und gedeiht. Ich habe jeweils ganz typische Monate ausgesucht, in denen alle Sammler:innen fündig und glücklich werden sollten. Aber es gibt eben auch Ausnahmen und Wetterschwankungen. Halte also die Augen offen und beobachte die Natur um dich herum. Dir wird auf jeden Fall jede Pflanze im Laufe des Jahres begegnen. Soviel steht fest.

Schau dir auch unbedingt meine Tipps und Tricks zum sicheren Sammeln auf Seite 8 und 9 an. So kannst du mit gutem Gefühl sammeln gehen und dich mit dem Thema vertraut machen. Das wichtigste: Achtsamkeit ist das A und O. Nicht nur dir, sondern auch der Pflanzenwelt gegenüber.

Ich wünsche dir mega viel Spaß beim Suchen, Sammeln und Verarbeiten.

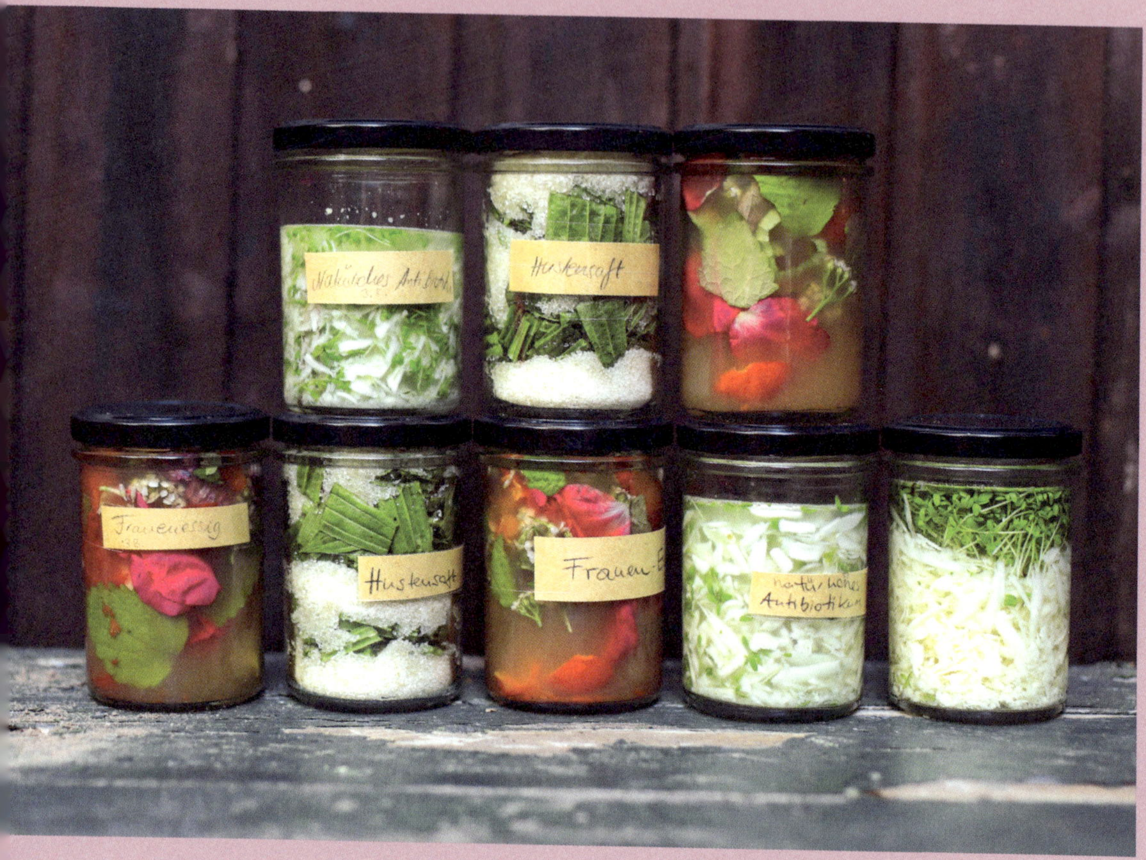

Tipps und Tricks zum sicheren Sammeln

1 Sammle nur das, was du zu 100 % bestimmen kannst. Bedenke, dass es giftige Pflanzen gibt, die essbaren Verwandten teilweise sehr ähnlich sehen können. Achte auf alle Erkennungsmerkmale und lass die Pflanze bei Zweifeln stehen. Falls es bei den im Buch genannten Pflanzen giftige Doppelgänger geben sollte, werde ich davon berichten.

2 Bei den meisten Pflanzen gilt: Sammle die Wildpflanzen am besten um die Mittagszeit an einem sonnigen Tag. Wenn du Pflanzen für Tees sammeln möchtest, sollten möglichst auch die zwei Tage vorher trocken gewesen sein. Das vermindert die Schimmelgefahr. Beim Wurzelnernten kann das Wetter auch ungemütlicher sein.

Wichtig ist, dass man nur das sammelt, was man zu 100 % bestimmen kann und wirklich braucht.

3 Achte darauf, dass die Wildpflanzen nicht unter Naturschutz stehen. Das unterscheidet sich von Region zu Region. In ganz Deutschland ist z.B. die Wiesenschlüsselblume geschützt.

4 Meide stark befahrene Straßen, gespritzte Felder und häufig genutzte Hundewege. In etwas abgelegeneren Stadtparks sammle ich gelegentlich Teile der Bäume. Vor allem im Frühling.

5 Achte darauf, dass die Pflanzen frisch, intakt und nicht allzusehr angeknabbert aussehen – sprich zum Reinbeißen. Wenn Müll oder andere unappetitliche Dinge daneben liegt, solltest du nach einem sauberern Ort suchen.

6 Fang langsam an, um dich an die neuen Wirkstoffe zu gewöhnen. Wildkräuter sind wahre Powerpakete und können den Körper von 0 auf 100 auch mal etwas überfordern. Wenn du merkst, dass dir eine Pflanze gar nicht guttut: direkt absetzen.

7 Wasche die Kräuter bei frischem Verzehr in einem Wasserbad und trockne sie sanft ab. Blüten wie die vom Schwarzen Holunder solltest du wegen der Pollen nicht waschen.

8 Geh achtsam mit der Natur um und lasse einen Teil der Pflanzen lebendig zurück. Richte dich nach dem Sprichwort: „Einen guten Sammler oder eine gute Sammlerin sieht man nicht." Nimm beim Sammeln am besten ein Messer mit, um die Pflanzen so wenig wie möglich zu beschädigen.

9 Halte dich an die „Handstrauß-Regel" – sprich pro Tag darf soviel gesammelt werden, wie zwischen Daumen und Zeigefinger passt. Nimm nur soviel mit, wie du wirklich nutzen kannst.

10 Bei chronischen Erkrankungen, Allergien, Schwangerschaft, Stillzeit und regelmäßiger Medikamenteneinnahme solltest du dich von fachkundigen Personen beraten lassen.

11 Falls du dir trotz Buch unsicher beim Sammeln bist, kann ich eine Kräuterwanderung oder einen Kräuterworkshop in deiner Nähe empfehlen. Neben mir haben viele krautige Kolleg:innen ein vielfältiges Angebot und helfen dir, den Einstieg so einfach wie möglich zu gestalten. Außerdem kann ich dir für unterwegs meine Wildkräuterlernkarten und auch das Buch „Was blüht denn da" vom Kosmos-Verlag empfehlen. Es gibt mittlerweile auch Pflanzenbestimmungs-Apps, die bei der groben Bestimmung helfen. Allerdings solltest du danach noch tiefer recherchieren und sicherstellen, dass die App dir keinen gefährlichen Doppelgänger vorschlägt.

12 Überfordere dich nicht! Am Anfang reicht es vollkommen, wenn du nur ein paar Pflanzen erkennst und nutzt. Schon eine einzelne Pflanze kann man sehr abwechslungsreich anwenden, wie du in diesem Buch merken wirst.

13 Und der letzte Punkt: Ich wünsche dir Spaß beim Kräutersammeln. Genieße die kunterbunte Welt und das Entdecken der wilden Natur.

Mein Weg zur selbstständigen Kräuterfrau

Wie wird man eigentlich hauptberuflich Kräuterfrau? Das werde ich oft gefragt. Als ich mich damals dazu entschlossen habe, diesen Weg einzuschlagen, wurde ich von vielen mit großen und verwirrten Augen angeschaut – teilweise bis heute. Verrückterweise kannte ich zu diesem Zeitpunkt keine einzige Person, die diesen Beruf ausübte, und mir war auch nicht bewusst, wohin mich mein Weg führen würde. Auch was es bedeutet, selbstständig zu sein, wusste ich nicht. Ich wusste nur, dass ich mich am liebsten jeden Tag intensiv und frei mit Pflanzen, deren Wirkung und mit Fotografie beschäftigen wollte.

Gerne nehme ich dich mit auf diesen abenteuerlichen Ritt, der schon in meiner Kindheit angefangen hat. All diese Etappen trugen dazu bei, dass dieses Buch entstehen durfte. Ich bin sehr froh, dass ich damals auf mein Bauchgefühl gehört habe und ihm gefolgt bin.

Alles hat damals im artenreichen Garten meiner großherzigen Oma Olga angefangen. In diesem Garten konnte ich u.a. mit Bergflockenblumen, Ringelblumen, Margeriten und der weltbesten Pfefferminze überhaupt groß werden. Vieles durfte dort wachsen, wo es sich zeigte, und auch ich war mit meinem wilden Wesen mehr als willkommen. Mit den Händen tief in der Erde, beim Blumensträußebinden und Kräuterernten, bin ich immer richtig aufgeblüht. Dieser Ort war etwas ganz Besonderes für mich. Nach einiger Zeit hat mir meine Oma sogar ein eigenes Beet vermacht, das ich hegen und pflegen durfte. Ich vermisse diesen Ort bis heute.

Der Garten meiner Oma war ein Ort der Freiheit. Nicht nur für mich, sondern auch für die Pflanzen.

Neben den Stunden im Garten war ich am Wochenende oft mit meiner Familie in unserem kleinen Ferienhaus auf dem Land. Ringsherum waren überall unberührte Blumenwiesen. Mein Vater war ein riesen Naturfan und schwärmte ständig von der artenreichen Rhön. Mit meiner Mutter habe ich damals schon Holunder und wilden Schnittlauch gesammelt und verarbeitet. Leider hörte ihr Wissen über essbare Wildpflanzen dort aber schon auf. Allerdings hat sie mir ein sehr positives Gefühl für Heilpflanzen mitgegeben, indem sie mich in erster Instanz mit ihnen versorgt hat. Neben Schwedenkräutern, Zwiebelsäcken für die Ohren und Ringelblumensalbe für die Haut gab es immer zahlreiche Tees für jedes Wehwehchen.

Mein Leben als Kind war also ein kunterbunter Mix aus Leben in der Stadt, Gärtnern, wilden Wiesen und Wäldern am Wochenende, zudem viel Kreativem wie Zeichnen und auch schon früh die Fotografie. Aus der Liebe zur Kunst habe ich mich für ein kreatives Studium entschieden und bin so im abwechslungsreichen Kommunikationsdesign gelandet. Während des Studiums hatte ich oft den Wunsch, mehr mit Pflanzen zu machen, als das, was ich bis dato kannte. Immer wieder sah ich Fotos aus verwunschenen Kräuterküchen, gefüllt mit bunten Gläsern und essbaren Blüten.

Bei diesem Anblick empfand ich immer Sehnsucht, denn ich wusste nicht, wie ich selbst Tinkturen, Salben und Co herstellen könnte. Ich hatte damals keine Ahnung, wie unkompliziert das eigentlich ist. Für mich schien es einfach so weit weg. Womit fange ich an? Was für Zutaten brauche ich? Sind die Pflanzen giftig? Die typischen Fragen, die man sich am Anfang eben stellt.

Das Bedürfnis, Pflanzen in mein Leben zu integrieren und mein Wissen zu vertiefen, wurde so groß, dass ich meine Bachelorarbeit dem Thema widmete. Ich kreierte ein Konzept für einen Teeladen, bei dem auch mein heutiger Markenname „Heger und Sammler" enstanden ist. Ich habe diese Monate sehr gefeiert! Endlich war ich da, wo ich offenbar schon lange hin wollte: im Design-Kräuter-Schlaraffenland. In dieser Zeit konnte ich total viel lernen und wirklich spüren, wie sehr mich das Thema „Kräuterkunde" erfüllt. Auch in die Wildkräuter habe ich mich neu verliebt.

In dieser Phase kamen mir so viele Ideen, wie ich Kräuter mit meinem Beruf verbinden kann.

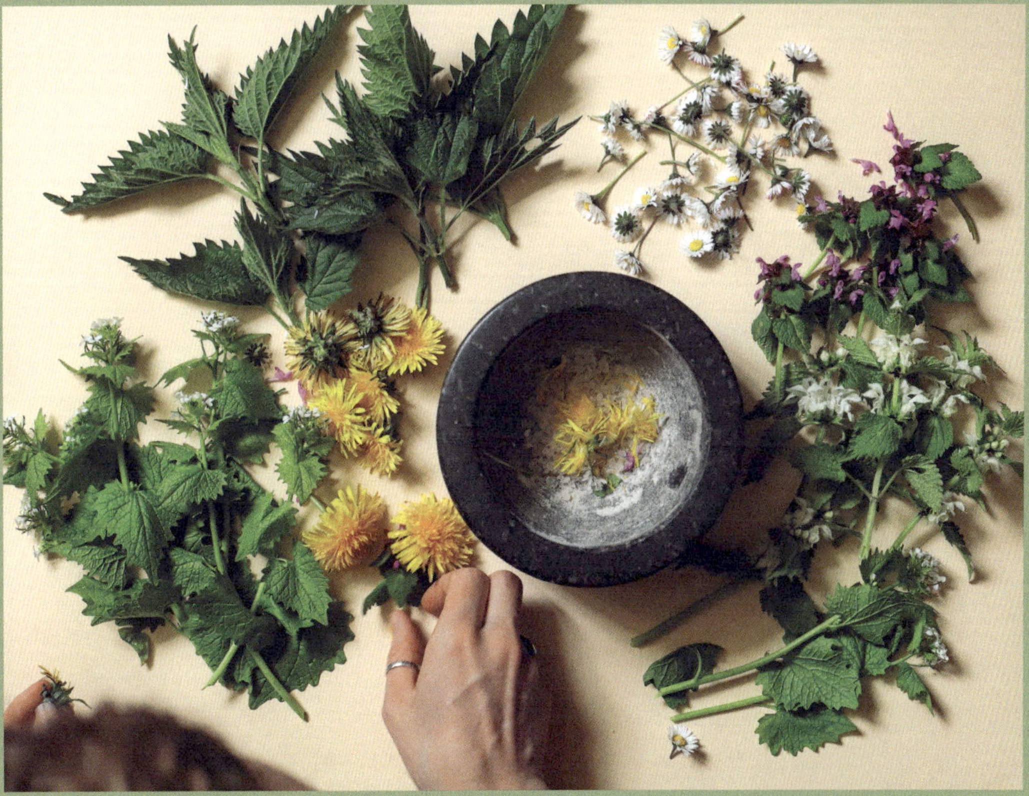

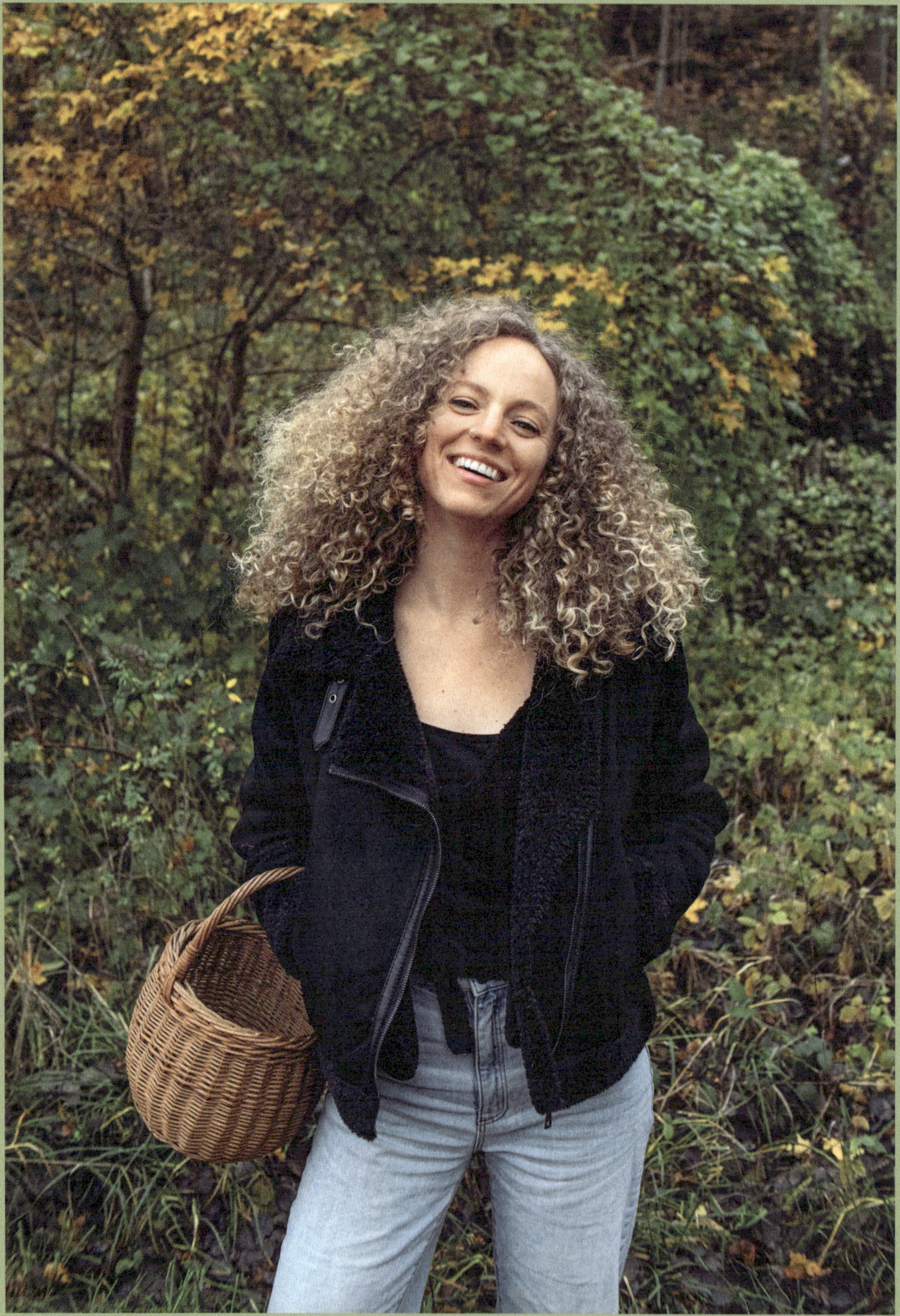

Zwei Wochen nach dem Abschluss habe ich dann eine drei Jahre lange Reise angetreten. Ich habe auf der Reise immer davon geträumt, einen eigenen Heilpflanzenblog zu starten – er war auch ein Teil meiner Bachelorarbeit. Immer wieder habe ich nach einem Menschen Ausschau gehalten, der meine Pflanzenleidenschaft mit mir teilt und gerne schreibt. Zu diesem Zeitpunkt hatte ich eine ausgeprägte Legasthenie und hätte es mir niemals zugetraut, die Texte selbst zu schreiben und so zu veröffentlichen. Ich habe mich von der Hauptschule zum Studium durchgeboxt und Grammatik war dabei immer ein sehr leidiges Thema. Die Ideen waren da, aber ich kam wieder nicht in die Umsetzung, was sehr frustierend für mich war.

Anfang 2018 habe ich meinen Partner Tobi in Australien kennengelernt. Auch ihm lag ich mit meinen wilden Ideen ständig in den Ohren. Dann kam er endlich, der lang ersehnte Wendepunkt: Tobi bot mir an, all die benötigten Texte für meinen Blog und Instagram auf Fehler zu kontrollieren. Und genau das tat er dann auch – zwei Jahre lang, Tag für Tag. Schon bald hat sich das Schreiben für mich supergut angefühlt und durch all die Praxis und seine Tipps schreibe ich mittlerweile so gut wie fehlerfrei. Dafür bin ich ihm unendlich dankbar. Ohne seine Hilfe würde mein Leben heute wohl anders aussehen. Endlich hatte ich ein Tool gefunden, um meine Leidenschaft mit Menschen zu teilen.

Um mein selbsterlangtes Wissen zu fundieren und auszubauen, habe ich dann eine Ausbildung bei der tollen Kornelia Duda in Bordesholm als Heilpflanzenkundlerin absolviert. In dieser Zeit habe ich meine Selbstständigkeit angemeldet und meinen ersten Kräuter-Wandkalender auf den Markt gebracht. Das war total aufregend.

Seitdem ist so unfassbar viel passiert. Ich habe meine Workshops (online und vor Ort) zu Themen wie „Kräuterapotheke“, „Zykluskräuter“ und „Essbare Bäume“ ausgebaut, veranstalte Teamevents und gebe fast das ganze Jahr über Kräuterwanderungen. Für wen es inhaltlich noch tiefer gehen darf, biete ich immer passend zu den Jahreszeiten Kräuterwochenenden an.

Aber auch mein Fotografie- und Designherz findet sehr viel Platz in meinem Job. So habe ich schon einige Produkte wie z.B. meine Lernkartensets zu den Themen Wildkräuter, Sträucher und Bäume, einen Sammelkalender, Rezepthefte und Postkartensets konzipiert und gestaltet und nun durfte meine volle Kreativität in dieses Buch einfließen. Diese Arbeit bringt mir so unfassbar viel Spaß.

Pflanzen, Design und Fotografie – drei meiner Leidenschaften verknüpft.

Von Anfang an arbeite ich gefühlt täglich daran, Kräuter von dem doch etwas eingestaubten Image zu befreien. Und das tue ich zum Glück nicht alleine. Über die Zeit habe ich viele Kräuterkundler:innen kennenlernen dürfen, die die gleiche Vision haben wie ich. Die Kräutergemeinschaft besteht größtenteils aus Wertschätzung und gegenseitigem Unterstützen. Ich bin glücklich, dass ich in dieser grünen Nische gelandet bin und wir gemeinsam das Thema wieder modern machen.

Es hat sich eine tolle Community zusammengefunden und ich darf mit vielen talentierten Menschen kooperieren.

Und nun bin ich mehr als gespannt, wo mich meine Kräuterreise noch hinbringen wird, was ich noch alles lernen und kreieren darf. An Ideen mangelt es mir ganz und gar nicht. Das kann ich dir versprechen. Ich freue mich schon jetzt riesig auf all das, was noch kommen wird.

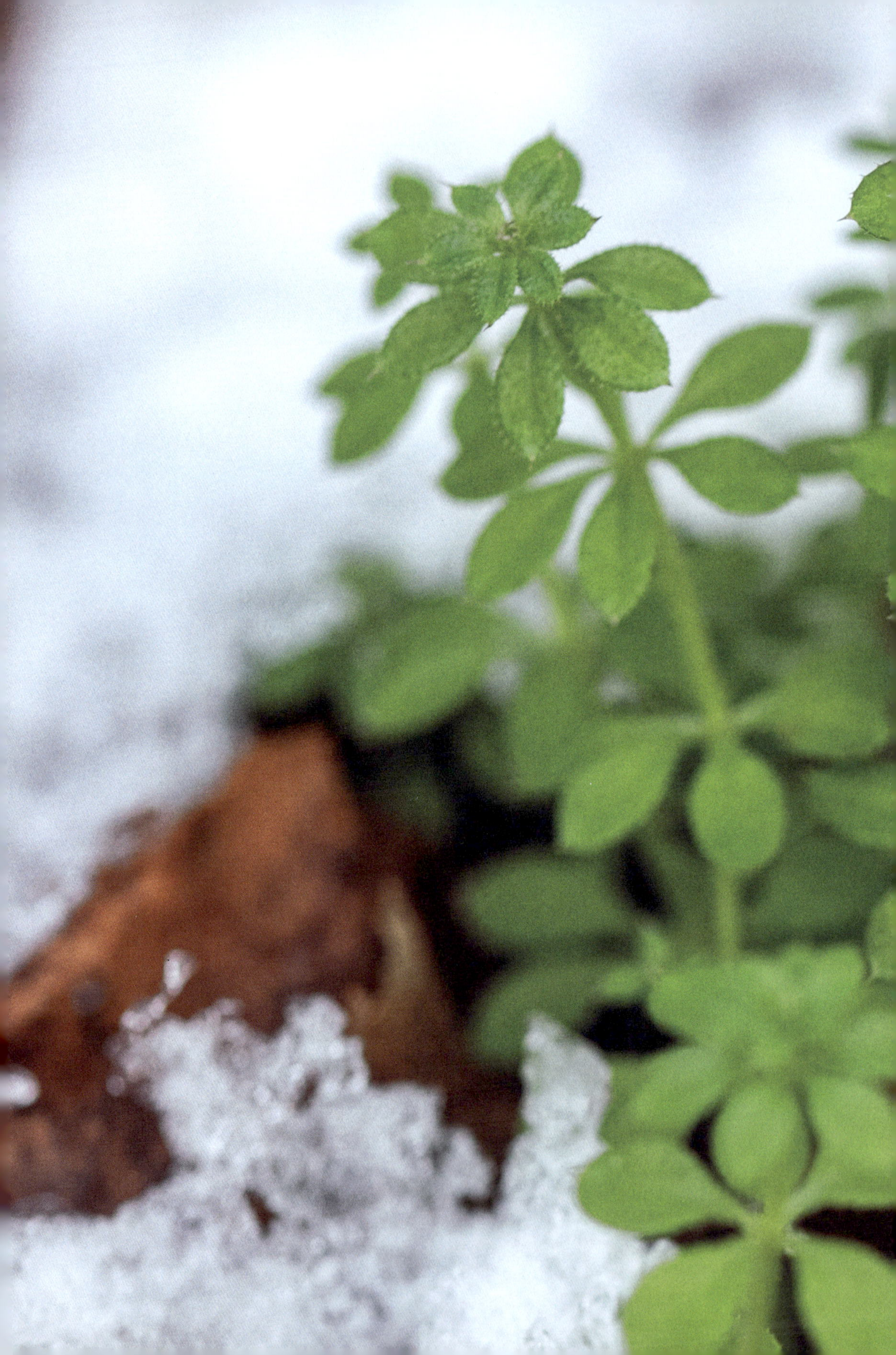

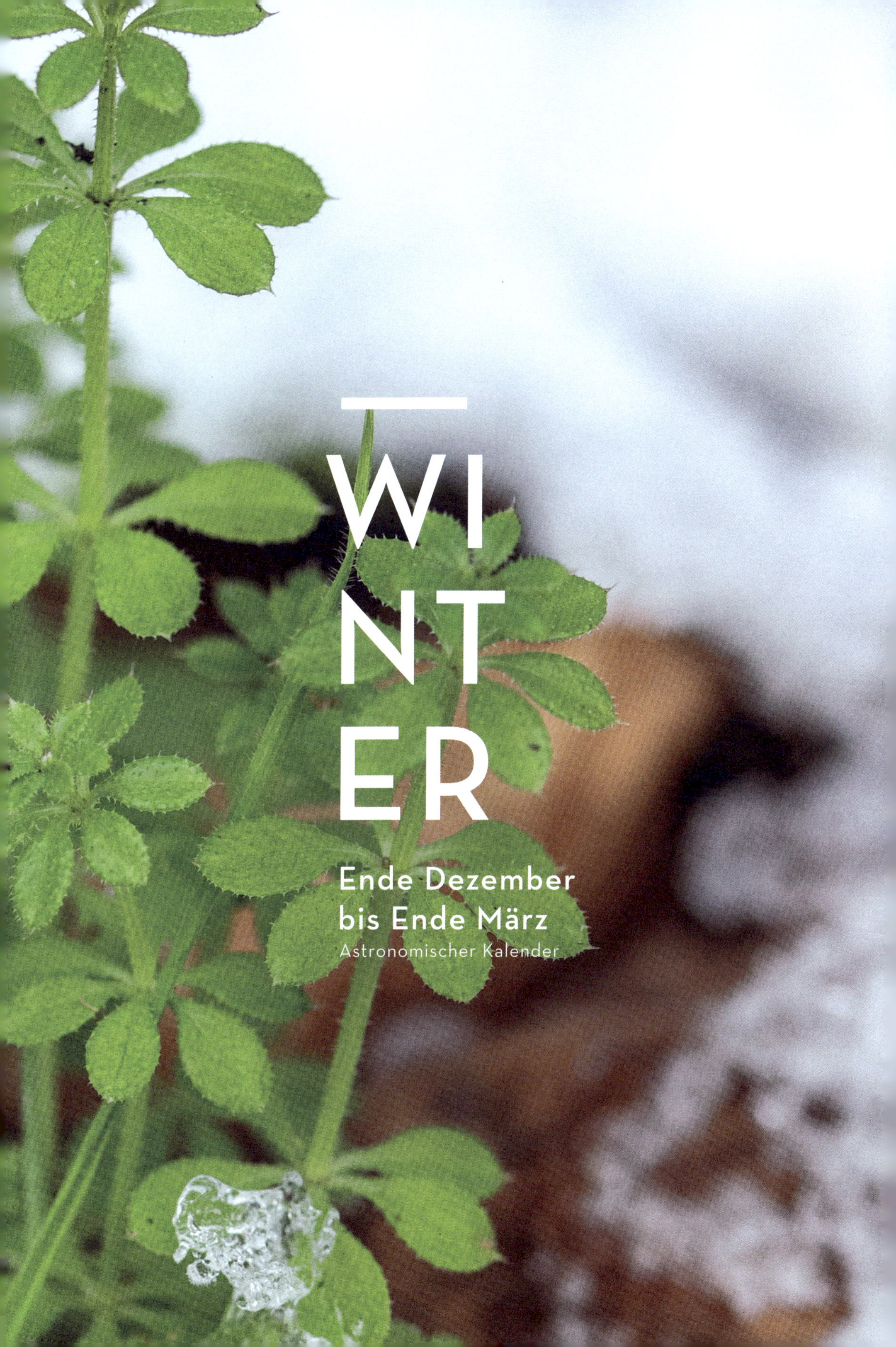

WINTER

Ende Dezember bis Ende März

Astronomischer Kalender

Essbares im Januar

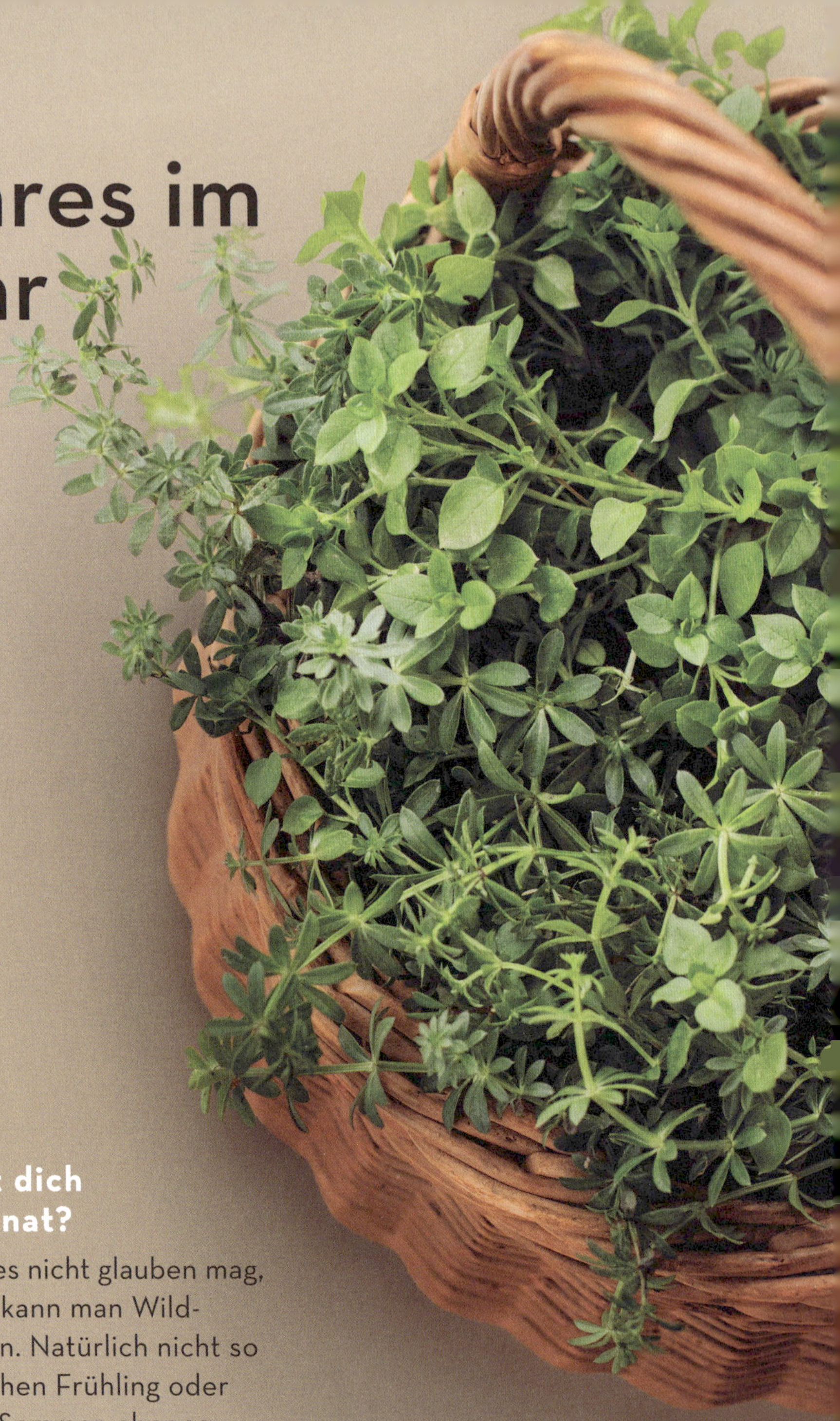

Neu im Sammelkorb

Vogelmiere
Wiesen-Labkraut

Was erwartet dich in diesem Monat?

Auch wenn man es nicht glauben mag, selbst im Januar kann man Wildpflanzen sammeln. Natürlich nicht so viele wie im frischen Frühling oder im erntereichen Sommer, aber so ganz lässt uns die Natur nie im Stich. Einige winterfeste Kräuter stehen uns zur Verfügung, sogar ein paar Wildfrüchte sind noch sammelbereit und auch den Nadelbäumen und Misteln macht das Wetter gar nichts aus! Für den Start ins wilde Jahr schauen wir uns zuerst zwei etwas unscheinbare, aber sehr robuste und vielfältig nutzbare Wildkräuter an.

Vogelmiere

STELLARIA MEDIA

Heilwirkung Als Heilpflanze nutze ich sie wegen ihrer schleimlösenden, vitalisierenden und wundheilenden Wirkung. Sie kann äußerlich bei Hautproblemen, wie entzündeter und gereizter Haut sowie bei Ekzemen helfen. In Kombination mit Gänseblümchen und Spitzwegerich tut sie meiner rissigen Haut als Ölauszug gute Dienste.

Kräuterapotheke Tee, Ölauszug, Salbe, Saft, Oxymel, Tinktur, Gesichtspflege und roh im Essen ist sie natürlich auch Medizin pur.

Kräuterküche Als Zusatz in Salat, Smoothie, Aufstrich, Pesto, Spinatersatz, Kräuterquark, Nudelgericht, Kräuterbutter, Gemüsepfanne, Suppe. Da sie so lecker mild schmeckt, ist sie auch in der Sterneküche beliebt. Das Kraut erinnert an Erbsen und jungen Mais – hmmm.

Hinweis Sie kann mit anderen essbaren Mieren und dem giftigen Acker-Gauchheil (blüht rot) verwechselt werden. Achtet deshalb auf die aussagekräftige Haarleiste und die Blütenfarbe.

Erkennungsmerkmale

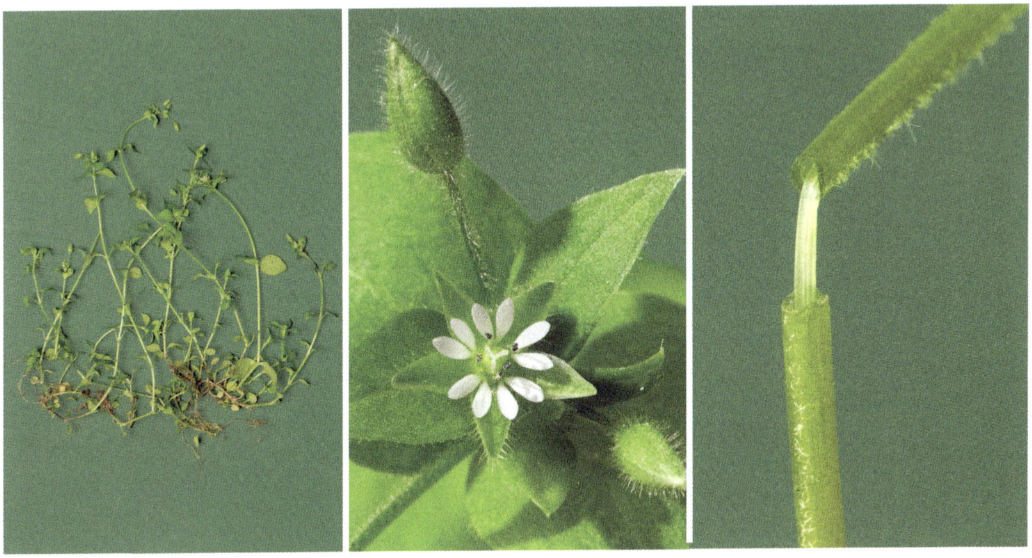

Höhe Circa 5–35 cm **Wuchs** Bodennah, teppichartig **Blüte** Weiß, fünf 2-geteilte Blütenblätter, sternförmig **Blätter** Klein, oval-spitz, gegenständig **Stängel** Im Inneren befindet sich ein „Darm" (die Leitbündel), außerdem besitzt der Stängel eine Haarleiste für den Wassertransport.

Vogelmierendip

Zutaten

+ 2 Handvoll Vogelmiere
+ 40 ml Olivenöl
+ Salz und schwarzer Pfeffer

Gut zu wissen

Leckere Abwechslung Dieses Rezept ist eine milde Alternative zum typischen Pesto. Manchmal braucht es meiner Meinung nach nicht mehr.

Herstellung

1 Sammle die Vogelmiere, wasche sie und trockne sie ab.
2 Gib sie mit den anderen Zutaten in einen Mixer und mixe sie so lange, bis eine grüne Masse entsteht. Dieser Aufstrich ist mild im Geschmack und passt wirklich zu allen Gerichten. Wer es allerdings doch eher auf ein richtiges Pesto abgesehen hat, findet ein Rezept auf Seite 47.

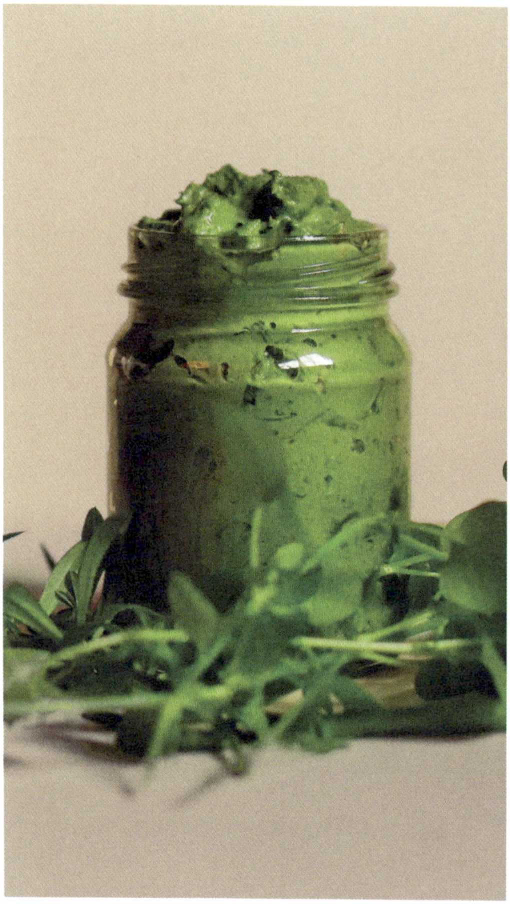
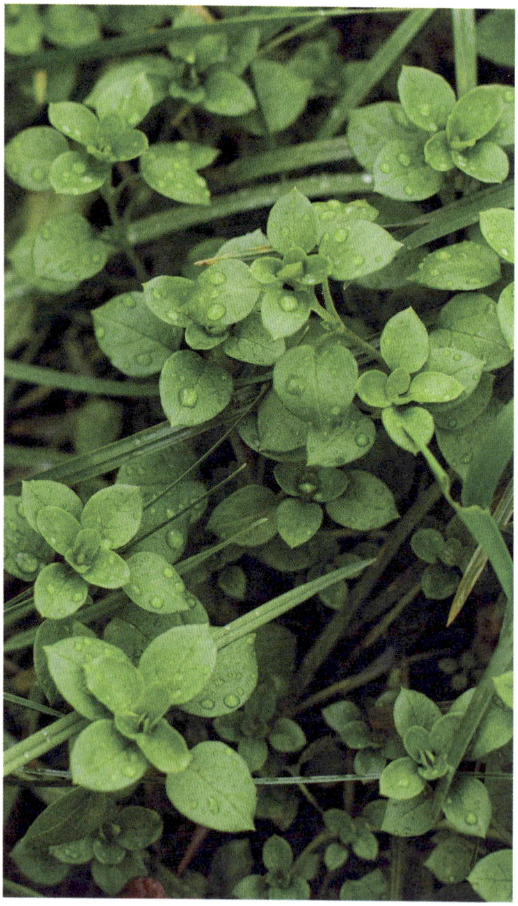

Wintersalat

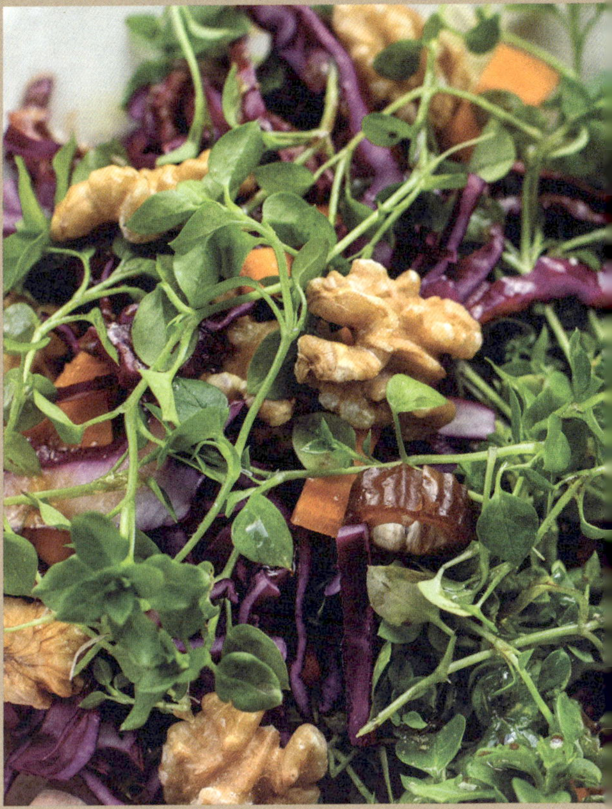

Zutaten für Salat
+ 1 Handvoll Vogelmiere
+ 1 Karotte
+ 1 kleine Handvoll Rotkohl
+ 1 Handvoll Walnüsse
+ 5 Datteln

Zutaten für Dressing
+ 2 EL Olivenöl
+ 1 EL Balsamico-Essig
+ 1 TL Senf
+ 1 TL Marmelade
+ 1/4 Knoblauchzehe
+ Salz und schwarzer Pfeffer

Herstellung
1. Schneide alle Zutaten in beliebig große Stücke.
2. Gib alle Zutaten für das Dressing in ein verschließbares Glas und schüttle es gut durch.
3. Nun dürfen alle Zutaten zusammen auf den Teller.

Wilder Smoothie

Zutaten
+ 1 reife Banane
+ 1 Handvoll Vogelmiere
+ 200 ml Hafermilch
+ 1 Prise Ceylon-Zimt
+ 1 Prise Kardamom

Gut zu wissen
Wirkung Spendet Vitamine, Mineralstoffe und Spurenelemente (super Start in den Tag).
Ergänzung Der Smoothie kann gut mit anderen Früchten, Nüssen und Co ergänzt werden.
Haltbarkeit Im Kühlschrank ca. 2–3 Tage

Herstellung
1. Gib alle Zutaten in einen guten Mixer und püriere sie zu einer cremigen Masse.
2. Falls dir nach etwas mehr Süße ist, kannst du den Smoothie perfekt mit Agavendicksaft aufpimpen. Außerdem: Friere dir doch 1–2 Portionen vom Smoothie ein – so sparst du dir beim nächsten Mal Arbeit.

Wiesen-Labkraut

GALIUM MOLLUGO

Heilwirkung Das Wiesen-Labkraut spielt im Vergleich zu anderen Wildkräutern eher eine unwichtige Rolle in der Naturheilkunde. Es soll aber eine beruhigende, harntreibende und Magen-Darm-stärkende Wirkung haben. Bei mir landet es gelegentlich im Frühjahrstee.

Kräuterapotheke Tee, Tinktur, Presssaft, Oxymel, Heilwein, Auflage

Wirkung Es hat eine gerinnende Wirkung auf Milch, so dass sich feste und flüssige Bestandteile der Milch trennen. Das Ergebnis? Sozusagen selbstgemachter „Frischkäse".

Kräuterküche Als Zusatz in Salat, Pesto, Smoothie, Kräuterjoghurt und anderen Dips, Spinatersatz, Hummus, frisch aufs Brot, Auflauf, Gemüsesuppe, zur Herstellung von „Frischkäse". Die kleinen Blüten sind super als essbare Deko. Der Geschmack ist salatähnlich, mild, saftig. Die jungen Triebe erinnern an Maiskölbchen.

Hinweis Kann leicht mit anderen Labkräutern verwechselt werden. Sie sind jedoch alle essbar, allerdings sollte das Kletten-Labkraut, welches man gut an den kleinen Widerhaken erkennen kann, püriert werden. Ansonsten kann es im Hals ziemlich unangenehm werden.

Erkennungsmerkmale

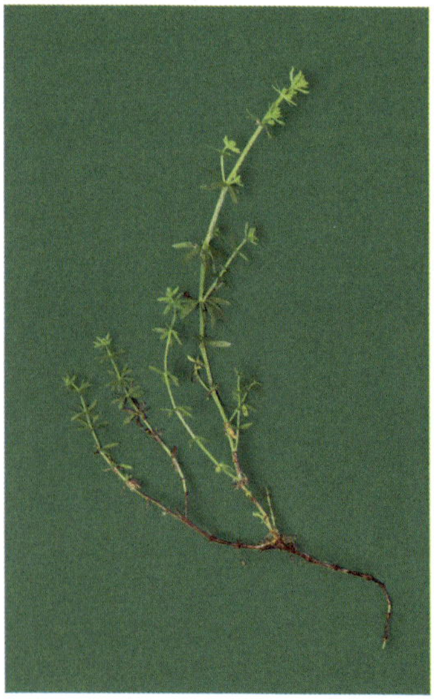

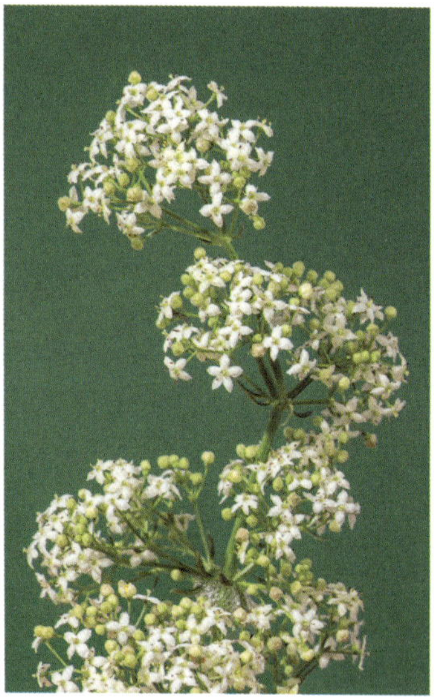

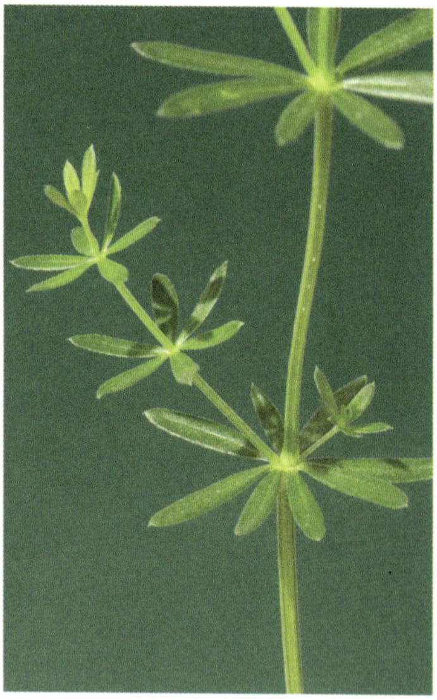

Höhe Circa 10–100 cm **Wuchs** Ausdauernd, aufsteigend bis liegend, im Winter unauffällig und klein **Blätter** Lanzettliche, glatte Einzelblätter in vielen Quirlen in Etagen angeordnet **Stängel** 4-kantig, glatt **Blüte** Ab Mai, weiß, 4-blättrig, viele einzelne Blüten in traubenartigen Blütenständen

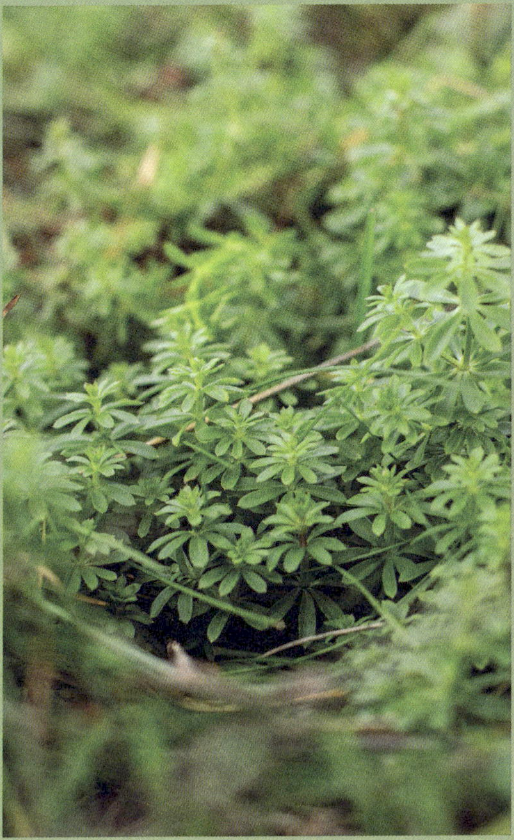

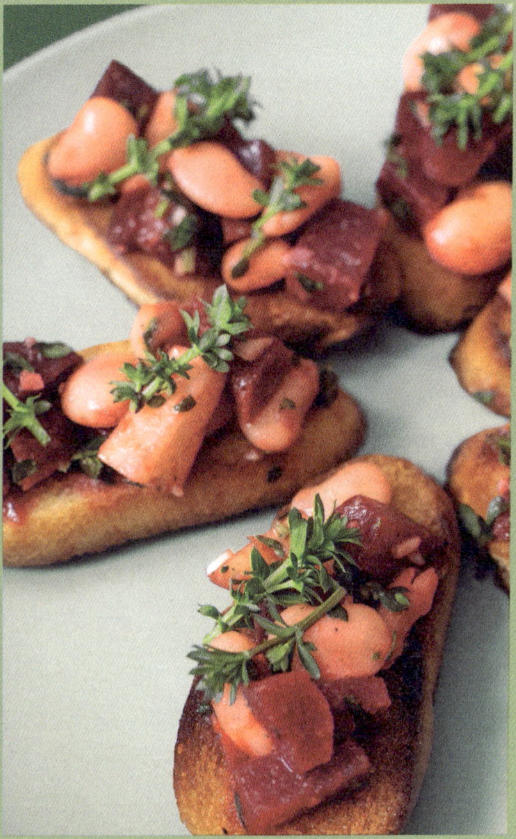

Labkraut-Bruschetta

Zutaten

+ 1 frisches Baguette
+ Olivenöl
+ Salz und schwarzer Pfeffer
+ 2 Knoblauchzehen
+ 1 Dose weiße Riesenbohnen
+ 200 g vorgekochte Rote Bete
+ 1 Apfel
+ 1 Handvoll Wiesen-Labkraut
+ 2 EL Balsamico-Essig
+ 1 Zitrone (Saft)

Herstellung

1. Schneide das Baguette in Scheiben, bestreiche es mit Olivenöl, würze es mit Salz und Pfeffer und brate es von beiden Seiten goldbraun in einer Pfanne an.
2. Beide Seiten mit einer Knoblauchzehe einreiben.
3. Gieße die Bohnen ab und schneide die Rote Bete, den Apfel und das Labkraut klein und vermenge sie mit dem Essig, dem Zitronensaft, dem Olivenöl und einer sehr fein gehackten Knoblauchzehe.
4. Nach Belieben salzen und pfeffern, die fertige Mischung aufs Brot geben und mit Labkraut garnieren.

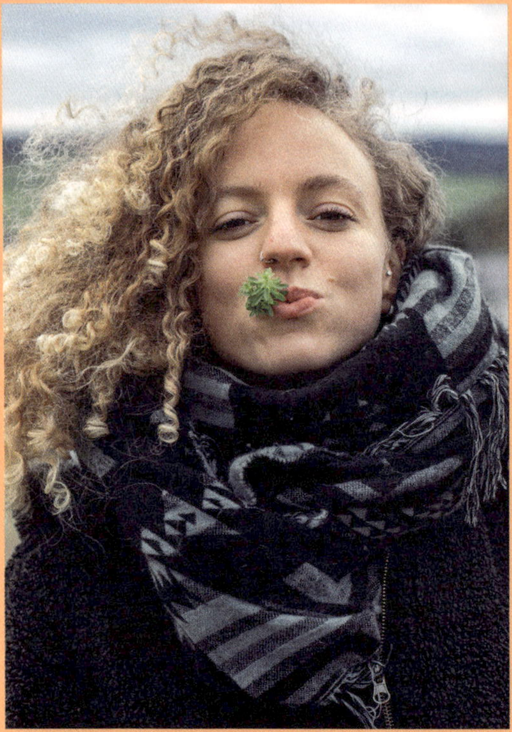

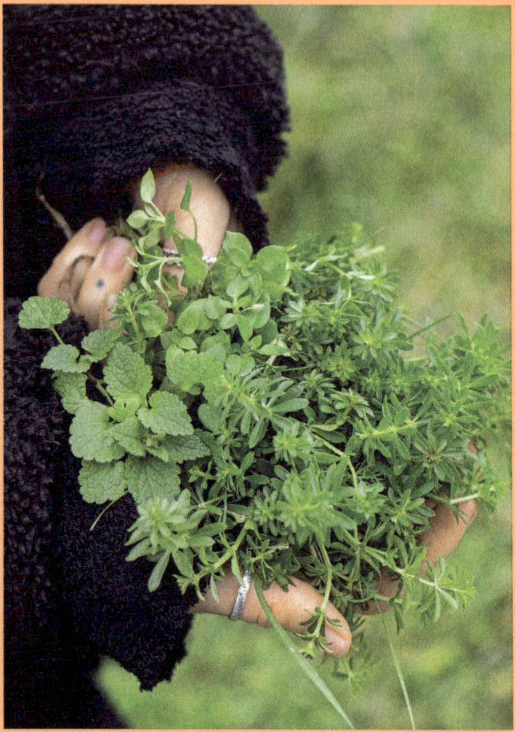

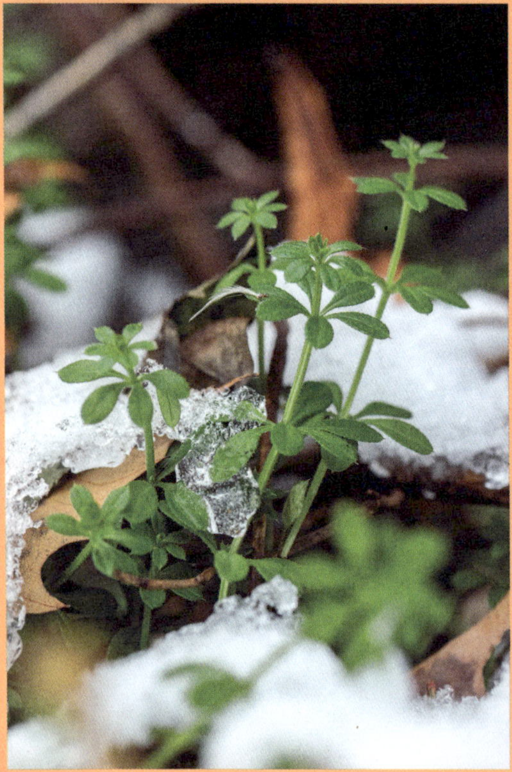

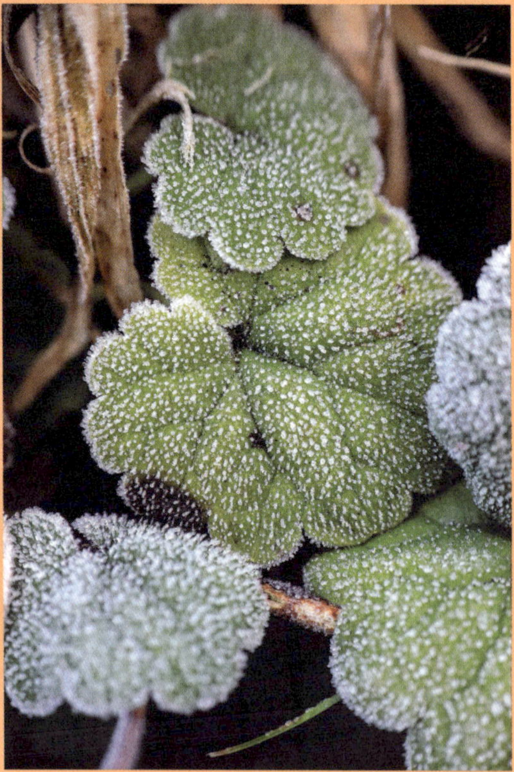

Winterfeste Wildkräuter

Es gibt ein paar Wildkräuter, denen die Kälte scheinbar nicht viel ausmacht. Vor allem an schnee- und frostfreien Tagen kann man allerlei Pflänzchen finden. Manche sogar ganz frisch ausgetrieben. Was in der kalten Jahreszeit auch interessant für uns ist, sind die Wurzeln. Mehr zur Wurzelernte gibts auf Seite 140.

Natürlich ist die Auswahl an Wildkräutern bei Kälte viel kleiner als im Frühling. Bevor ich anfing, mich so intensiv mit Wildkräutern zu befassen, bedeutete Winter für mich bloß Grau, Schnee und Pflanzen im Winterschlaf. Dass die Natur aber in kleinem Maße auch im Winter grünt, war für mich dann ein richtiges Aha-Erlebnis.

Grünes im Winter: Labkräuter, Vogelmiere, Löwenzahn, Taubnesseln, Brennessel und mehr.

Das Foto unten links habe ich im Januar nach einer längeren Schneeperiode aufgenommen. Sobald sich der Schnee verzogen hatte, sah man wieder die kleinen Kraftpakete – grün, saftig, munter. Das nenne ich mal durchsetzungsfähig! Und genau deswegen nutze ich so gerne Winter-Wildkräuter. Für mich haben sie eine besondere Kraft, da sie sich gegen Schnee, Frost und starke Temperaturschwankungen behaupten müssen. Ein bisschen Labkraut über die Kartoffeln, Vogelmiere in die Suppe oder Gänseblümchen in den Smoothie, da freuen sich nicht nur unsere Geschmacksknospen, sondern auch unser Immunsystem. Das braucht im Winter besonders viel Support, da sich unser Körper bei Kälte gegen viele Krankheitserreger durchsetzen muss.

Ich nutze die Wildkräuter im Winter also hauptsächlich frisch und in kleinen Portiönchen. Meine Tinkturen, Teevorräte, Oxymels und Co stelle ich zwischen Frühling und Herbst her, sobald die Wildpflanzen in Massen vorhanden sind und in ihrer vollen und wirkungsvollsten Kraft stehen. So sammelt man wirklich das Beste der Pflanze.

Was allerdings ein Nachteil im Winter sein kann, ist der Geschmack. Manche Kräuter schmecken mit der Zeit immer herber und bitterer. Grund dafür sind u.a. die enthaltenen Gerbstoffe, welche die Pflanzen im Winter schützen. Giftig werden sie dardurch allerdings nicht!

Wichtig Auch Wildpflanzen haben ihren Winterschlaf verdient. Es gibt Kräuterfachkundige, die im Winter bewusst aufs Sammeln verzichten. Ich persönlich denke aber, dass uns der winterliche Kontakt zu den Kräutern genauso guttut wie im Frühling. Sei also achtsam, respektvoll und sammle wie sonst auch nur das, was du wirklich verwendest. Respektvoll bedeutet, dass man immer nur einen Teil einer Pflanze erntet, ohne dabei viel kaputt zu treten.

Mein Leitsatz: Eine gute Sammlerin sieht man nicht.

Essbares im Februar

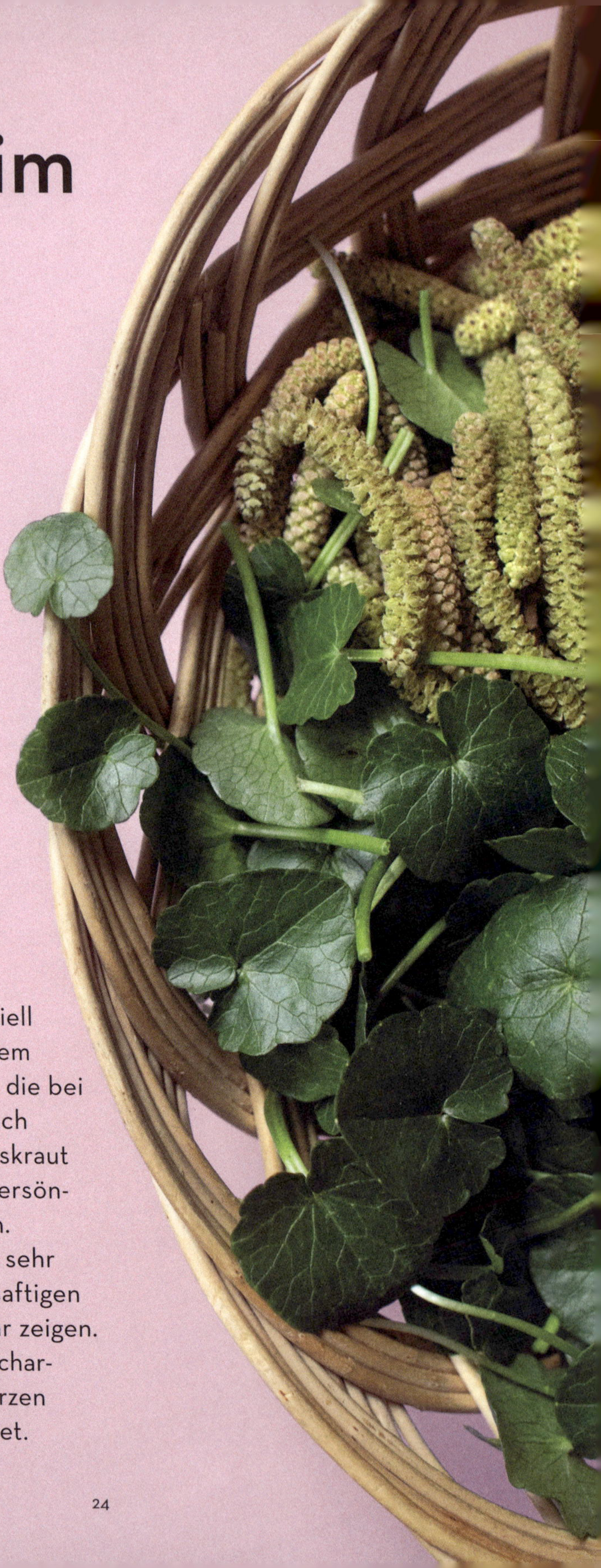

Neu im Sammelkorb

Scharbockskraut
Hasel

Was erwartet dich in diesem Monat?

Obwohl bis zum 20. März offiziell noch Winter ist, gibt es vor allem zwei Wildpflanzen im Februar, die bei mir schon Frühlingsgefühle wach werden lassen: das Scharbockskraut und die blühende Hasel. Ich persönlich bin nicht so der Winterfan. Deshalb freue ich mich immer sehr über die ersten frischen und saftigen Kräuter, die sich im neuen Jahr zeigen. Mit den ersten Blättern des Scharbockskrauts ist für mich im Herzen bereits der Frühling eingeläutet.

Scharbockskraut

FICARIA VERNA

Heilwirkungen Das Kraut enthält sehr viel Vitamin C und kann so bei Mangelerscheinungen helfen. Nach dem langen Winter freut sich unser Körper über eine extra Portion Vitamin C. Dazu unterstützt es ein gesundes Hautbild.

Kräuterapotheke Tinktur, Oxymel, Kaltauszug. Es sollte nicht erhitzt werden, da das enthaltene Vitamin C sehr hitzeempfindlich ist.

Kräuterküche Kleiner Zusatz in Salat, Aufstrich, Smoothie, Kräuterbutter oder aufs Brot. Die Blätter schmecken mild und etwas säuerlich. Sie passen dementsprechend zu vielen Gerichten.

Hinweis Im Scharbockskraut ist Protoanemonin enthalten, welches überdosiert u.a. Übelkeit auslösen kann. Dessen Gehalt steigt bis zur Blütezeit hin ständig an. Bis zur Blütephase kannst du gerne regelmäßig ein paar Blätter naschen. Die empfohlene Dosis liegt bei einer kleinen Handvoll pro Tag pro erwachsene Person. Taste dich langsam an das Kraut heran und schau, wie du dich damit fühlst. Spätestens, wenn das Scharbockskraut blüht, solltest du es nicht mehr essen.

Einzelne Blätter können vor der Blüte mit der giftigen Haselwurz verwechselt werden. Achte deshalb auf den Aufbau der ganzen Pflanze.

Erkennungsmerkmale

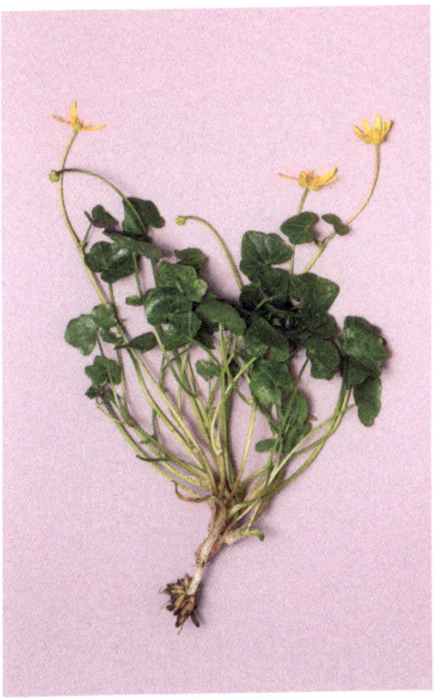

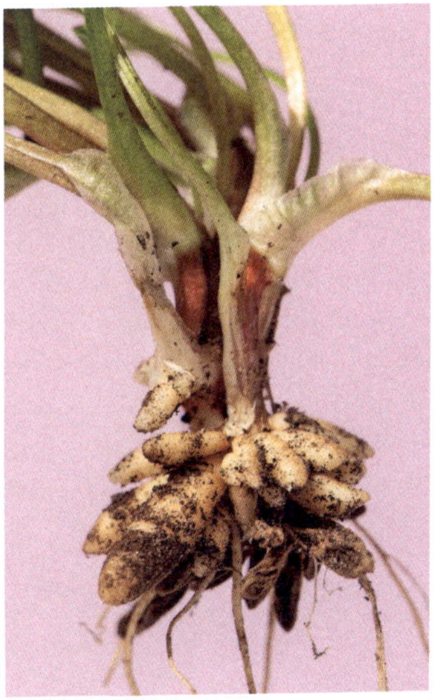

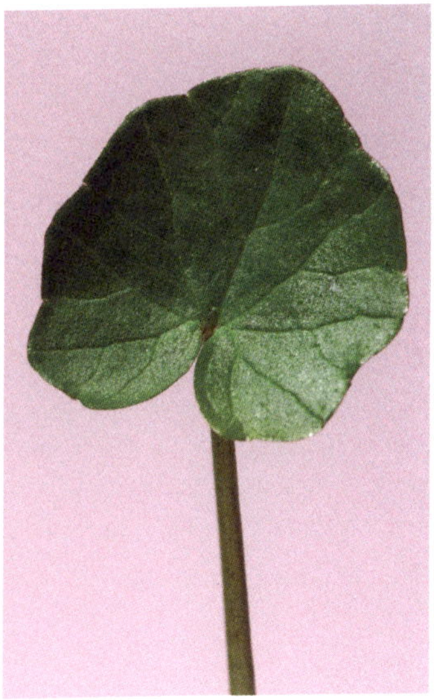

Höhe Circa 5–35 cm **Standort** Wächst gerne in noch kahlen Laubwäldern
Wuchs Bodennah, tritt in Gruppen auf **Blätter** Nierenförmig, rundlich, unbehaart, Blattoberseite glänzt dunkelgrün, Blattunterseite hell und adrig, Blattrand leicht gesägt, gestielt
Wurzelknollen Unterirdisch, fleischig, 1–2 cm lang **Blüte** Gelb, sternförmig, mit 8–11 Kronblättern

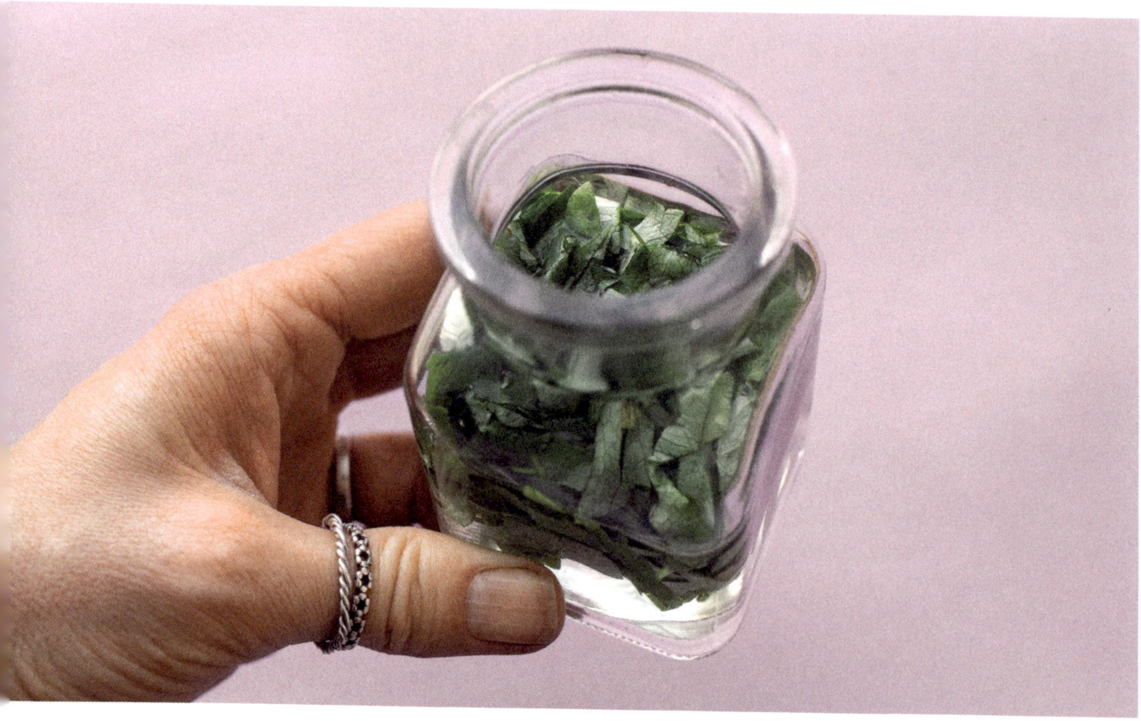

AUF WILDPFLANZEN IST IMMER VERLASS

Das Scharbockskraut ist ein optimales Beispiel dafür, dass die Natur uns immer zum richtigen Zeitpunkt mit notwendigen Pflanzen versorgt. Im Winter stehen uns normalerweise ohne Supermärkte und Co nur wenige Vitamine zur Verfügung. Gut also, dass das Scharbockskraut bereits so früh im Jahr seine ersten Blätter zeigt. So könnten wir, wenn nötig, supereasy wieder unsere Vitamin-C-Reserven auffüllen.

Die Wirkung des Krauts war früher sogar so bekannt, dass es nach der Vitamin-C-Mangelerkrankung Skorbut (volkstümlich auch Scharbock genannt) benannt wurde. Häufig verrät uns der Name viel darüber, was für einen Stellenwert die Pflanze früher bei den Menschen hatte.

Wie praktisch ist es also bitte, dass wir uns bei so vielen Inhaltsstoffen auf die Natur verlassen können? Im Frühling sind es die kraftvollen Wildkräuter, die uns locker und lecker aus dem Winterschlaf holen. Im Sommer die starken Heilpflanzen, die in der heißen Phase des Jahres perfekt zum Ernten für die Wintervorräte geeignet sind. Im Herbst reifen die Immunsystem stärkenden und vitaminreichen Wildfrüchte heran, die uns während der kalten Tage beistehen.

Die Natur versorgt uns und wir sind ein fester Teil von ihr. Genau das symbolisiert das Scharbockskraut für mich. Es ist an Ort und Stelle, bereit für den Einsatz. Lasst uns das Angebot doch wieder mehr nutzen und es in unseren Alltag integrieren.

Vitamin-C-Tinktur

Zutaten

+ 1 Handvoll frisches Scharbockskraut
+ 40%iger Alkohol deiner Wahl (z.B. Wodka, Korn oder Gin)

Gut zu wissen

Haltbarkeit Es wird empfohlen, Tinkturen innerhalb von 2–3 Jahren aufzubrauchen.

Nicht geeignet für Schwangere und Stillende

Herstellung

1. Sammle das Scharbockskaut vor der Blüte an einem sonnigen Tag. Schneide die Blätter klein und befülle ein Glas zu 2/3 damit. Das Glas bis oben hin mit Alkohol aufgießen, sodass alles vollständig bedeckt ist.
2. Verschließe und beschrifte das Glas und stelle es an einen warmen, vor Sonne geschützten Ort. Lasse es dort circa 4 Wochen ziehen und schüttel es am besten täglich durch.
3. Danach kannst du die fertige Tinktur absieben, in eine Pipettenflasche geben und kühl und dunkel lagern.

Dosierung

Als Frühjahrskur einmal täglich 20 Tropfen pur auf die Zunge geben oder mit Wasser verdünnen. Lege nach drei Wochen eine Pause ein und starte dann ggf. nochmal von vorne. Für die korrekte und auch unkomplizierte Einnahme von Tinkturen empfehle ich, ein paar Pipettenflaschen zu kaufen.

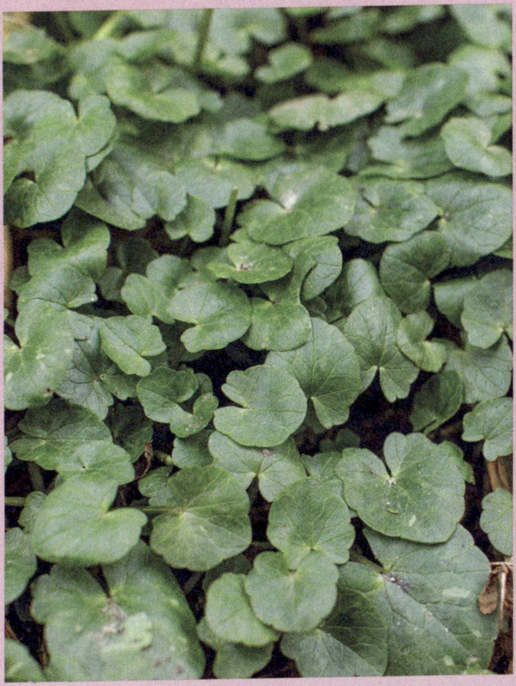

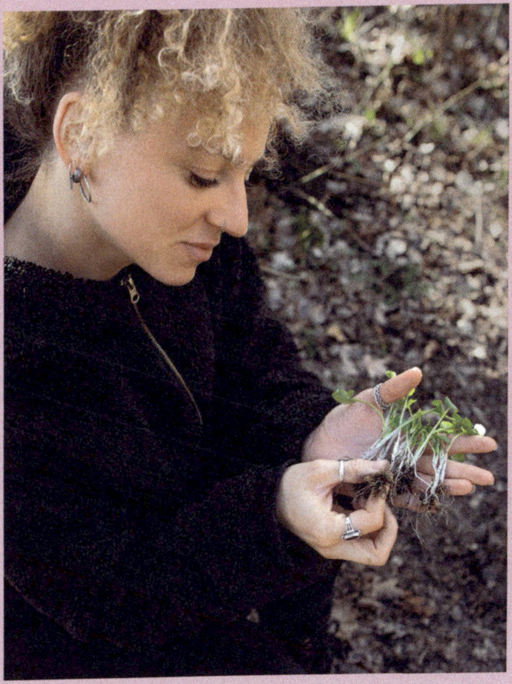

Hasel

CORYLUS AVELLANA

Heilwirkungen Die männlichen Blüten der Hasel, auch Haselkätzchen genannt, können den Kreislauf anregen und schweißtreibend wirken. Sie eignen sich deshalb super für eine vitalisierende Frühjahrsteekur. Außerdem liefern die Kätzchen viele pflanzliche Proteine.

Kräuterapotheke Tee, Oxymel, Essigauszug, Tinktur, Heilwein, Gesichtspeeling. Die frisch geöffneten Kätzchen sind am besten für Naturheilmittel geeignet, da sie noch viele der wertvollen Pollen enthalten (siehe Fotos).

Kräuterküche Blütensalz, sauer eingelegt, Parmesanersatz, Mehlersatz. Allerdings sollten sie nur in Maßen gesammelt werden, da sie eine wichtige Nahrungsquelle für Insekten sind.

Hinweis Pollenallergiker:innen sollten die Kätzchen nicht verwenden. Diese Zeit des Jahres ist leider eh kein Spaß für Betroffene, da alleine ein Kätzchen um die 2,5 Million Pollenkörner produziert. Die Kätzchen können mit denen der essbaren Erle verwechselt werden. Die Erle verrät sich aber durch dunkle und kleine Zapfen.

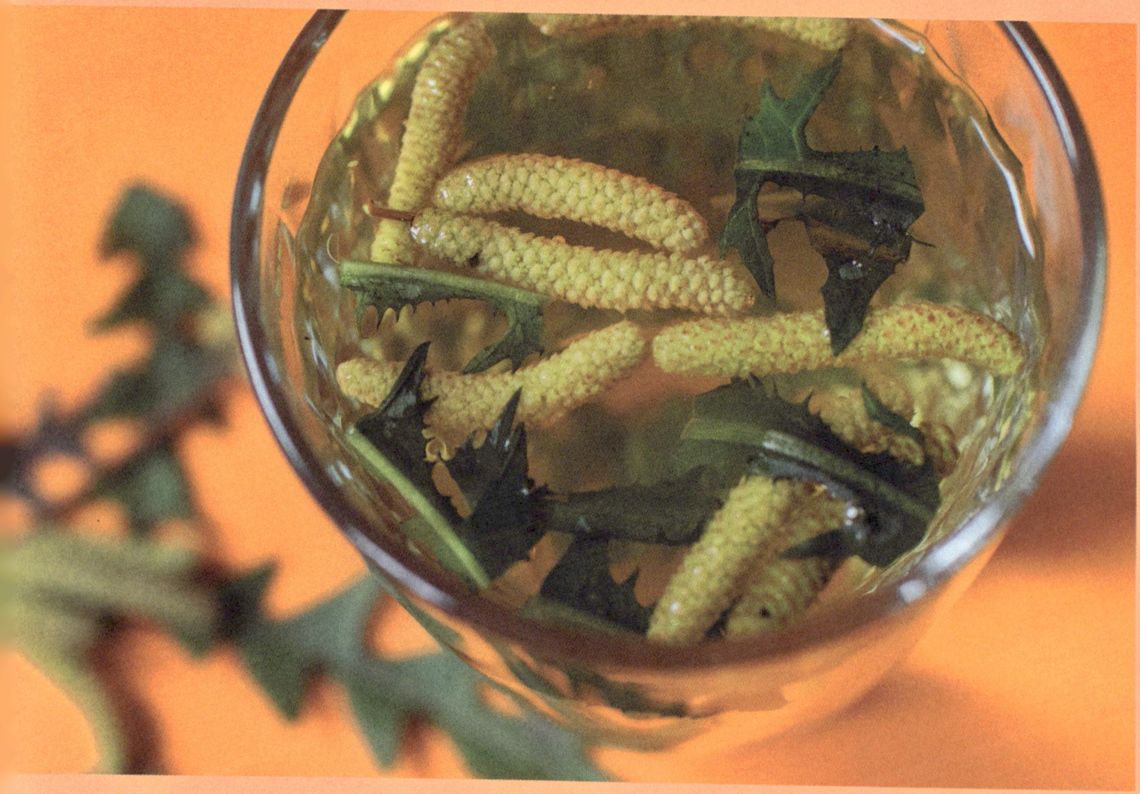

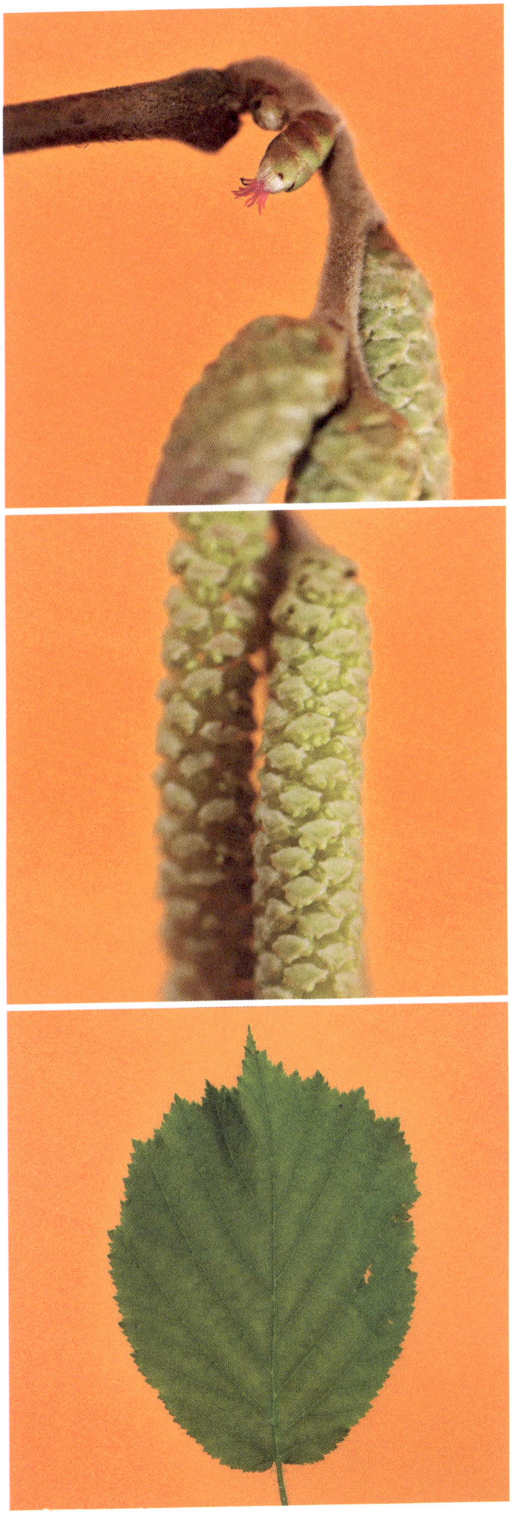

Erkennungsmerkmale

Höhe Zwischen 5–6 m
Wuchs Kleiner Baum oder Strauch
Männliche Blüte Gelb, 4–8 cm, hängend, werden auch Haselkätzchen genannt
Weibliche Blüte Pink, klitzeklein, unscheinbar, nur die Narben sind sichtbar
Blätter Rundlich, herzförmig, weich
Früchte Trägt im Spätsommer Haselnüsse

JEDER KÖRPER HAT MAL EINE TEEKUR VERDIENT

Drei Wochen lang jeden Tag zweimal eine Tasse Tee trinken erscheint für viele etwas beengend und umständlich. Das verstehe ich total. Mir fällt es auch nicht so leicht, eine Teekur durchzuziehen. Aber es lohnt sich, denn der Körper freut sich über die regelmäßige Einnahme von Kräutern – vor allem nach dem Winter. Er kommt wieder in Schwung, innere Prozesse werden angeregt und unsere Organe werden unterstützt. Die Blüten der Hasel eignen sich super für dieses Vorhaben. Man kann sie supergut mit Kräutern wie dem Löwenzahn und der Brennnessel kombinieren.

Teekur Laut Naturheilkunde wird Folgendes empfohlen: Trinke 3 Wochen lang täglich 2 Tassen des Tees. Übergieße dafür 1 EL getrocknete Kräuter oder 2 EL frische Kräuter mit fast kochendem Wasser und lass das Ganze zugedeckt 8 Minuten ziehen. Abfiltern, etwas abkühlen lassen – fertig.

Einmal Wildkräuter, immer Wildkräuter.

Wildkräuter haben so viele Vorteile. Mal ganz abgesehen vom nachhaltigen Aspekt (mehr auf Seite 62), tun sie uns einfach unheimlich gut und wachsen in Hülle und Fülle kostenlos direkt vor unserer Nase – wenn wir sie denn lassen.
In meinem Leben haben sie sehr viel verändert und das höre ich nun auch immer öfter von Freund:innen oder Workshopteilnehmer:innen.

Mein Körpergefühl hat sich komplett umgemodelt. Ich spüre viel schneller, was mein Körper braucht, und ich bin dementsprechend kaum mehr krank. Der Kontakt zu mir selbst und zur Natur hat sich bis jetzt schon sooo vertieft und ich denke, dass da noch einiges kommen wird. Ich bin gespannt, wie ich als Kräuter-Omi so drauf sein werde. Meine bisherigen Erfahrungen machen es mir auf jeden Fall sehr leicht, mein Wissen mit viel Euphorie weiterzugeben.

Wildpflanzen kommen mit so vielen wertvollen Pluspunkten um die Ecke.

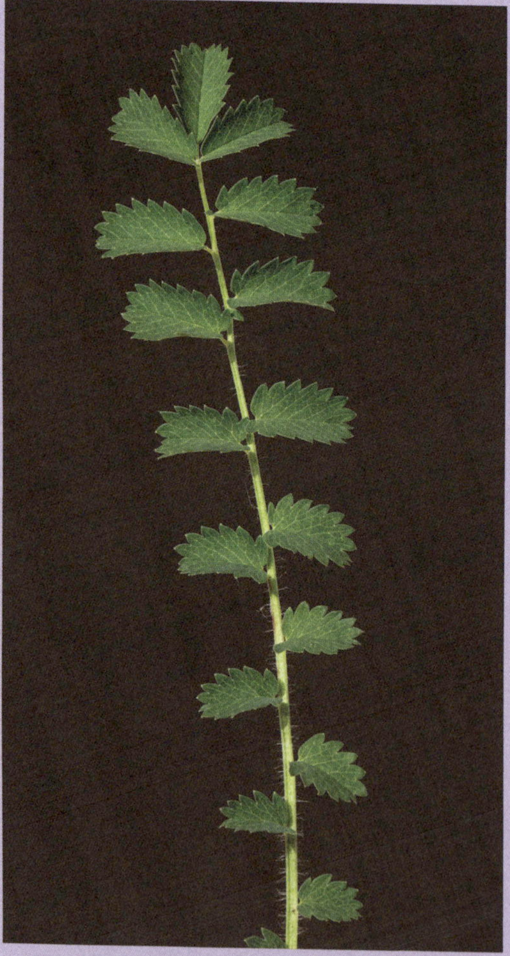

Kleiner Wiesenknopf

Unsere Vorteile

+ Sie sind reich an gesunden Inhaltsstoffen und meist wesentlich potenter als Kräuter aus dem Supermarkt.
+ Wildpflanzen können als Nahrung, Medizin und für Naturkosmetik genutzt werden.
+ Nebenwirkungen treten bei richtiger Anwendung von Heilkräutern nur selten auf.
+ Wildkräuter sind jederzeit kostenlos für alle Menschen zugänglich.
+ Neue und aufregende Geschmacksrichtungen warten im Grünen auf uns.
+ Kräuter sammeln hat etwas erdendes und kann Erholung pur für den Kopf sein.
+ Man kann sich mit der Natur verbinden und die Außenwelt besser kennenlernen.
+ Besonders bei chronischen Erkrankungen oder Unverträglichkeiten können sie helfen.
+ Auch in Notfallsituationen kann man sich selbstständig mit Pflanzen versorgen.

Essbares im März

Neu im Sammelkorb

Purpurrote Taubnessel
Giersch
Bärlauch
Duftveilchen

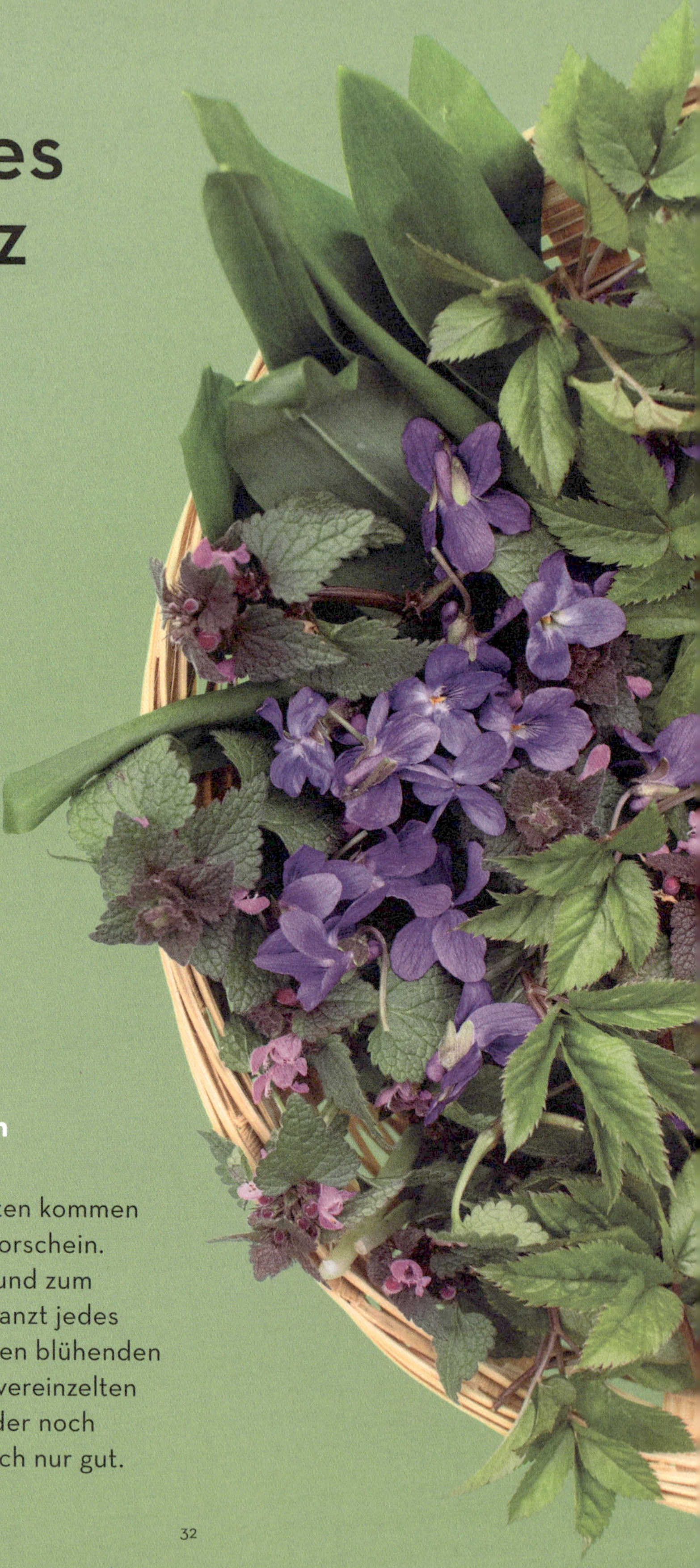

Was erwartet dich in diesem Monat?

Die ersten bunten Blüten kommen nun hier und da zum Vorschein. Wenn das mal kein Grund zum Feiern ist! Mein Herz tanzt jedes Jahr, wenn ich die ersten blühenden Wildblumen sehe. Die vereinzelten kleinen Farbtupfer in der noch tristen Natur tun einfach nur gut.

Purpurrote Taubnessel

LAMIUM PURPUREUM

Heilwirkung Sie kann unter anderem bei Entzündungen im Magen und Darm oder Mund- und Rachenbereich helfen. In der Volksheilkunde wird sie auch bei Prostatabeschwerden genutzt.

Kräuterapotheke Tinktur, Frischsaft, Tee, Oxymel, Umschläge, Gesichtswasser

Kräuterküche Zusatz in Salat, Smoothie, Pesto, Frühjahrssuppe, Spinatersatz, Gemüselasagne, Kräuterbutter. Einige mögen ihren puren Geschmack nicht allzu gerne, da sie etwas sehr Herbes an sich hat. Die anderen Taubnesseln schmecken aus meiner Erfahrung milder. Ich persönlich mag den Geschmack aber dennoch gerne und nutze ihn vor allem für Kräutersalze und würzige Kräuterbutter. Aber auch angebraten entfaltet sie ein leckeres Aroma.

Hinweis Sie kann mit anderen essbaren Taubnesselarten wie z.B. der Gefleckten Taubnessel verwechselt werden. Die Purpurrote Taubnessel wird allerdings nicht so groß und auch ihr dunkles Köpfchen zeichnet sie gut aus.

Erkennungsmerkmale

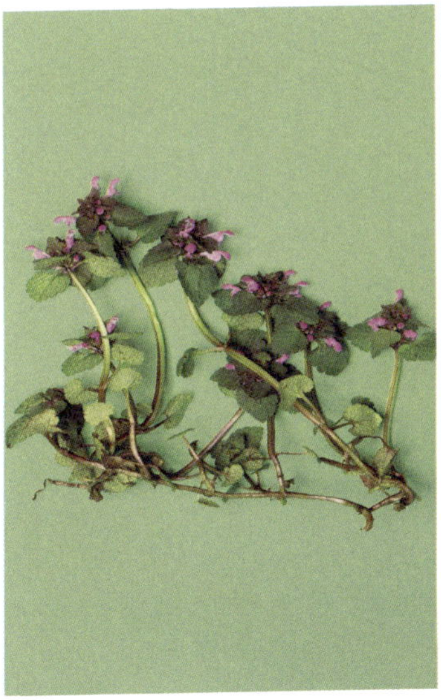

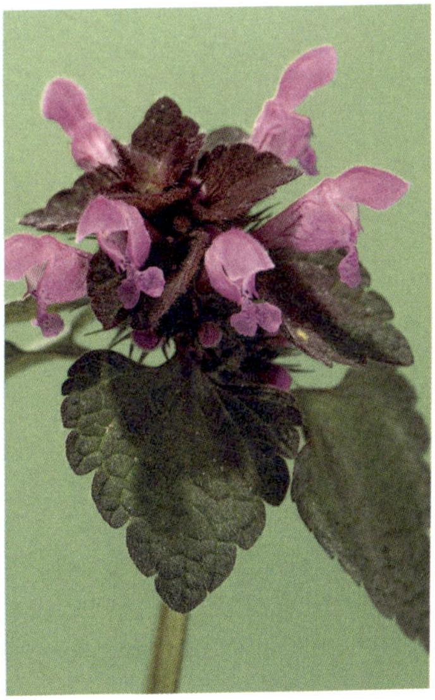

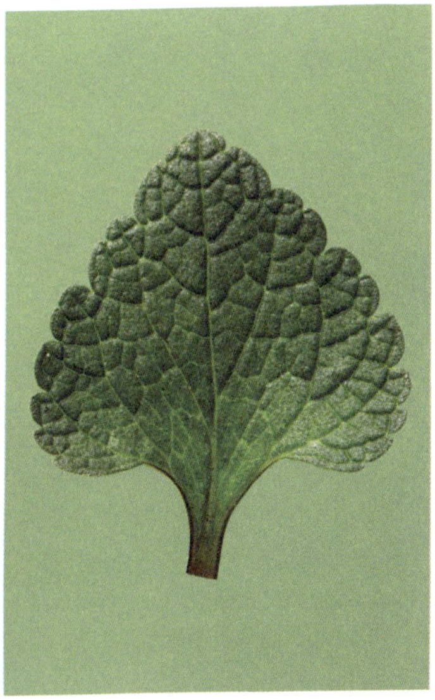

Höhe Circa 10–30 cm **Wuchs** Tritt gerne in Gruppen auf, wächst kriechend bis aufrecht **Blüte** Kleine, purpurrote Lippenblüten, Unterlippe mit Musterung, Oberlippe nach vorne gewölbt **Blätter** Rund- bis herzförmig, Blattrand gekerbt, fein behaart, kreuzgegenständig, junge Blätter purpurrot gefärbt, werden mit Reife dunkelgrün **Stängel** 4-kantig, oft rötlich, nicht behaart

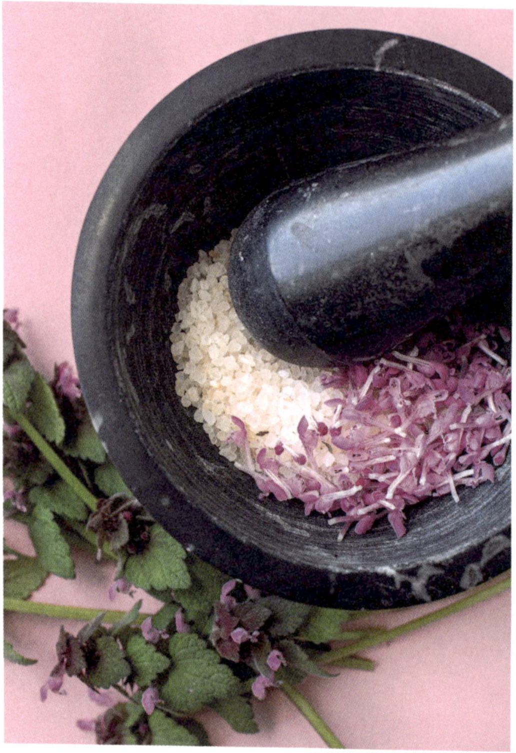

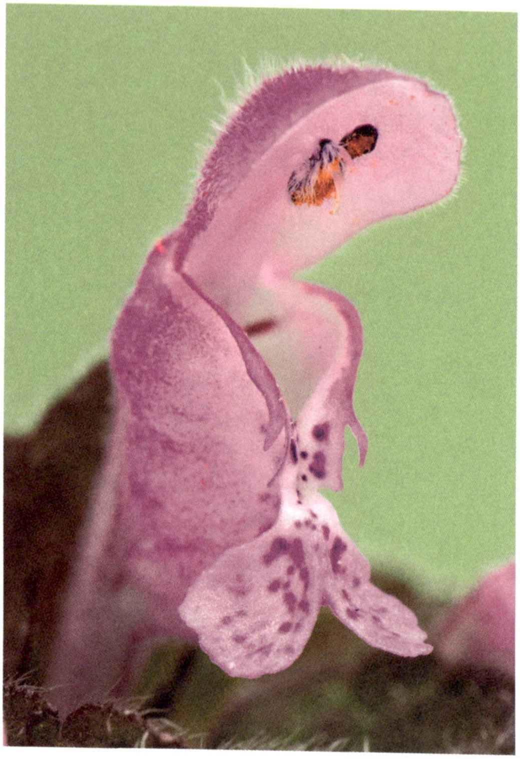

Geschichtetes Kräutersalz

Zutaten

+ Blüten der Purpurroten Taubnessel
+ 1 kleine Handvoll Taubnessel-Blätter
+ 1 kleine Handvoll grobes Ursalz

Gut zu wissen

Wenn das Salz gut getrocknet ist, ist es bis zu einem Jahr haltbar. Ich brauche meine Salze gerne innerhalb von circa 6 Monaten auf.

Herstellung

1. Schaue am Anfang, was für ein Glas du befüllen möchtest, um ungefähr einschätzen zu können, wie viel Salz und Taubnessel du benötigst. Das kann man schnell über- oder unterschätzen.
2. Sammle die Pflanze und trenne Blüten und Blätter. Mixe zuerst die Blüten mit dem Salz in einem Mixer/Mörser fein. Das Mischverhältnis liegt bei ca. 50/50. Danach wird auf die gleiche Weise mit den Blättern das grüne Salz hergestellt. In umgekehrter Reihenfolge könnte das Grün das strahlende Pink verschmutzen.
3. Streiche die feuchten Salze getrennt voneinander dünn auf ein Backpapier aus und stelle sie an einen warmen, luftigen, vor Sonne geschützen Ort, wo sie nun 2 Tage lang trocknen. Ein warmer Flur wäre optimal.
4. Mixe die trockenen Salze noch einmal durch und schichte sie zum Schluss abwechselnd ins Glas.

KINDLICHE INTUITION ODER EINFACH NUR GLÜCK?

Viele kennen Taubnesseln noch aus ihrer Kindheit. Ganz intiutiv und selbstverständlich haben wir damals den süßen Nektar aus den Lippenblüten gesogen und uns eine gute Zeit gemacht. Ich bin immer noch fasziniert davon, dass ich in diesem Alter scheinbar nur essbare Kräuter in meinen Mund gestopft habe. Ist das Zufall?

Denn ich war auch von eventuell stark giftigen Wildkräutern begeistert. So habe ich z.B. im Kindergarten Blätter eines Doldenblütlers gesammelt, sie getrocknet und in einer kleinen Spielschatzkiste aufbewahrt. Diesen duftenden Schatz habe ich gehütet und bewundert. Gekostet habe ich zum Glück nie von ihm. Heute weiß ich, dass in der Familie der Doldenblütler stark giftige Pflanzen wie z.B. der Gefleckte Schierling vertreten sind. In meiner Kindheit wurde ich nur minimal über Wildpflanzen aufgeklärt. Dafür fehlte es einfach an Wissen in meiner Familie. Also wie kommt es dazu, dass ich und so viele andere Kinder instinktiv richtig gehandelt haben? Vielleicht schlummert das Wissen der früheren Generationen doch noch irgendwo tief in uns?

Achtung Man muss natürlich trotzdem immer aufpassen, was Kinder essen! Eventuelle Intuition hin oder her: Pflanzen können tödlich sein! Oft können wir auch nicht erschmecken, was giftig ist und was nicht. Das Gedankenspiel finde ich trotzdem wertvoll. Denn auch Tiere wissen intuitiv, was ihnen helfen kann. Warum nicht auch wir?

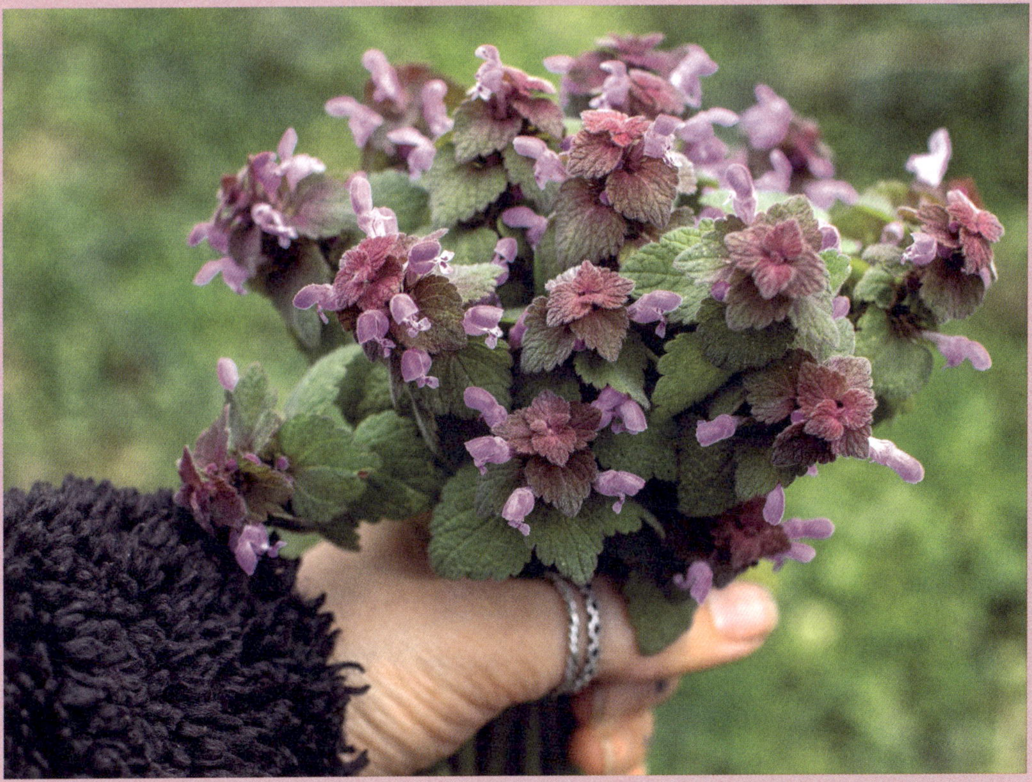

DIE FASZINIERENDE WELT DER LIPPENBLÜTLER

Kräuter aus der Pflanzenfamilie der Lippenblütler werden gerne auf den ersten Blick miteinander verwechselt. Sie tragen wunderschöne, kleine Blüten, die aussehen wie geöffnete Münder. Daher auch der Name Lippenblütler. Einige ähneln sich sehr in der Blütenfarbe und Größe – da ist Verwirrung vorprogrammiert. Aber alles halb so wild! Wenn man auf die Blattform und den Wuchs achtet, kann man sie leicht unterscheiden. Es gibt in Deutschland unter den Lippenblütlern keine Art, die bedenklich giftig ist.

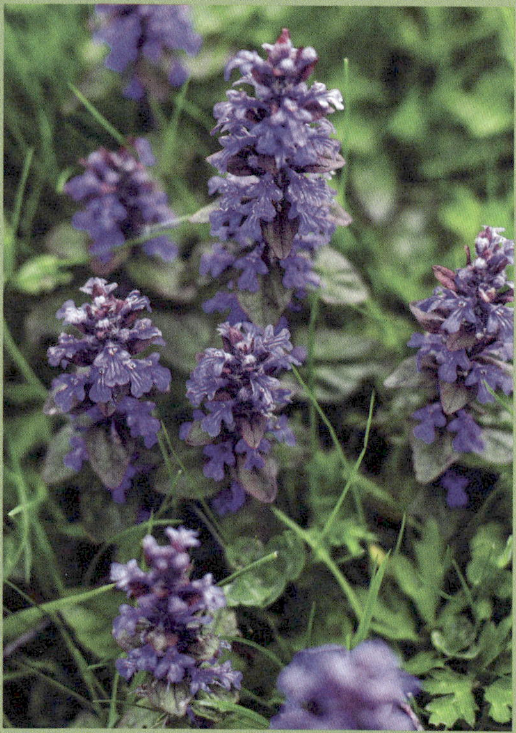

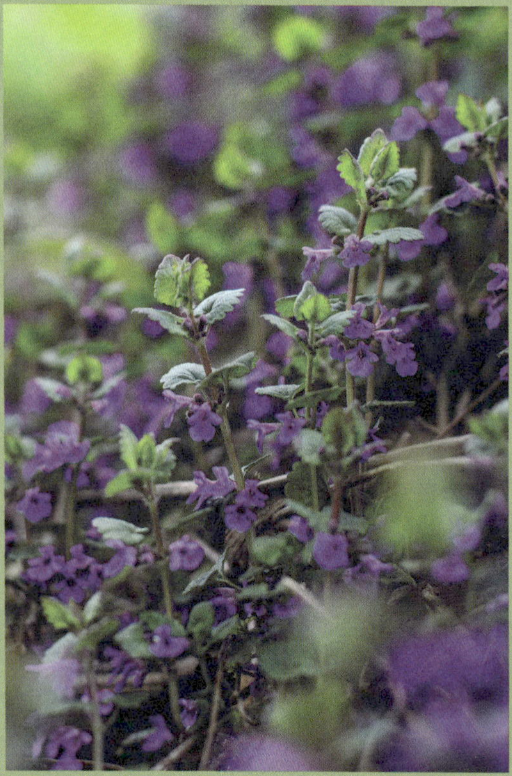

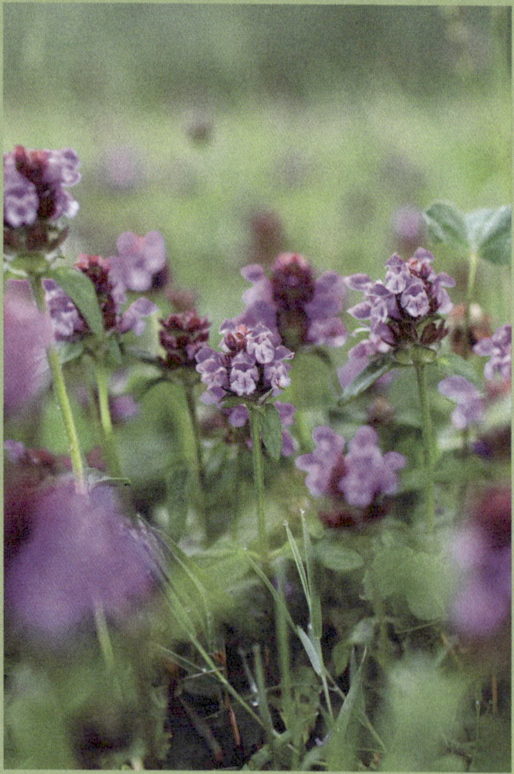

Links: Gundermann | Rechts oben: Kriechende Günsel | Rechts unten: Kleine Braunelle

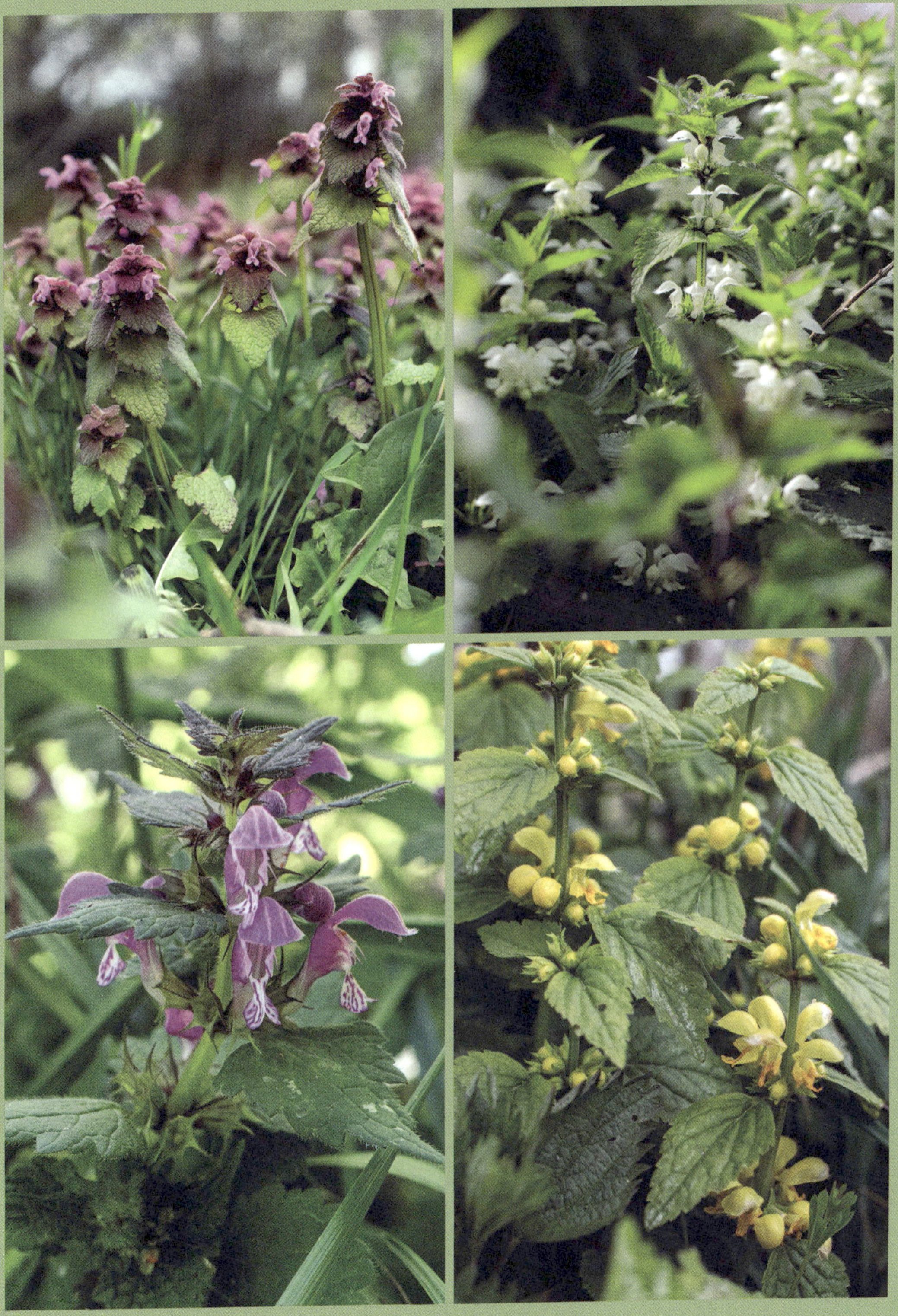

Links oben: Purpurrote Taubnessel | Rechts oben: Weiße Taubnessel | Links unten: Gefleckte Taubnessel | Rechts unten: Goldnessel

Giersch

AEGOPODIUM PODAGRARIA

Heilwirkung Er ist reich an wertvollen Spurenelementen, Vitaminen und Mineralstoffen wie z.B. Vitamin C und Kalium. Er wirkt basisch, entsäuernd und stoffwechselanregend und kann so bei Gicht, Rheuma, Blasen- und Nierenleiden unterstützen. Außerdem ist er ein großer Hautschmeichler. Egal, ob als Salbe oder im nächsten Kräuterbad, deine Haut wird sich freuen.

Kräuterapotheke Tee, Kräuterbad, Salbe, Pulver, Oxymel, Tinktur, Umschläge, Heilwein, Frischsaft. Er entfaltet seine Wirkung am besten, wenn man ihn regelmäßig frisch zu sich nimmt. Bei seinem Aroma ist das kein Problem.

Kräuterküche Zusatz in Kräuterlimonade, Salat, Auflauf, Kräuterbrot, Pesto oder grünen Pfannkuchen. Wer den Geschmack von Karotte, Sellerie und Petersilie mag, kann sich Giersch über fast jedes Essen streuen. Ich finde ihn wirklich mit vielem kombinierbar. Vor allem die jungen Blätter im Frühling sind super lecker und mild. Später im Jahr kann man dann die Blüten, Samen und auch Stängel verarbeiten.

Hinweis Vor allem die Blüten können mit stark giftigen Doldenblütlern verwechselt werden. Achte bitte immer auf die aussagekräftige Blattform. Dann musst du dir keine Sorgen machen.

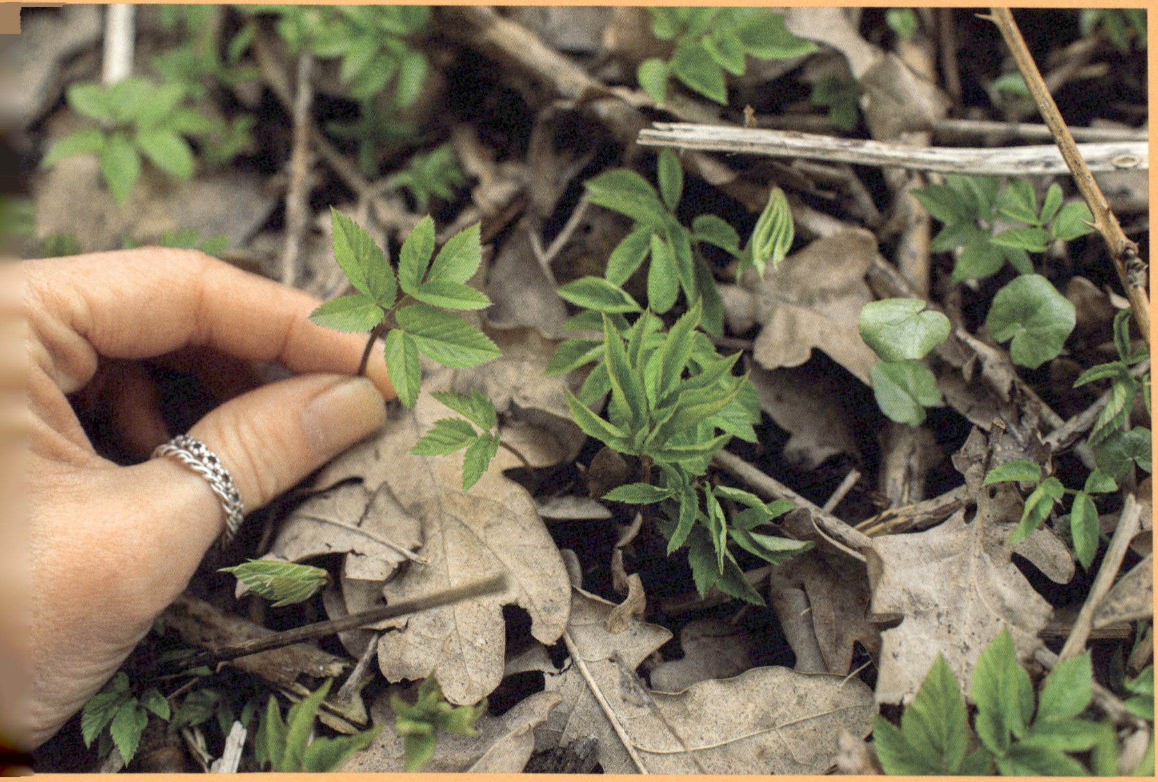

Erkennungsmerkmale

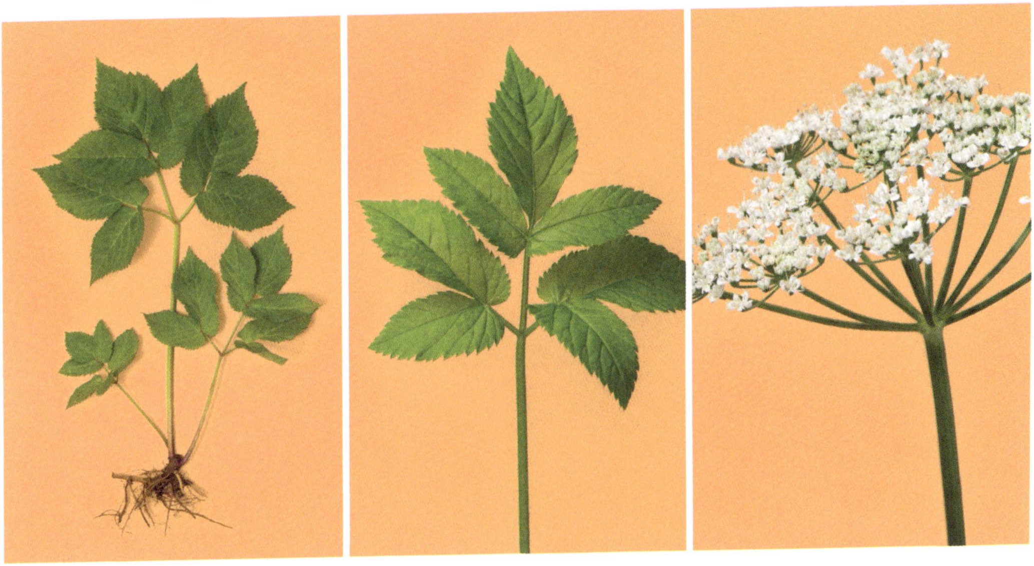

Höhe Circa 15–100 cm **Wuchs** Macht sich über tiefe Ausläufer breit, aufrecht wachsender Blütenstängel **Blätter** Blatt ist in 3er-Blattgruppen mit je 2–3 Blättern aufgeteilt, Blattrand gesägt **Stängel** 3-eckig, mit Furche und rotem „Fuß" (Blatt) **Blüte** Ab Juni, Doppeldolde mit vielen weißen Blüten

ESSEN STATT VERFLUCHEN

Der Giersch hat es nicht leicht. Von Gärtner:innen wird er verflucht, rausgerupft und schlimmstenfalls mit chemischen Mitteln vertrieben. Er liebt Gärten eben über alles. Bevor ich selbst einen Garten hatte, konnte ich die Abneigung gar nicht so richtig nachvollziehen. Glücklich kann man sein, wenn man den Giersch direkt am Haus hat – so meine Devise. Einfach essen statt verfluchen.

Mittlerweile weiß ich aber, dass man beim Essen kaum hinterherkommt und er wirklich ein kleiner Frechdachs ist. Er nimmt viel Raum ein und macht es den anderen Pflanzen nicht leicht. Ich habe also Mitgefühl für die leidenden Gärtner:innen entwickelt. Aber es gibt einen großen Vorteil beim Giersch: Nur selten hat man die Möglichkeit, bei einem so leckeren Wildkraut eine große Menge ohne schlechtes Gewissen sammeln zu können. Man kann Säckeweise ernten und hat ein paar Tage später wieder frisches Grün parat. Bei vielen anderen Wildkräutern würde es mir schwerfallen, solche Mengen abzugrasen. Die wenigsten kann man in solch einer Fülle vorfinden.

Aus diesem Grund und weil er eben so aromatisch schmeckt, habe ich mit ihm Frieden geschlossen. Am Ende steht da ein Kraut in unseren Gärten, welches uns alle mit grünen Nährstoffen und Vitaminen versorgen kann. Also ran an den Giersch. Eine neue Freundschaft wartet auf dich.

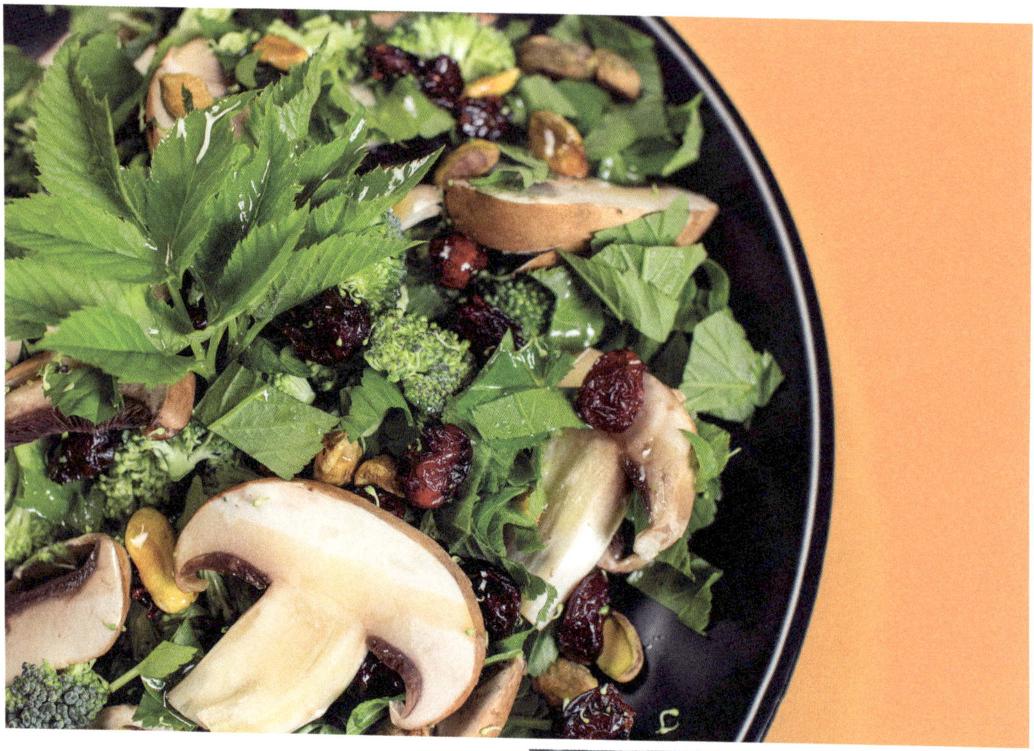

HOLE DIR MEHR WILDES GRÜN IN DEIN LEBEN

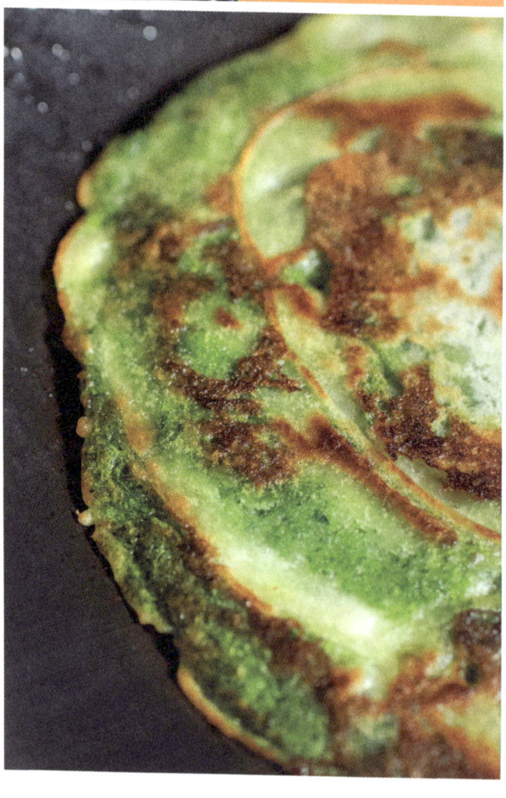

Dass der Pflanzenfarbstoff Chlorophyll besonders gesund ist, ist allgemein bekannt. Deshalb habe ich heute eine hervorragende Botschaft für dich: Wildkräuter liefern Unmengen von diesem Stoff, und zwar das ganze Jahr über umsonst. Neben Giersch sind u.a. auch Brennnessel, Löwenzahn, Bärlauch und die Vogelmiere vollgepackt damit.

Chlorophyll unterstützt beim Aufbau neuer Blutzellen und regt die Entgiftung an. Außerdem hat es eine positive Wirkung auf den Zellschutz und die Regeneration von Zellschäden. Da freut sich der Körper.

Köstlicher Gierschsalat

Zutaten

+ 1 große Handvoll Giersch
+ 1 Handvoll Brokkoli
+ 1 Handvoll Pilze
+ 2 EL getrocknete Cranberrys
+ 2 EL Pistazien
+ Dressing deiner Wahl

Herstellung

1 Wasche den Giersch, den Brokkoli und die Pilze, schneide alle Teile klein und gib sie gemeinsam mit den Cranberrys und Pistazien in eine Salatschüssel. Vermische alles gut miteinander.

2 Als Dressing empfehle ich ein hochwertiges Olivenöl, einen kleinen Schuss dunklen Balsamico-Essig, abgeschmeckt mit etwas Salz und Pfeffer. Auf Seite 87 und 125 findest du köstliche Essigrezepte.

Grüne Pfannkuchen

Zutaten

+ 200 g Mehl
+ 1/2 TL Backpulver
+ 1/2 TL Salz
+ 250 g Hafermilch
+ 150 ml Mineralwasser (mit Kohlensäure)
+ 50 g frischen Giersch
+ 30 g Petersilie
+ 1 Zwiebel
+ Öl (z.B. Sonnenblumenöl)

Gut zu wissen

Dazu passen hervorragend angebratene Pilze und ein würziger Kräuterjoghurt. Auf Seite 71 findest du ein passendes Rezept, welches du mit Wildkräutern deiner Wahl herstellen kannst. Selbst Giersch eignet sich super für den Dip. Falls du es noch etwas experimenteller magst, kannst du noch die Schale von einer Bio-Zitrone dazugeben. Das ist für mich als Zitronenfan immer ein geschmackliches Highlight.

Herstellung

1 Gib Mehl, Backpulver und Salz in eine Schüssel und vermische alles gut miteinander. Gieße die Hafermilch und das Wasser hinzu und mixe alles schön durch, bis eine cremige Masse entsteht.

2 Lass den Teig nun 30 Minuten im Kühlschrank quellen. In dieser Zeit kannst du die Kräuter waschen, abtrocknen und etwas kleinhacken sowie die Zwiebel schälen und in Streifen schneiden.

3 Nach der Quellzeit nimmst du etwa die Hälfte des Teiges und gibst ihn mit den Kräutern in einen Mixer. Mixe alles so lange durch, bis sich der Teig grün färbt (falls das nicht passiert, benötigst du mehr Kräuter). Falls der Teig zu dickflüssig wird, kannst du ihn nochmal mit einem Schuss Sprudelwasser strecken.

4 Erhitze nun eine Pfanne, gib reichlich Öl dazu und gieße den hellen und den grünen Teig in die Pfanne. Schwenke die Pfanne, damit sich die beiden Teige schön vermischen. Lege nun die Zwiebeln in den noch flüssigen Teig. Sobald die eine Seite goldbraun gebraten ist, wendest du den Pfannkuchen vorsichtig. Lasse ihn so lange bei mittlerer Hitze in der Pfanne, bis beide Seiten fertig sind. Bei Bedarf noch würzen.

Neue Welten entdecken

Wenn man Wildpflanzen erstmal für sich entdeckt hat, sieht man die Welt mit anderen Augen.

Grün ist nicht mehr einfach nur Grün, sondern unzählige Pflanzencharaktere, die bestimmt und begutachtet werden möchten. Der Blick erkennt Details, die er vorher nicht auf dem Radar hatte, und so öffnet sich ganz schnell eine ereignisreiche, neue Ebene. Die ganze Umgebung wird plötzlich zu einem großen Spielplatz und man hat immer eine Beschäftigung, wenn man durch die Natur oder die Straßen zieht. Selbst in der Großstadt fallen einem die unkaputtbaren Kräuter auf, die es sich in Betonritzen gemütlich gemacht haben. Schnell zu Fuß von A nach B kommen ist dann manchmal gar nicht mehr so einfach. Einige von euch wissen sicher, wovon ich rede.

Dieses Suchen und Bestaunen hat für mich etwas mega Entspannendes. Inmitten all der Farben und Formen fahre ich runter und bin einfach nur im Moment. Das klingt super kitschig, ich weiß, es ist aber eben so. Selbst meine niemals endende To-do-Liste hat in diesen Minuten Pause.

Wildpflanzen sind sozusagen mein Tool zur inneren Ruhe und damit auch zur eigenen Gesundheit. Ich bin häufig ziemlich unter Strom und teilweise nicht so einfach aus dieser Macherin-Energie rauszuholen. Ruhephasen im Kopf sind aber wertvoll und leider echte Mangelware in unserer schnellen Gesellschaft. Wie selten nimmt man sich Zeit, einfach mal etwas zu beobachten und so richtig aufzusaugen? Dafür haben wir meist gar keine Zeit. Dabei ist direkt vor unseren Haustüren echt einiges los. Wildpflanzen verändern sich nämlich jeden Tag. Wo gestern noch eine Knospe war, ist heute eine Blüte. Wo vor ein paar Wochen nur ein Haufen Erde lag, wachsen nun viele essbare und äußerst schmackhafte Wildkräuter.

Ein weiterer Pluspunkt beim Beobachten ist, dass wir dabei wieder unser Feingefühl für die verschiedenen Jahreszeiten stärken. Erst vor ein paar Jahren habe ich von dem total Sinn machenden phänologischen Kalender erfahren. Dabei handelt es sich um einen Jahreszeitenkalender, der in zehn Phasen eingeteilt ist: Winter, Vorfrühling, Erstfrühling, Vollfrühling, Frühsommer, Hochsommer, Spätsommer, Frühherbst, Vollherbst und Spätherbst. Und das raffinierte daran: Wir können anhand der Natur um uns herum ablesen, in welcher Phase wir gerade stecken. Sobald mehr als die Hälfte aller Lindenblüten blühen, sind wir beispielsweise im Hochsommer.

Den Vollfrühling zeigen uns die Blüten des Apfels und des Flieders. Pfiffig.

Wir können uns von dem Rythmus der Natur inspirieren lassen und ihn vielleicht etwas in unser Leben integrieren. Im Herbst und Winter ziehe ich mich z.B. auch mehr zurück, kuschle mich ein und gehe weniger auf Events als im Sommer. Das tut mir gut. Und genau so macht es die Pflanzenwelt eben auch. Ich denke, dass es für uns Menschen äußerst gesund ist, mehr mit der Natur als gegen sie zu leben. Also Augen auf beim nächsten Spaziergang. Du wirst überrascht sein, wie viel du zum ersten Mal sehen wirst.

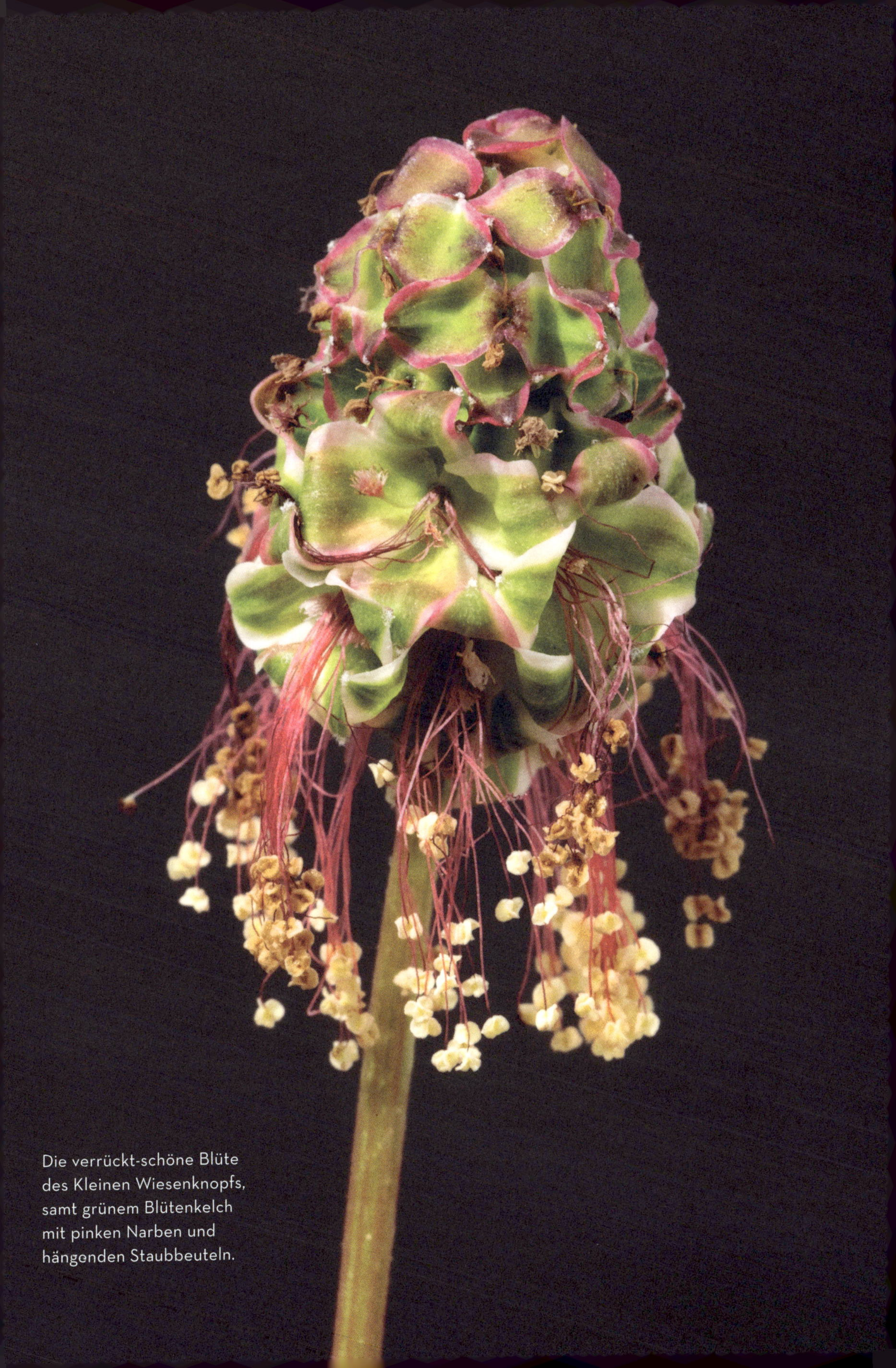

Die verrückt-schöne Blüte des Kleinen Wiesenknopfs, samt grünem Blütenkelch mit pinken Narben und hängenden Staubbeuteln.

Bärlauch

ALLIUM URSINUM

Heilwirkung Bärlauch fördert die Verdauung und schützt das Herz. Er macht also sozusagen bärenstark, so wie es der Name schon verrät. Er enthält sehr viel Vitamin C, zahlreiche Mineralstoffe wie Eisen und Kalium und wertvolle Schwefelstoffverbindungen, die auch im Knoblauch und der Knoblauchsrauke enthalten sind.

Kräuterapotheke Tinktur, Oxymel, Frischsaft. Der Bärlauch ist ein gutes Beispiel dafür, dass unsere Nahrung leckere Medizin sein kann. In diesem Fall möglichst unerhitzt verwenden, da die Schwefelstoffe sehr hitzeempfindlich sind.

Kräuterküche Zusatz in Pesto, Hummus, Salat, Soße, selbstgemachten Gnocchi, Risotto. Der Geschmack ist so beliebt, dass selbst Menschen, die sonst nie Wildkräuter sammeln gehen, losziehen und nach dem grünen Schatz im Walde suchen. Ich hoffe, bald erlangen noch mehr Wildkräuter einen ähnlich großen Anklang in der Gesellschaft wie der Bärlauch.

Hinweis Eine Verwechslung mit dem stark giftigen Maiglöckchen, der Herbstzeitlosen und dem Aronstab ist möglich. Man muss auf alle Erkennungsmerkmale achten (z.B. Knacktest).

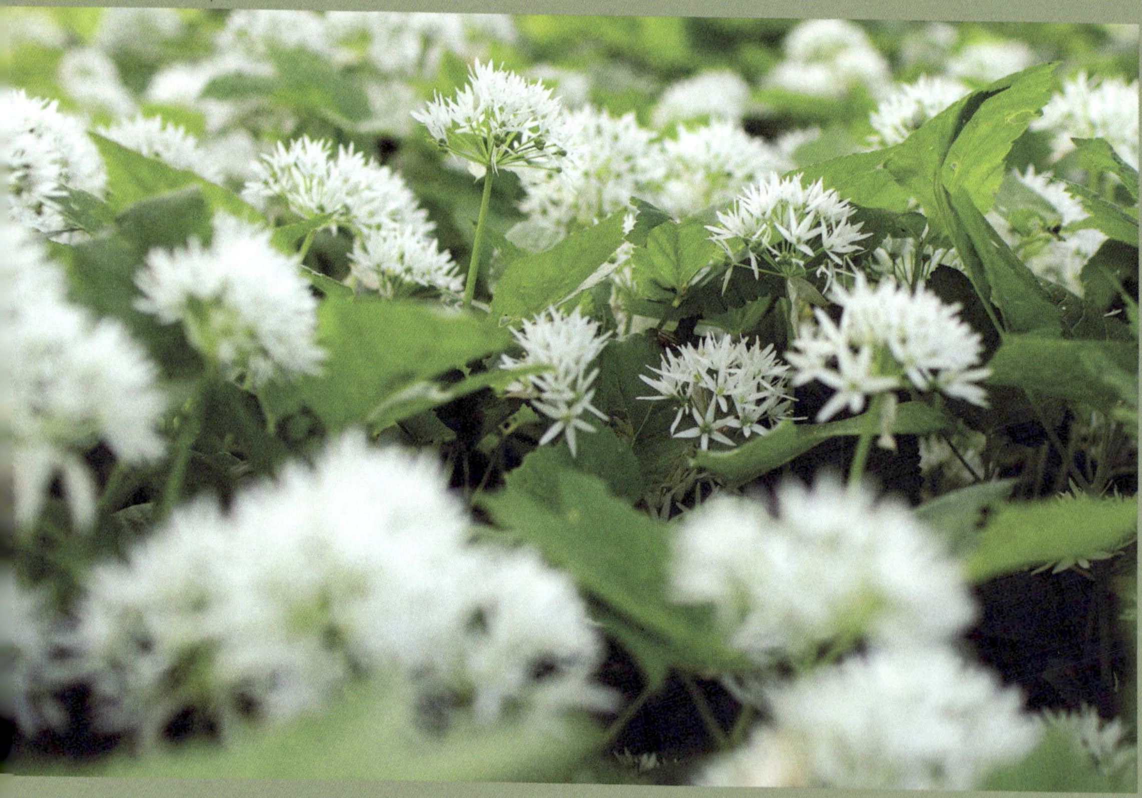

Im April fängt dann der Bärlauch an, wunderschön zu blühen. Auch die Blüten sind essbar.

KURZ ABER KNACKIG: DIE BÄRLAUCHSAISON

Ich freue mich jedes Jahr auf die frischen Bärlauchblätter. Mmmh... Dann ist es wieder an der Zeit, eine riesige Portion Pesto herzustellen. Das landet bei mir nicht nur auf den Nudeln, sondern auch auf Bratkartoffeln, auf Butterbrot oder im Salatdressing. Zum Niederknien! Das Rezept findest du auf der nächsten Seite.

Viele Wildkräuter können wir frisch nur in einem kurzen Zeitraum genießen. Die Bärlauchsaison möchte ich immer ganz besonders ausnutzen und scharre schon mit den Hufen, bevor es los geht. Ist das vielleicht auch die Besonderheit an Wildkräutern? Mit ihrem kurzen Dasein steht immer fest: jetzt oder erst im nächsten Jahr wieder. Manchmal kann mich das auch ziemlich unter Zeitdruck setzen, denn es gibt so viele Wildpflanzen, die ich verarbeiten möchte. Ansonsten gibts natürlich auch kaufbare Alternativen.

Wenn die Blätter schon etwas älter sind und nicht mehr so sammelbar aussehen, können wir uns noch über die Blüten und Samen freuen. Die dauerhafte Lauchfahne ist also angesagt. Unsere Mitmenschen werden sich freuen. Ich wünsche dir eine happy Bärlauchsaison.

Erkennungsmerkmale

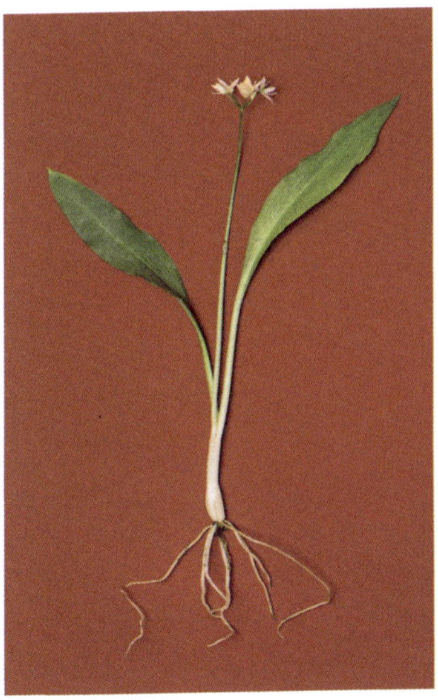

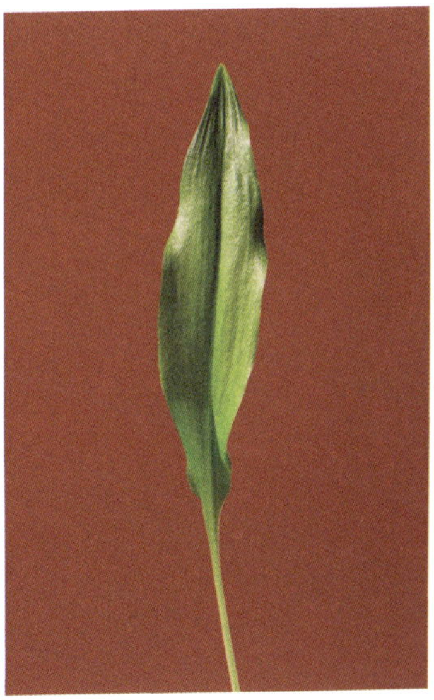

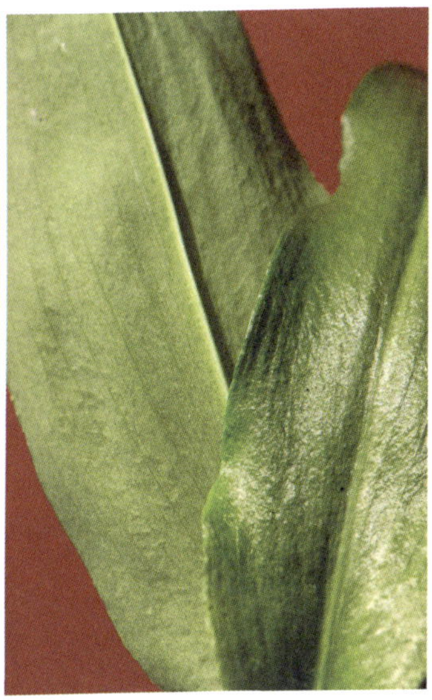

Höhe Circa 20–30 cm **Wuchs** Wächst aus einer Knolle hervor **Blätter** Blattoberseite glänzend, Unterseite matt, junges Blatt ist beidseitig eingerollt, Blatt wächst einzeln an einem Blattstiel, Blattmittelrippe ist ausgeprägt, knackt beim Knicken (Knacktest) **Blüte** Weiß, viele Blüten an einem Stängel

Wildkräutersuppe

Zutaten

+ 1 mittelgroße rote Zwiebel
+ 600 g Kartoffeln
+ 1 Schuss Olivenöl
+ 500 ml Gemüsebrühe
+ 100 ml Kokosmilch
+ 1 Prise Muskatnuss, Salz und Pfeffer
+ 40 g Bärlauchblätter
+ 40 g Brennnesselblätter

Gut zu wissen

Dazu passt ein geröstetes Walnussbaguette. Schneide es in relativ dünne Streifen und brate es mit etwas Öl in einer beschichteten Pfanne von beiden Seiten goldbraun an. Gib noch etwas Kräutersalz und Pfeffer dazu. Falls du Lust auf die volle Ladung Knoblauchfahne hast, kannst du zusätzlich noch frischen Knoblauch aufs fertige Baguette reiben.

Herstellung

1 Schneide die Zwiebel in kleine Würfel und die Kartoffeln in kleine Stückchen.
2 Erhitze einen Topf, gib einen Schuss Olivenöl und die Zwiebeln dazu. Brate sie kurz an und schmeiße dann die Kartoffeln mit in den Topf. Auch diese kurz anbraten.
3 Als nächstes kommt die Gemüsebrühe dazu. Das Ganze lässt du jetzt bei niedriger Stufe leicht köcheln, bis die Kartoffeln fast durch sind. Das dauert so um die 15 Minuten. Dabei regelmäßig umrühren.
4 Wenn die Kartoffeln weich sind, können die Kokosmilch und die am besten frisch geriebene Prise Muskatnuss mit dazu. Nochmal kurz köcheln lassen und anschließend alles gut pürieren.
4 Erst jetzt kommen die Wildkräuter ins Spiel. So gehen wir sicher, dass keine Aromen und gesunden Inhaltsstoffe verloren gehen. Nochmal kurz aufkochen lassen und erneut pürieren.

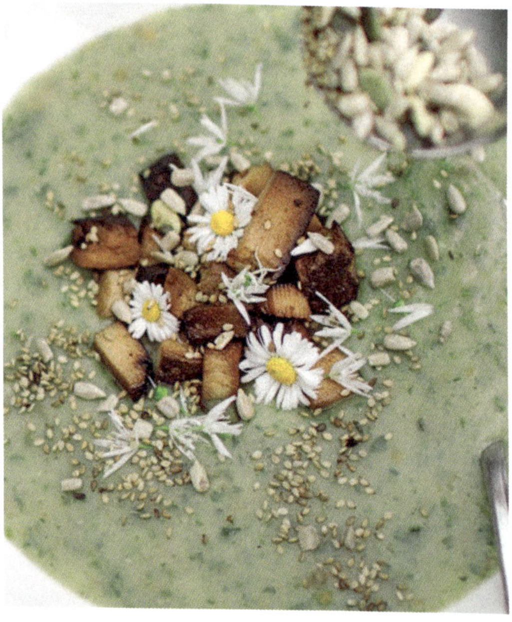

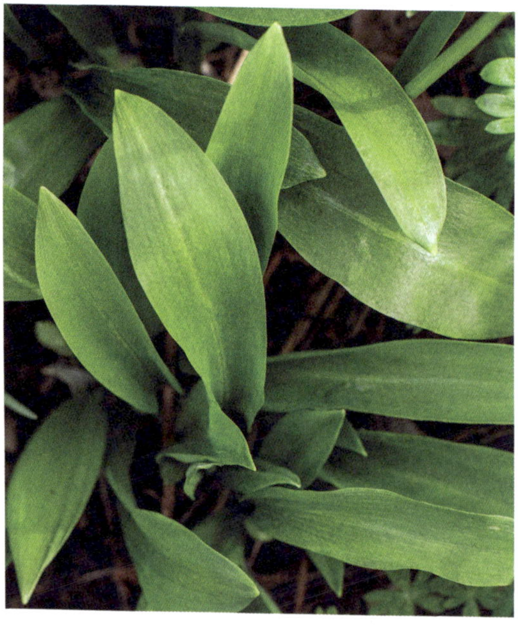

Bärlauchpesto

Zutaten
- 1 Handvoll Sonnenblumenkerne
- 2 Handvoll Bärlauch
- 40 ml Olivenöl
- 1 Spritzer Zitronensaft
- Salz und schwarzer Pfeffer
- 1 Knoblauchzehe bei Bedarf

Gut zu wissen
Falls du die Haltbarkeit verlängern möchtest, kannst du das fertige Pesto in einem Glas mit einer dicken Ölschicht bedecken oder es in Eiswürfelformen einfrieren. So hast du immer einen Vorrat an Bärlauch parat. Einfrieren geht auch wunderbar mit Bärlauchbutter.

Herstellung
1. Röste die Sonneblumenkerne bei niedriger Temperatur in einer Pfanne an.
2. Schmeiße alle Zutaten in den Mixer und püriere sie so lange, bis eine cremige Masse entsteht. Falls das Pesto zu dickflüssig ist, kannst du noch etwas Öl nachschütten. Wenn dir so richtig nach Knoblauchfahne ist, kannst du gerne noch eine Zehe dazugeben.

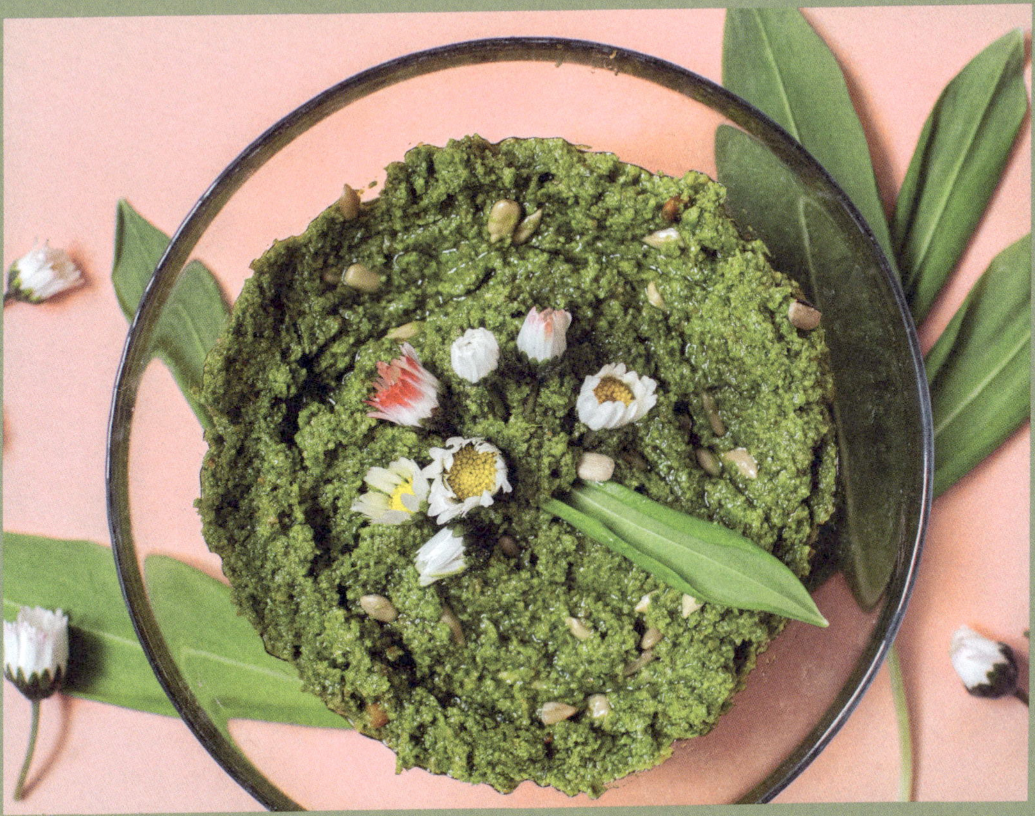

Duftveilchen

VIOLA ODORATA

Heilwirkung Es kann durch seine schleimlösende Wirkung bei verschiedenen Atemwegserkrankungen wie Husten helfen und äußerlich Hautirritationen mindern. Der unfassbar intensive und blumige Duft gepaart mit den pflegenden Heilwirkungen macht es zu einem sehr beliebten Wildkraut in der Naturkosmetik.

Kräuterapotheke Tee, Tinktur, Gesichtswasser, Kompressen, Heilwein, Oxymel, Honigauszug

Kräuterküche Blüten als Zusatz in Sirup, Likör, Essigauszug, Marmelade, Gelee, Blütenzucker, als Deko auf Nachspeisen, kandierte Blüten.

Hinweis Es kann sehr leicht mit anderen essbaren Veilchenarten verwechselt werden. Was bei der Bestimmung schnell hilft, ist die Nase. Das Duftveilchen verrät sich am intensiven Geruch. Bei innerlicher Anwendung sollte man auf die korrekte Dosierung achten.

Erkennungsmerkmale

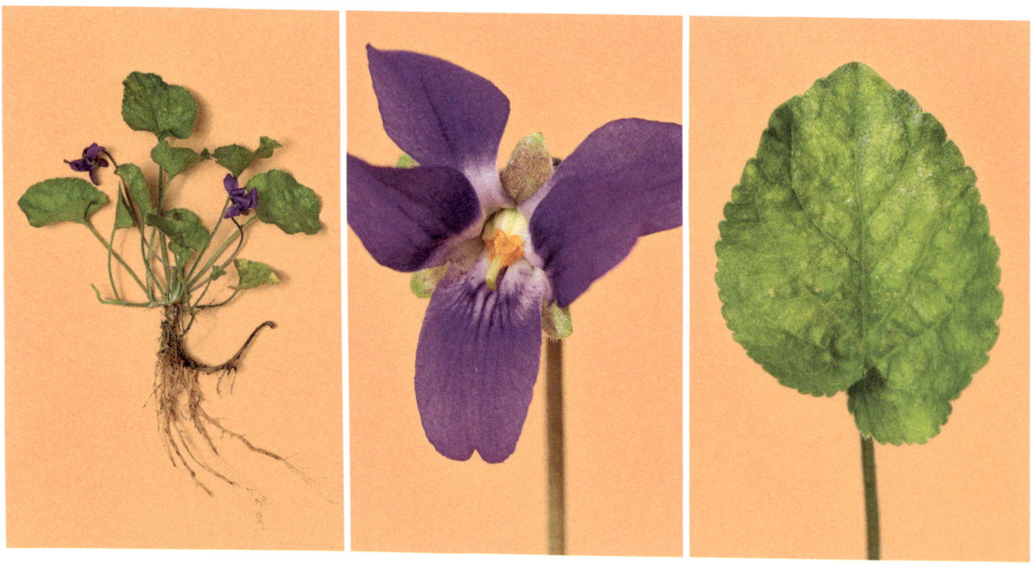

Höhe Circa 5–15 cm **Wuchs** Wächst aus Blattrosette hervor **Blüte** Blau-violett, 5-blättrig, spiegelsymmetrisch **Blätter** Rundlich bis nieren- oder herzförmig, mit Blattstiel, Blattrand leicht gekerbt **Stängel** Aufrecht, blattlos, mit Blütenkopf

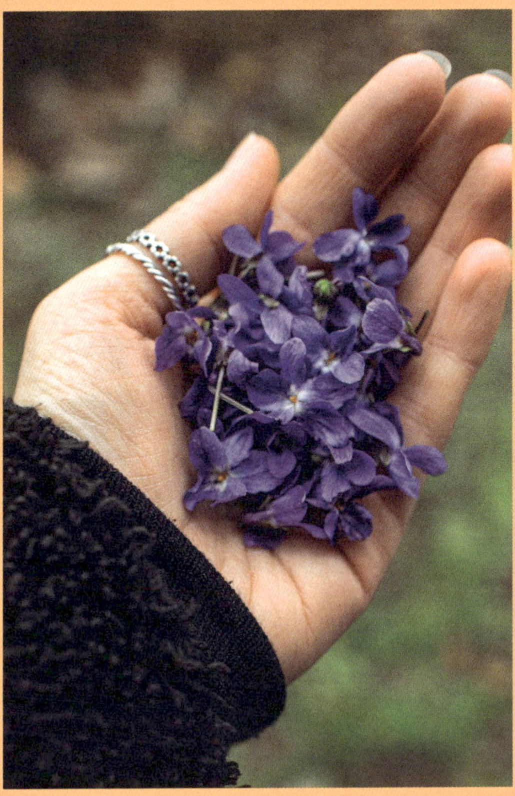

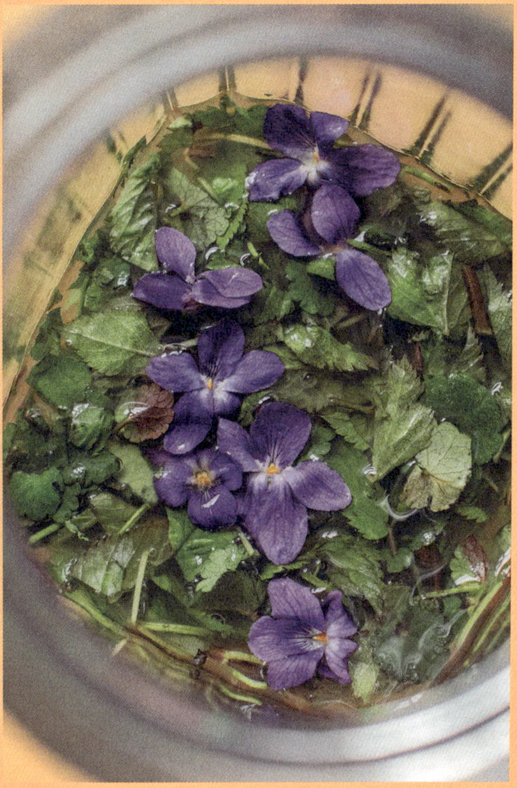

Krautige Veilchenlimo

Zutaten

- 1 kleine Handvoll Duftveilchen
- 1 kleine Handvoll Gundermann
- 1 große Handvoll Giersch
- 1 Liter naturtrüber Apfelsaft
- Saft 1/2 Bio-Zitrone
- Sprudelwasser zum Auffüllen

Gut zu wissen

Haltbarkeit Im Kühlschrank gelagert ist die Limonade ungefähr 3 Tage lang genießbar.
Ergänzung Dieses einfache Rezept kannst du mit vielen verschiedenen Kräutern, Blüten, Gewürzen und Früchten umsetzen. Es schmeckt z.B. auch lecker mit Holunderblüten und Lärche.

Herstellung

1. Sammle die Kräuter bestenfalls an einem schönen Mittag, wasche den Giersch und Gundermann und schneide sie klein. Packe die Kräuter mit den Duftveilchen in eine Glaskaraffe und fülle den Liter Apfelsaft dazu.
2. Lasse das Ganze möglichst 12 Stunden im Kühlschrank stehen. Je länger, desto leckerer wird es, finde ich.
3. Spritze die Limo mit dem Saft einer halben Zitrone auf und verdünne es im Glas mit Sprudelwasser. Gerne kannst du noch Eiswürfel und essbare Blüten als leckere Deko dazugeben.

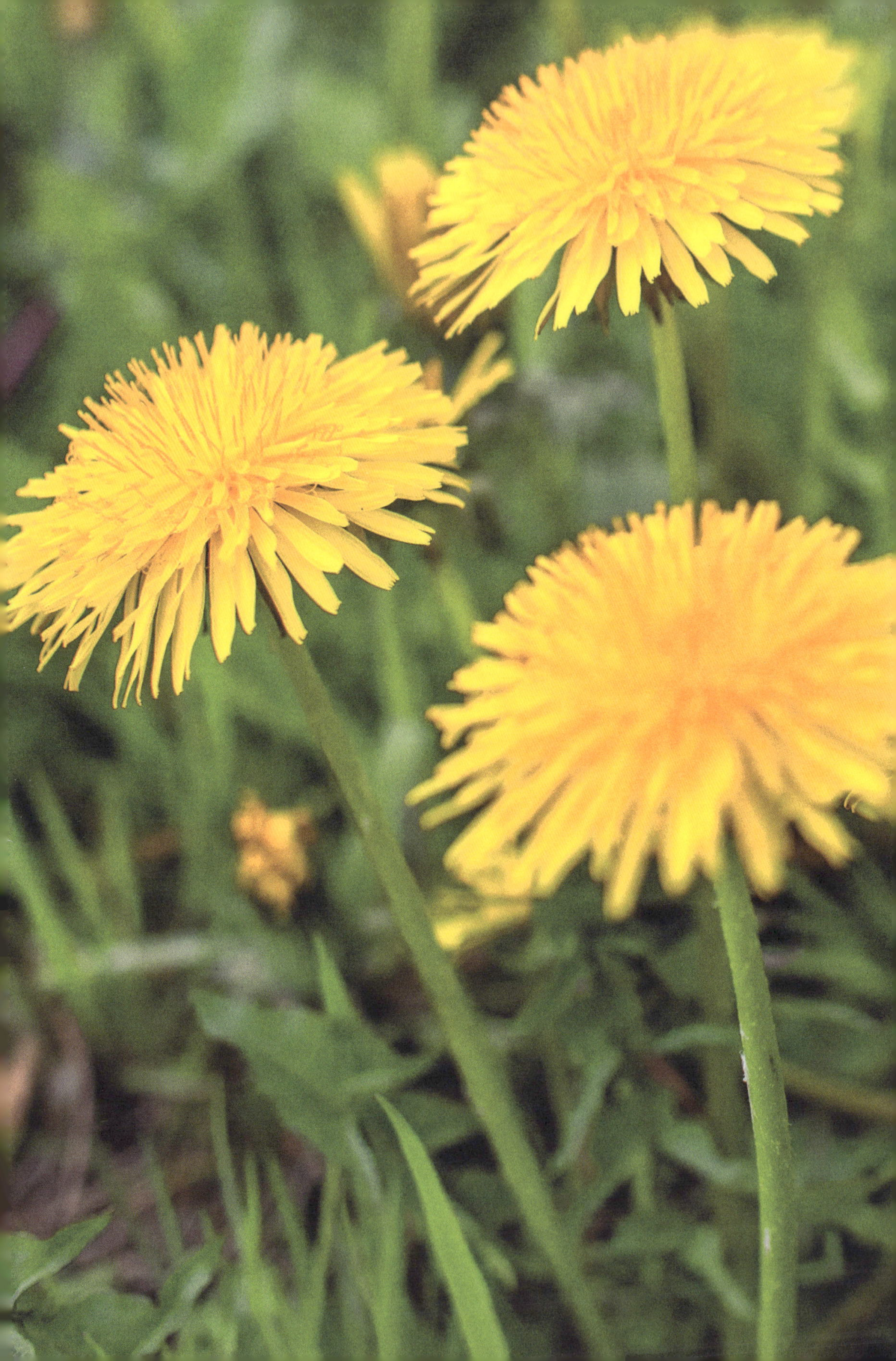

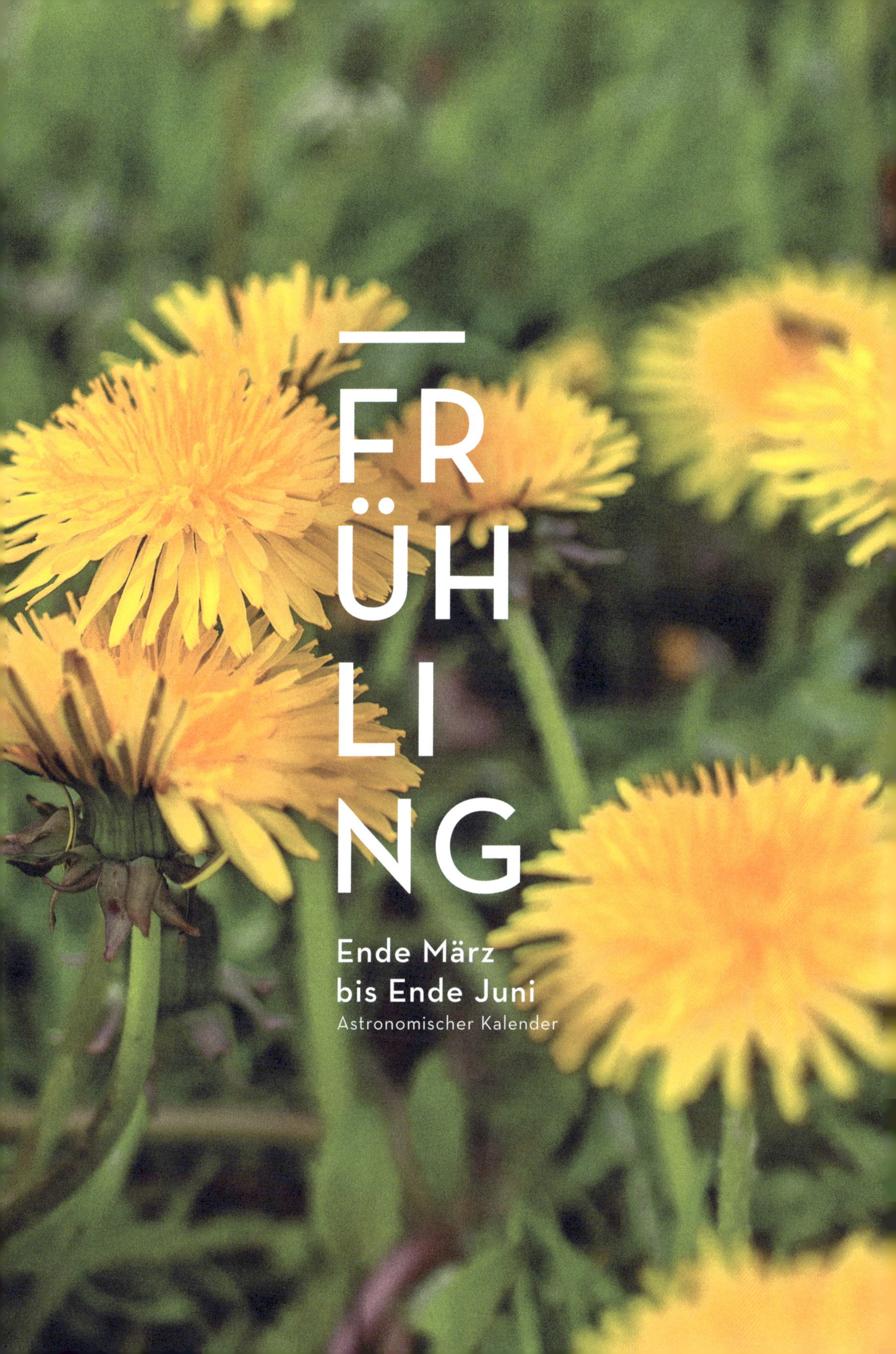

FRÜHLING

Ende März bis Ende Juni

Astronomischer Kalender

Essbares im April

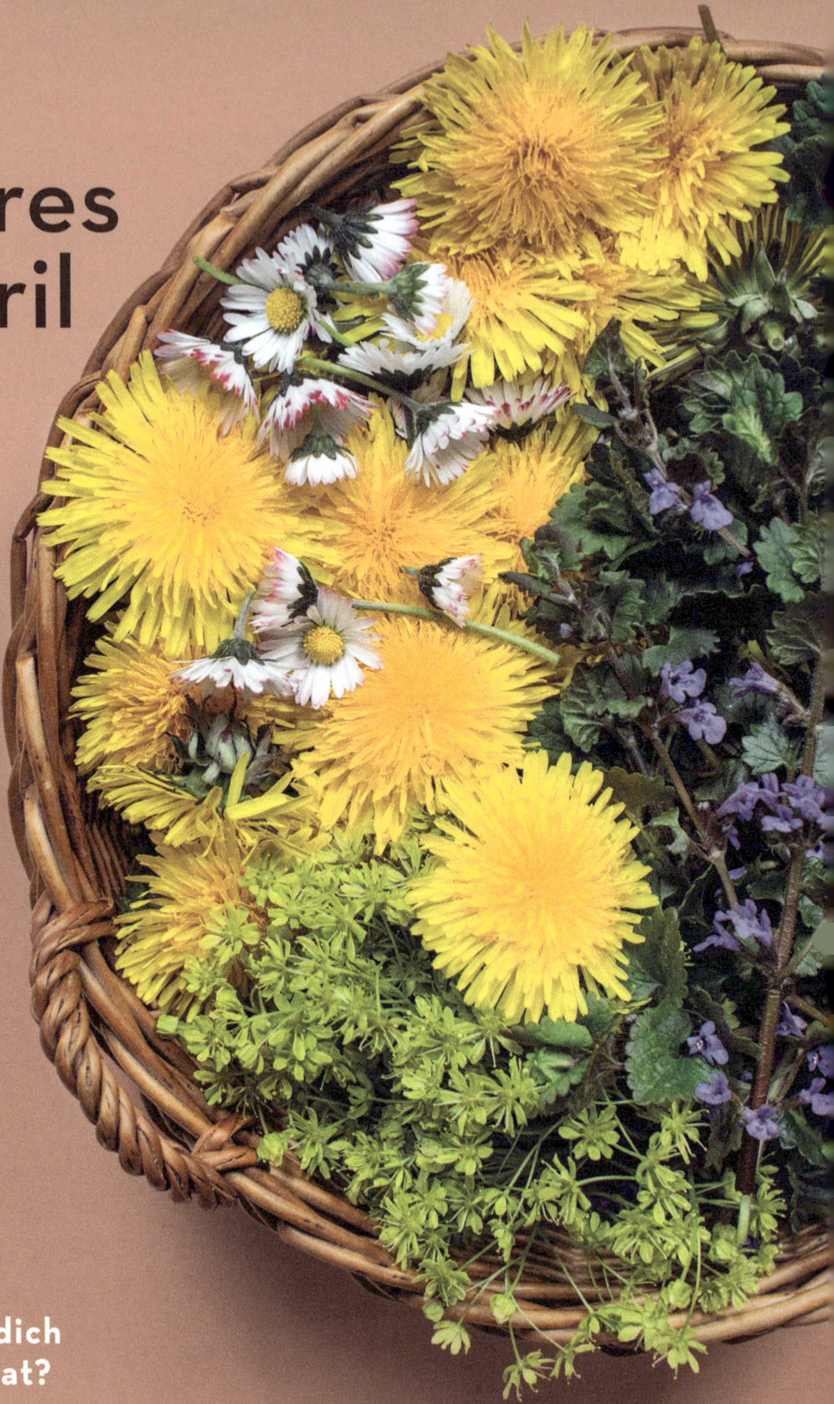

Neu im Sammelkorb

Löwenzahn
Gundermann
Gänseblümchen
Spitzahorn

Was erwartet dich in diesem Monat?

An die Körbe, fertig los! Der April zählt zu den besten Wildkräutermonaten überhaupt. Die Natur spielt zwar noch etwas verrückt und es regnet hoffentlich viel, aber die Pflanzen mögen das ja gerne. Ich als Aprilgeborene liebe diesen Monat.

Die Wiesen blühen und auch die ersten Bäume fangen an, ihre Knospen zu öffnen. Der lange Winterschlaf hat nun endlich ein Ende. Jetzt lohnt es sich, die Natur genau zu beobachten, denn die Pflanzen entwickeln sich sehr schnell.

Löwenzahn

TARAXACUM OFFICINALE

Heilwirkung Er ist eine große Heilpflanze. Seine Bitterstoffe kurbeln die Magensaft- und Gallensaftproduktion an und nehmen dem Körper so eine gute Portion Arbeit ab. Das entlastet und entspannt. Löwenzahn wirkt u.a. entwässernd, verdauungsfördernd und stoffwechselanregend. Bitterstoffe sollte man am besten 15 Minuten vor oder 15 Minuten nach dem Essen zu sich nehmen. Vor allem Bittertinkturen (Rezept Seite 117) oder Tees werden empfohlen.

Kräuterapotheke Magenbitter, Tee, Oxymel, Essigauszug, Pflanzensaft, Bitterpulver

Kräuterküche Zusatz in Blütengelee, Salat, Marmelade, Sirup, Bitterpesto, gelbem Blütensalz, Löwenzahnknospen als Kapernersatz oder z.B. geröstete Wurzeln als Kaffeealternative. Der Geschmack der gelben Zungenblüten ist blumig mild, die restlichen Teile schmecken bitter und aromatisch. Mehr schmackhafte und kreative Löwenzahnideen gibt es auf den nächsten Seite.

Hinweis Nicht anwenden, wenn eine vermehrte Magensaftproduktion unerwünscht ist. Er kann u.a. mit dem essbaren Ferkelkraut verwechselt werden. Allergien gegen Korbblütler abklären.

Erkennungsmerkmale

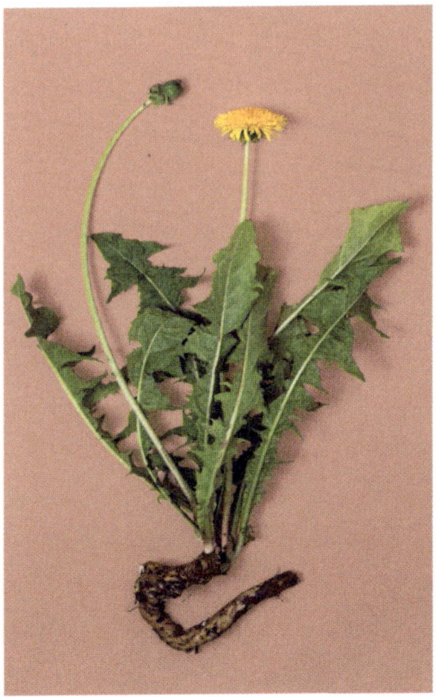

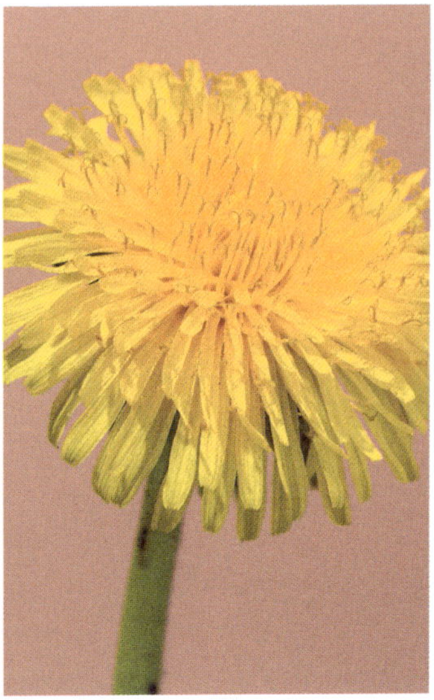

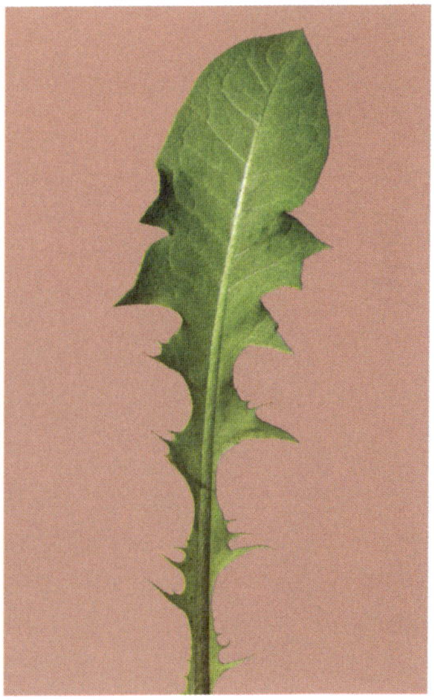

Höhe Circa 10–40 cm **Wuchs** Wächst aus Blattrosette hervor
Blüte Gelber Blütenkopf aus Zungenblüten **Blätter** Grob gezähnt, lanzettlich, unbehaart
Stängel Blattlos, hohl, rund, mit Blütenkopf **Gesamte Pflanze** Enthält weißen Milchsaft

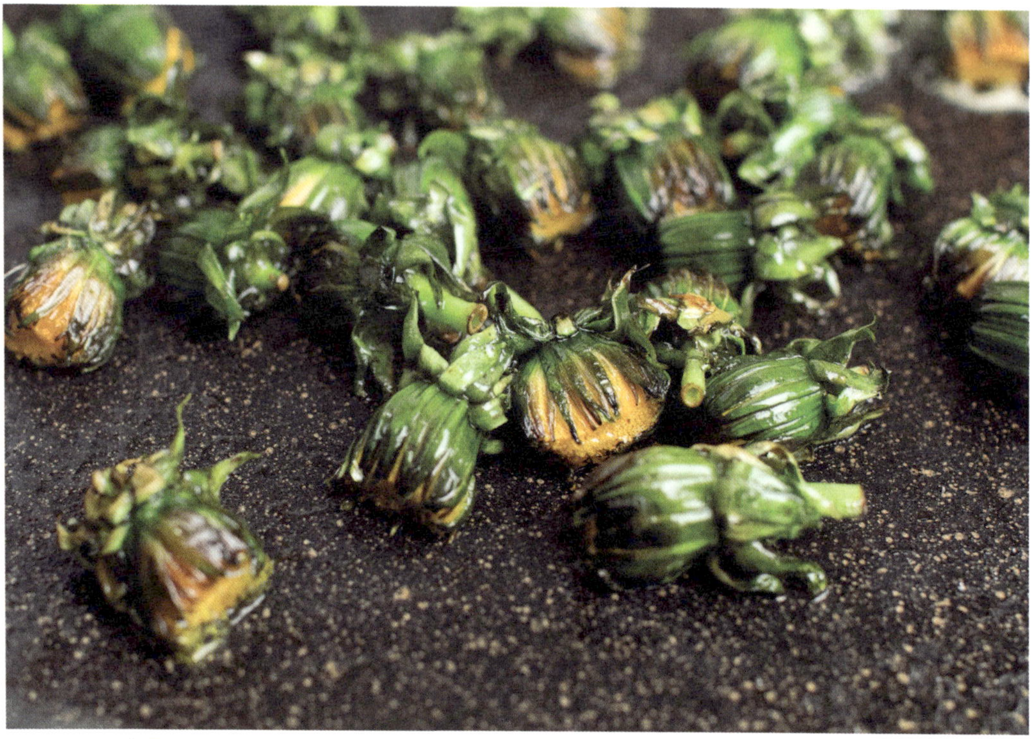

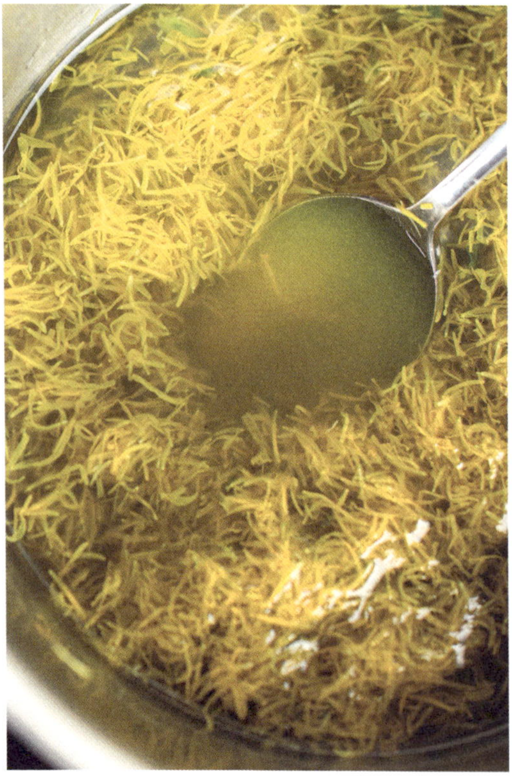

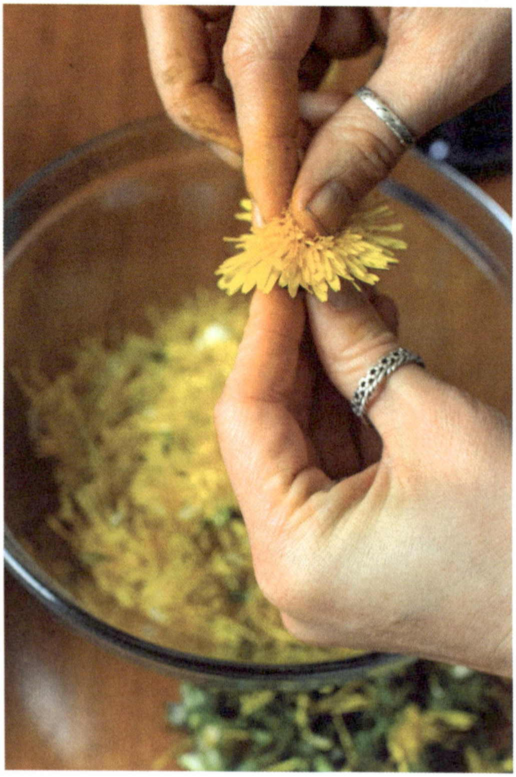

Würzige Löwenzahnknospen

Zutaten
+ 2 Handvoll noch fest geschlossene Löwenzahnknospen
+ 1 Schuss Öl zum Anbraten
+ Salz und schwarzer Pfeffer

Gut zu wissen
Die würzigen Knospen sind ein leckeres Highlight in Salaten, Reispfannen oder all den anderen Gerichten, die etwas mehr würzige Aufregung gebrauchen können.

Herstellung
1 Sammle die noch fest verschlossenen Löwenzahnknospen, wasche sie und trockne sie ab. Falls der Löwenzahn schon etwas geöffnet ist und weiße Spitzen herausgucken, hast du keine Knospe, sondern eine noch geschlossene Pusteblume in der Hand. Die Blüte schließt sich nämlich nach der Blütezeit wieder und öffnet sich erneut mit den ausgebildeten Samen. Auf den ersten Blick ähneln sie den Knospen sehr.
2 Gib das Öl deiner Wahl in die Pfanne und lass es heiß werden. Dann können die Knospen dazu. Lasse sie so lange in der Pfanne, bis sie von allen Seiten goldbraun gebraten sind. Zum Schluss kommen dann eine Prise Salz und Pfeffer dazu – hmmm… so lecker. Guten Appetit!

Gelbes Blütengelee

Zutaten
+ 70 g Löwenzahnblüten
+ 700 ml Wasser
+ 250 g Gelierzucker, 3:1
+ Saft von 1/2 Bio-Zitrone

Gut zu wissen
Der Gelee schmeckt wirklich herrlich und ich freue mich sehr über die Honigalternative. Denn Honig ist meiner Meinung nach ein wertvoller Rohstoff, den ich bewusst nur als Medizin verwende.

Herstellung
1 Sammle die Löwenzahnblüten an einem sonnigen Tag und schüttle sie etwas aus, da sich häufig kleine Insekten in ihnen tummeln. Die Blüten werden wegen des Pollens nicht gewaschen. Den brauchen wir.
2 Nun wird es etwas aufwendiger: Zupfe die gelben Zungenblüten aus den grünen Blütenkelchen heraus und sammle sie in einer Schüssel. So wird der Gelee später wunderschön gelb und blumig im Geschmack.
3 Erwärme 700 ml Wasser und gib die gelben Blüten dazu. Das Blütenwasser darf 2–3 Minuten köcheln. Im Anschluss abkühlen und für gute 24 Stunden ruhen lassen. So wird der Gelee schön aromatisch.
4 Am nächsten Tag werden die Blüten abgefiltert und der Sud abgemessen. Schaue nun, wie viel Gramm Gelierzucker du für den Sud benötigst. Folge den Anleitungen auf der Gelierzuckerpackung. Bei meiner hieß es, dass die Flüssigkeit samt des Zuckers und Zitronensafts 4 Minuten sprudelnd kochen soll.
5 Gieße die kochendheiße Flüssigkeit in ausgekochte Gläser und verschließe sie sofort. Beschrifte sie, sobald sie abgekühlt sind und lagere sie dunkel.

Ein Liebesbrief an den Löwenzahn

Vom Löwenzahn schwärme ich während meinen Kräuterwanderungen mit am meisten. Es gibt kaum ein Kraut, welches man so vielseitig verarbeiten und nutzen kann. Alles am Löwenzahn ist essbar. Man könnte sich also locker ein Jahr lang ausschließlich mit ihm die Zeit vertreiben und es würde sicherlich nicht so schnell Langeweile aufkommen. Knospen, Blüten, Blätter, Wurzeln und sogar die Stängel kann man für Kräuterküche und Hausapotheke nutzen.

Alle Teile am Löwenzahn sind essbar. Genau das macht ihn zu einem meiner absoluten Highlights.

Fangen wir mit den **Knospen** an. Wenn sie noch schön fest und geschlossen sind, kann man sie wunderbar einlegen, egal ob in Öl oder Essigsud. Alternativ kann man sie auch würzig mit Knoblauch, Pfeffer und Salz anbraten. Ein Vorteil ist, dass man im Vergleich zu anderen Knospen schnell eine ausreichende Menge zusammengesammelt hat. Sie sind groß und gut zu finden.

Wenn die Wiesen dann komplett in Gelb gekleidet sind, gehts daran, die **Blüten** zu verarbeiten. Schon seit langer Zeit werden aus ihnen Marmelade, Gelee und heutzutage auch gerne vegane Honigalternativen hergestellt. Die Blütenblätter schmecken blumig und mild – ganz im Gegensatz zu all den anderen bitter schmeckenden Pflanzenteilen des Löwenzahns. Wer auf diesen blumigen Geschmack Lust hat, muss allerdings etwas Fingerfertigkeit beweisen. Für die süßen Rezepte müssen die gelben Blütenblätter aus dem grünen Blütenkopf gezupft werden. Das dauert zwar etwas, aber diese geradezu meditative Arbeit lohnt sich. Alle grünen Pflanzenteile würden nämlich die Farbe und den Geschmack verändern.

Die **Wurzeln** werden am besten ganz früh im Jahr oder im Herbst gesammelt. Man findet in vielen Büchern Rezepte für eine wurzelige Kaffeealternative mit Löwenzahn. Ich muss gestehen, dass mir diese Methode etwas zu zeitintensiv ist, aber ich kenne einige Kräutermenschen, die darauf schwören. Für den Kaffee müssen die Wurzeln gereinigt, getrocknet, in einer Pfanne angeröstet und dann gemahlen werden. Der Geschmack ist wirklich super. Aber auch als Bratgemüse kann man die Wurzeln nutzen.

Jetzt kommen wir zu einem Herzensthema, und zwar den sehr unterschätzten **Bitterstoffen**. Ich nutze sie sehr gerne und der Löwenzahn liefert uns ganz viele davon. Bitterstoffe regen all unsere Verdauunssäfte, wie die Magensaft- und Gallenproduktion, an und unterstützen uns so von innen. Früher waren Bitterstoffe ein natürlicher Bestandteil von vielen Salaten. Leider wurden sie nach und nach rausgezüchtet, um die Salate für uns noch schmackhafter und milder werden zu lassen. Das ist schade, denn Bitterstoffe würden uns allen besser schmecken, wenn wir uns von klein auf an sie gewöhnt hätten. Nur in wenigen

„Was bitter im Mund, ist für den Magen gesund". Um diese Wirkung zu erzielen, müssen wir uns den Bitterstoffen stellen.

Salatsorten wie Chicoree, Endiviensalat und Rucola sind sie noch enthalten. Während meiner Ausbildung war ich auch fest davon überzeugt, dass Bitterstoffe unnötig für mich sind. Ich konnte mit diesem Geschmack nichts anfangen. Wie kann etwas so Unangenehmes gut für mich sein? Tja, die Antwort war: Ich musste mich nur an die neue und sehr ungewohnte Geschmacksrichtung gewöhnen. Mittlerweile nutze ich die Bitternote wirklich gerne in verschiedenen Gerichten.

Wenn du die Bitterstoffe auch in dein Leben holen möchtest, dann schmeiß doch gelegentlich ein paar **Löwenzahnblätter** in deine Mahlzeiten oder koche dir einen Tee auf. Wenn dir der Geschmack am Anfang zu stark ist, kannst du die Pflanzenteile für 15 Minuten in Wasser einlegen. So werden einige Bitterstoffe herausgewaschen. Das kann ich dir vor allem bei den **Stängeln** empfehlen. Schneide sie klein, lege sie für 15 Minuten in Wasser und genieße sie anschließend mit Olivenöl, Balsamico-Essig, einem Schuss Sojasoße und Salz und Pfeffer. Eine krautige Delikatesse.

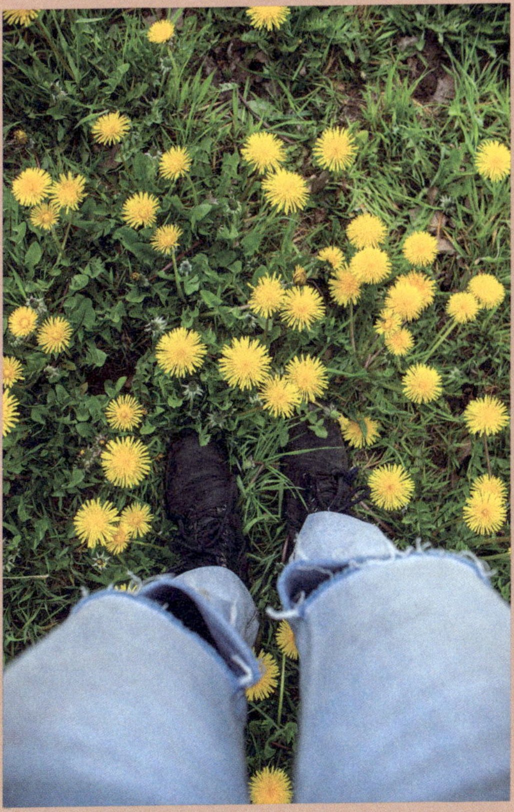

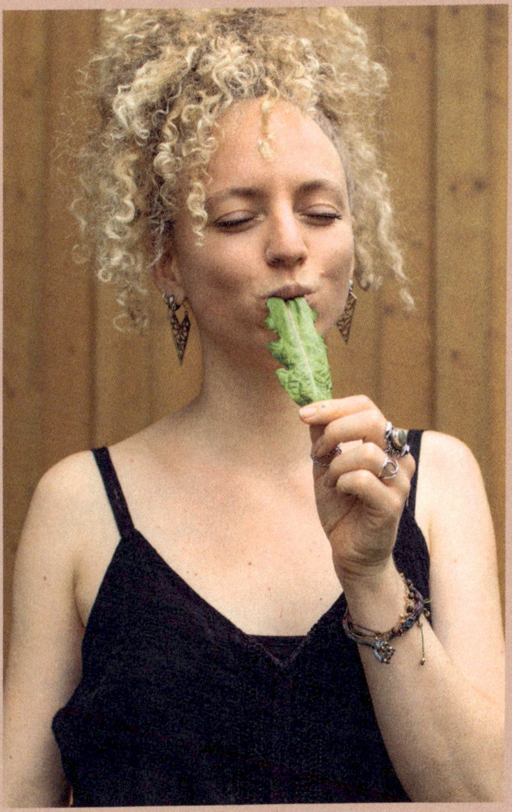

Gundermann

GLECHOMA HEDERACEA

Heilwirkung Er kann u.a. bei Schnupfen, Husten und Bronchitis helfen. Seinen Namen hat er übrigens vom altdeutschen Wort „Gund", was soviel wie Eiter bedeutet. Nicht sonderlich appetitlich, aber es zeigt eindeutig, dass er früher schon bei eitrigen Erkrankungen angewendet wurde. Selbstverständlich muss man heutzutage eine fachkundige Person auf solche ernsten Erkrankungen schauen lassen. Äußerlich kann er bei Akne und kleinen Wunden helfen.

Kräuterapotheke Tee, Tinktur, Oxymel, Heilwein, Ölauszug, Salbe, Sitzbad, Dampfbad

Kräuterküche Zusatz in Kräuterbutter, Sirup, Nachspeisen, Kräutersalz, Kräuterlimonade. Für die meisten ist er ein kleines aber feines Geschmackserlebnis. Aber eben nicht für alle. Neben seinem minzigen Aroma verwöhnt uns der Gundermann mit einem Hauch von Ziegenkäse. Ich persönlich mag das gerne in salzigen Speisen. Einmal als süßen Nachtisch verarbeitet, kommt die Ziege auch nicht mehr durch.

Hinweis Er sollte nicht in großen Mengen angewendet werden. Dem essbaren Kriechenden Günsel sieht er sehr ähnlich (auf Blätter achten).

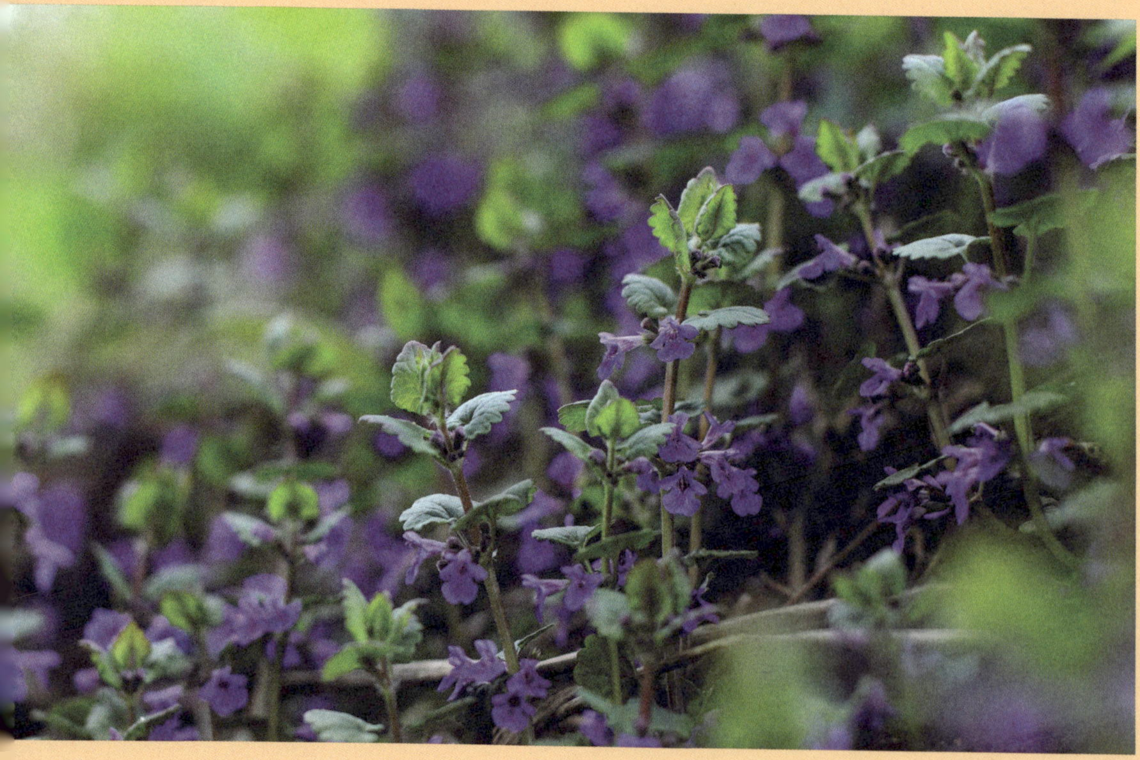

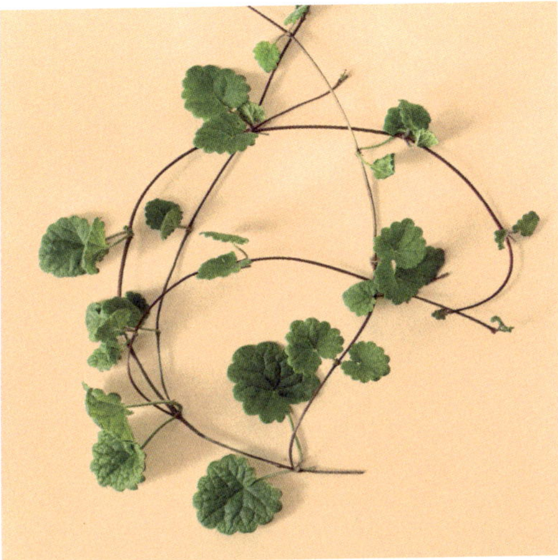

Erkennungsmerkmale

Höhe Circa 10–40 cm **Wuchs** Verbreitet sich teppichartig über Ausläufer (auch Erdefeu genannt), aufrecht wachsende Blüte
Blüte Lilablaue Lippenblüten, sie sitzen direkt in den Blattachseln
Blätter Nieren- bis herzförmig, Blattrand deutlich gekerbt, leicht behaart, kreuzgegenständig
Stängel 4-kantig, meist liegend, oft rötlich

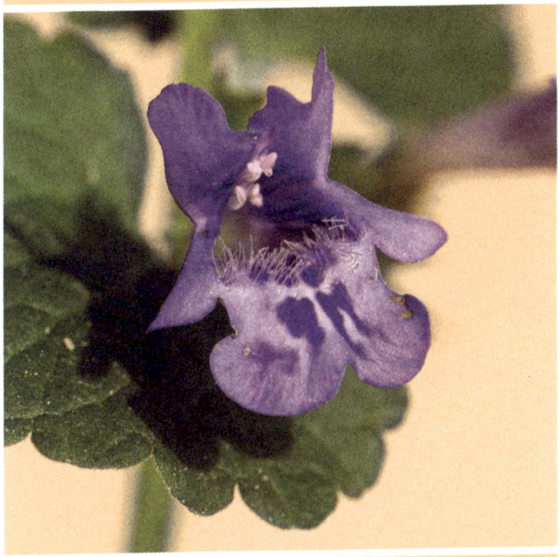

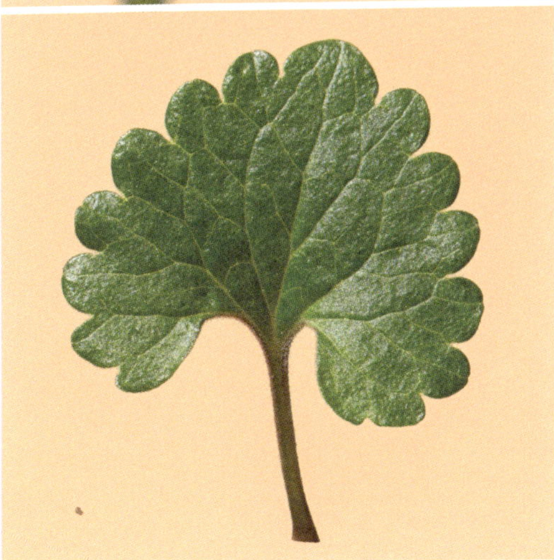

ÄTHERISCHE ÖLE DIREKT VOR DER HAUSTÜR

Wenn ich vor meiner Wildkräuterentdeckung an ätherische Öle gedacht habe, kamen mir vor allem mediterrane Kräuter wie Thymian, Salbei und Oregano in den Sinn. Falsch lag ich damit natürlich nicht. Allerdings habe ich keine Gedanken an heimische Wildkräuter verschwendet – außer vielleicht an die Kamille.

Nun weiß ich, dass es auch hier Pflanzen mit vielen spannenden ätherischen Ölen gibt. Sogar einige. Der Gundermann ist eine davon. Wenn man seine Blätter zerreibt, kommt einem direkt der intensive Duft entgegen. Diese Öle sind auch ein Grund für seine Wirkungen. Er gehört zu der Familie der Lippenblütler und ist somit auch mit Thymian, Salbei und Co verwandt. Alle ätherischen Öle wirken übrigens keimtötend.

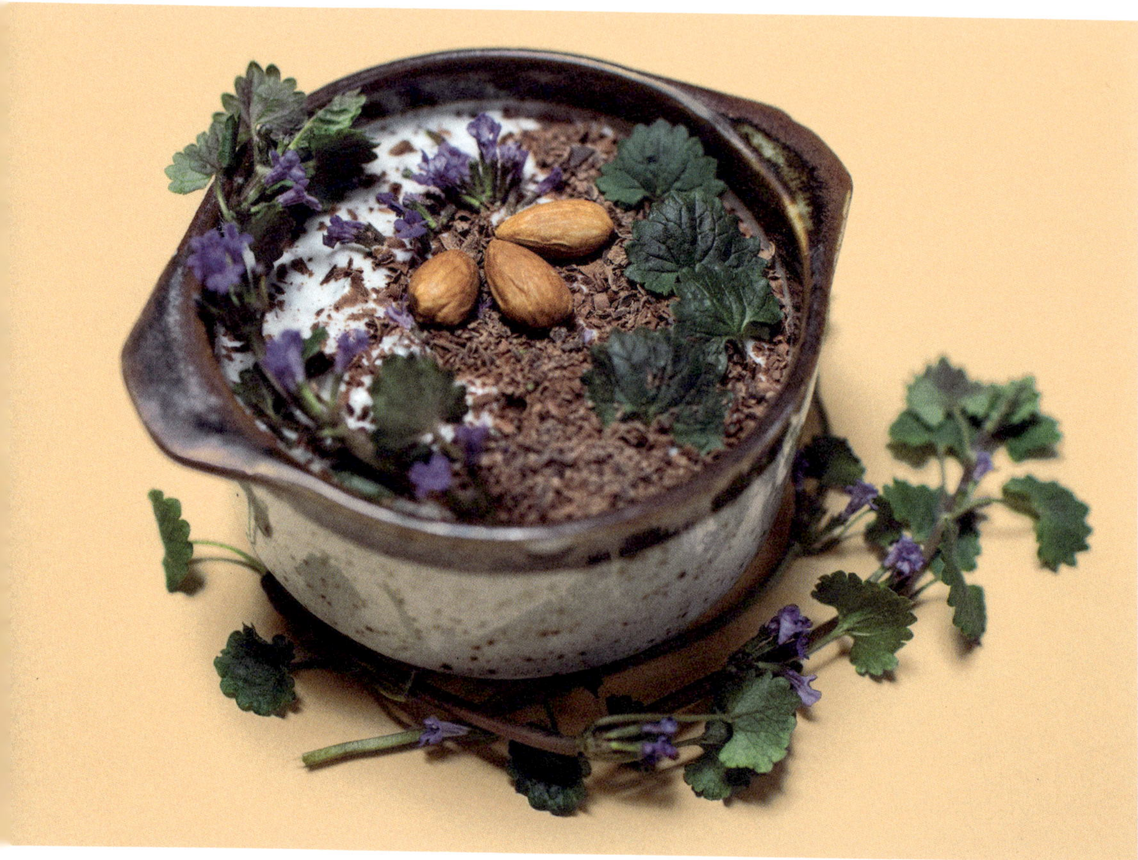

After-Eight-Joghurt

Zutaten

+ 1 Handvoll Gundermannblätter
+ 1/2 Tafel Schokolade deiner Wahl
+ 400 g Joghurt deiner Wahl (ich nutze gerne veganen Kokosjoghurt)
+ Etwas Agavendicksaft zum Süßen
+ 1 kleine Handvoll geröstete Mandeln oder andere leckere Nüsse
+ 1 Prise Zimt

Herstellung

1. Sammle den Gundermann, wasche ihn, trockne ihn sanft ab und schneide ihn klein.
2. Rasple die Schokolade oder schneide sie auf einem Brettchen super fein.
3. Gib alle Zutaten in eine Schüssel und süße den Joghurt nach Bedarf. Lass ihn möglichst ein paar Stunden zugedeckt ziehen, damit sich die Aromen optimal ausbreiten können.
4. Zum Schluss kannst du den Joghurt mit Gundermannblüten, Nüssen, Zimt und Schoki dekorieren.

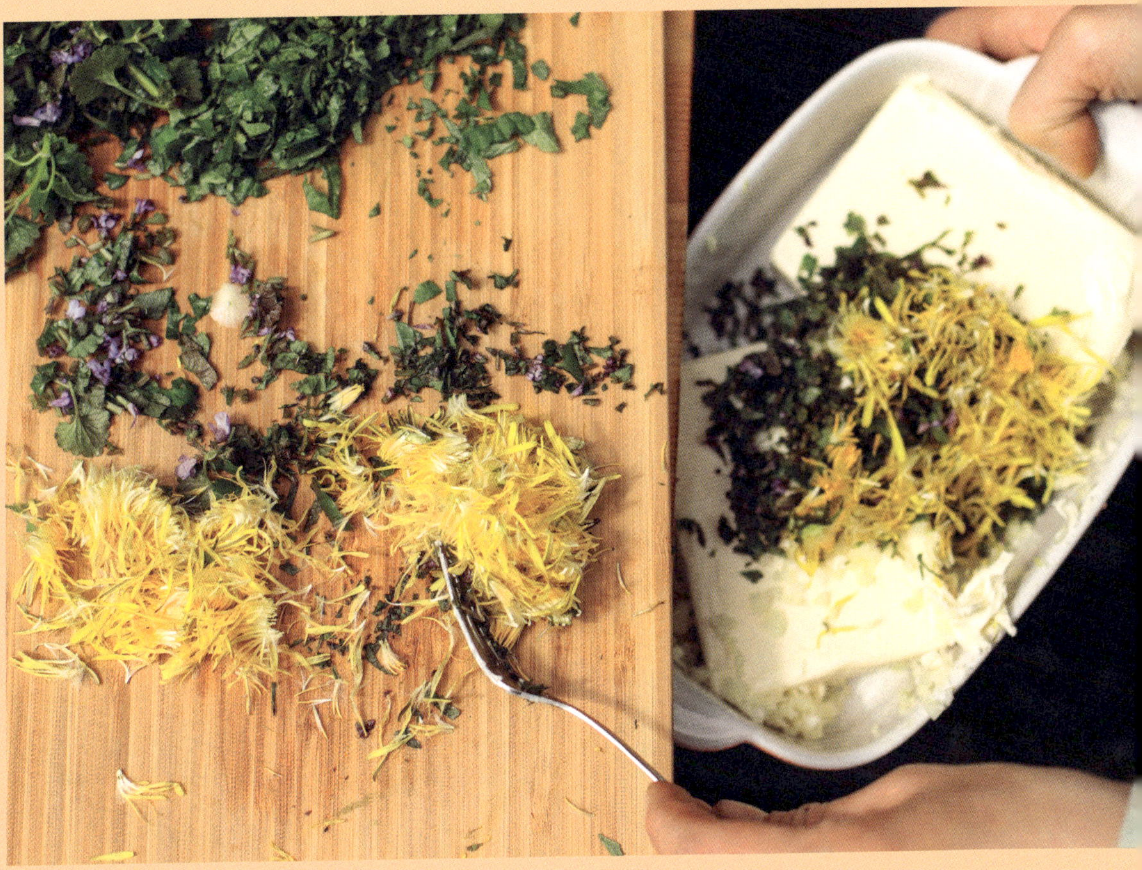

Wilde Kräuterbutter

Zutaten

- Je eine kleine Handvoll Löwenzahnblüten, Giersch, Gundermann und Knoblauchsrauke
- 1–2 Knoblauchzehen
- 1 Packung vegane Butter oder Margarine
- Salz und schwarzer Pfeffer

Gut zu wissen

Passt zu Grillgemüse, Gemüsebratlingen, als Aufstrich oder zum Anbraten. Eine Kräuterbutter ist das perfektes Mitbringsel zu Grillpartys. Es lädt immer viele Menschen dazu ein, sich das erste Mal an Wildkräuter ranzutrauen.

Herstellung

1. Sammle die Blüten und Blätter, wasche sie, trockne sie ab und schneide sie in ganz kleine Stückchen. Schäle den Knoblauch und drücke ihn durch eine Knoblauchpresse.
2. Gib nun alle Zutaten in eine Schüssel und vermische sie gut miteinander. Falls die Butter zu hart ist, wärme sie vorher etwas auf. Gerne kannst du die Kräuterbutter auch mit einem Stabmixer vermengen.
3. Wenn du die Butter länger haltbar machen möchtest, kannst du sie in Eiswürfelformen einfrieren.

Wildpflanzen essen für den Planeten

Was mich neben der Selbstwirksamkeit, der Selbstfürsorge und der riesigen Faszination antreibt, mich mit Wildpflanzen zu beschäftigen, ist das Thema Nachhaltigkeit. Wir haben das große Glück, auf diesem wunderschönen Planeten geboren zu sein. Mit all der beeindruckenden Natur, der Artenvielfalt und der bunten Kreativität. So viele Formen, Farben, Abläufe und Zusammenhänge – ich bin jedes Mal wieder aufs Neue von dieser Welt fasziniert.

Wie wir mittlerweile alle wissen, bringen wir mit unserem Lebensstil diesen magischen Planeten aus der Balance. Zu viel, zu schnell, zu wenig durchdacht. Nicht erst seit gestern sind die Folgen absehbar. Viele Tier- und Pflanzenarten verschwinden für immer von der Erdoberfläche und selbst in den tiefsten Meeresgräben findet sich schon Plastik. So langsam können wir erahnen, was für Folgen unsere nicht gerade ressourcenschonende Lebensweise mit sich bringt.

Leider sind wir hier in Deutschland nicht gerade unschuldig an dieser Problematik. Ich kann mich hier an der Nase packen. In unserer Gesellschaft ist das Thema Nachhaltigkeit immer noch nicht tiefgründig genug in den Strukturen angekommen. Dennoch versuche ich auch auf individueller Ebene tagtäglich mein Verhalten noch bewusster zu reflektieren und nachhaltiger zu gestalten, um dem Planeten so wenig wie möglich zu schaden. Viele Stimmen sagen, dass einzelne Personen nicht viel ausrichten können. Ich bin da anderer Meinung. Natürlich muss auf wirtschaftlicher und politischer Ebene viel passieren. Das steht außer Frage. Aber lasst uns unseren eigenen Einfluss nicht unterschätzen. Wir alle haben die Möglichkeit, mit jeder Tat zu entscheiden, in welche Richtung es weitergehen soll. Meine Richtung ist grün, lebendig, fair. Wie sieht deine Richtung aus?

Auch das Verwenden von Wildpflanzen zählt zu den Dingen, die wir tun können, um diese Welt etwas zu entlasten. Auf der rechten Seite stehen ein paar Vorteile, die diese Pflanzen mit sich bringen. Natürlich kann das alleine nicht die Lösung sein, ich weiß. Aber es ist ein Schritt hin zum zukunftstauglichen Bewusstsein, welches wir alle lieber früher als später entwickeln sollten.

Wir brauchen wieder mehr wilde und saubere Orte, wo wir mit gutem Gefühl Pflanzen sammeln können.

Ich hoffe, dass wir schnellstmöglich die Kurve kriegen und wieder einen respektvollen Umgang mit diesem Planeten erlernen und leben. Denn denkt daran: Wenn wir dem Planeten und der Natur schaden, schaden wir schlussendlich auch uns selbst und all denen, die nach uns kommen.

Nachhaltige Vorteile

- Wildpflanzen müssen weder gezüchtet noch gegossen werden, das bedeutet, sie sind wasser- und energiesparend.
- Keine Pestizide kommen zum Einsatz.
- Sie müssen nicht, wie viele Lebensmittel und Medikamente, um die halbe Welt geflogen oder gefahren werden und sparen somit umweltbelastende Transporte ein.
- Sie könnten einiges an synthetisch hergestellter Medizin ersetzen und somit Müll sparen und das Grundwasser vor überflüssigen Belastungen bewahren.
- Sie kommen unverpackt und plastikfrei und erzeugen somit 0 % Müll.
- Sie spenden Nahrung und Schutz für viele Tiere und Insekten, welche wichtige Aufgaben im Ökosystem übernehmen.
- Sie beschatten die Erde und schützen somit den wertvollen Wasserhaushalt.

Gänseblümchen

BELLIS PERENNIS

Heilwirkung Es wirkt entzündungshemmend, antimikrobiell, Immunsystem stärkend und kann u.a. bei Halsschmerzen, Husten und Bronchitis unterstützen. Äußerlich angewendet kann es bei Ausschlag, unreiner Haut und Akne helfen. Ich persönlich nutze es vor allem für Hustensäfte und mein heißgeliebtes Pflegeöl. Man nennt es auch unsere heimische Ringelblume, was ich mehr als passend finde. Es ist mit so vielen guten Inhaltsstoffen vollgepackt. Wir alle kennen es, aber kaum jemand weiß, was es kann. Noch nicht.

Kräuterapotheke Tee, Hustensaft, Ölauszug, Salbe, Oxymel, Tinktur, Umschlag, Hautgel

Kräuterküche Zusatz in Frühjahrssuppe, Smoothie, Kräutersalz, als falsche Kapern (Knospen), auf allerlei Gerichten als Blütendeko

Hinweis Man sollte es wegen der enthaltenen Saponine (Seifenstoffe) nicht in übergroßen Mengen essen, da diese den Magen reizen können. Allergien gegen Korbblütler abklären.

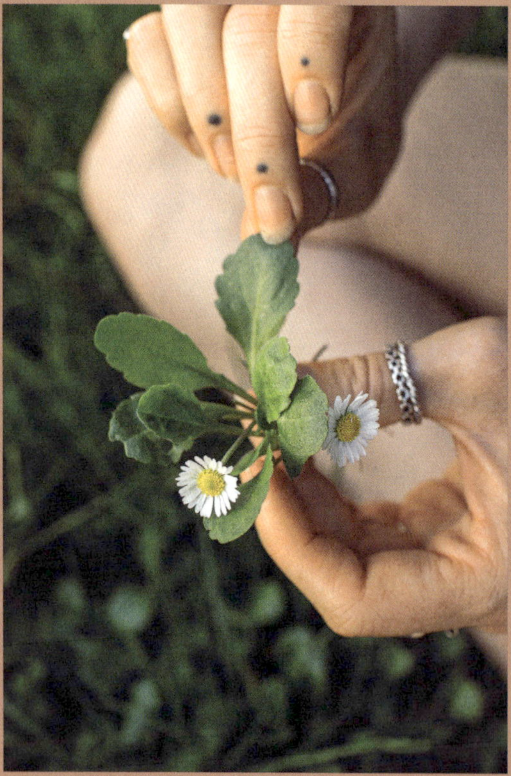

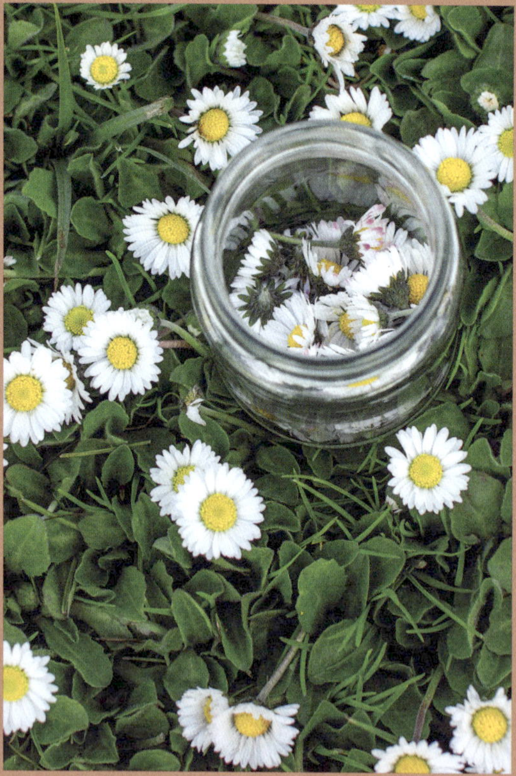

Erkennungsmerkmale

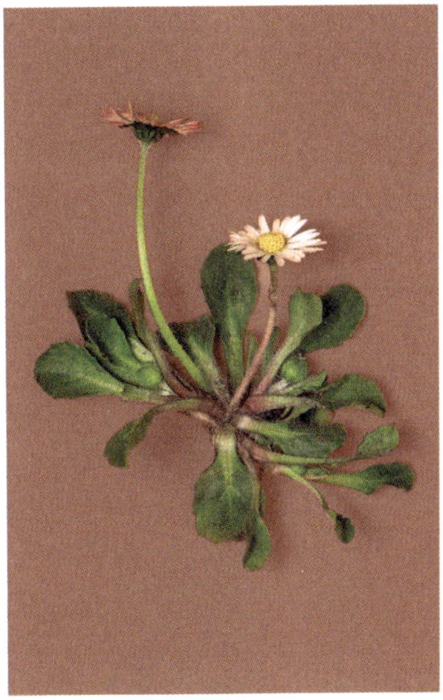
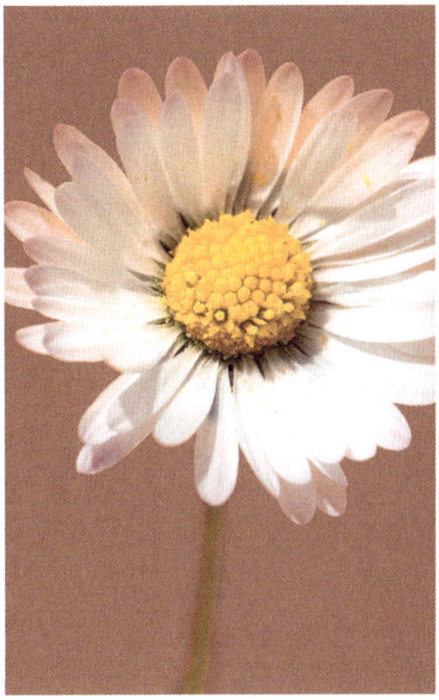
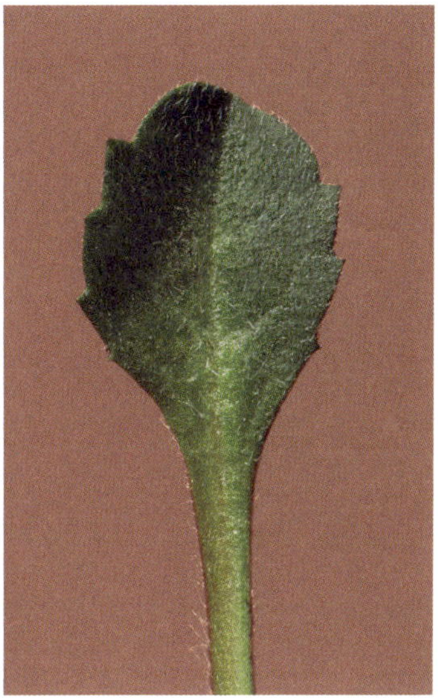

Höhe Circa 5–15 cm **Wuchs** Wächst aus Blattrosette hervor **Blüte** Gelbe Röhrenblüten im Blütenkörbchen mit weiß-rosa Zungenblüten **Blätter** Spatelförmig, leicht behaart, stumpf gezähnter Blattrand **Stängel** Blattlos, fein behaart, mit Blütenkopf

Pflegendes Körperöl

Zutaten

+ 1 Handvoll Gänseblümchenblüten
+ 200 ml Öl deiner Wahl (z.B. Olivenöl, Sonnenblumenöl oder Jojobaöl)

Gut zu wissen

Du kannst das Öl mit pflegenden und gut duftenden ätherischen Ölen wie z.B. Lavendel ergänzen. Bedenke, dass sie eine eigene Wirkung haben.

Herstellung

1. Sammle die Gänseblümchen an einem trockenen und sonnigen Tag. Gib sie und das Öl in ein desinfiziertes Glas und püriere alles ganz kurz durch. So können die Inhaltsstoffe optimal ins Öl übergehen.
2. Dann darf das Glas für mehrere Stunden in ein Wasserbad (circa 50–70 Grad). Rühre die Mischung dabei regelmäßig durch und achte darauf, dass es nicht zu heiß wird. Ansonsten werden die Blümchen frittiert.
3. Lass das Öl gerne nochmal für eine Nacht ruhen, bevor du es am nächsten Tag durch ein feines Sieb filterst. Du kannst auch einen Kaffeefilter benutzt. Allerdings musst du da sehr geduldig sein.
4. Nun kannst du es entweder als Öl nutzen oder zu einer Salbe weiterverarbeiten (Rezept auf Seite 75).

Spitzahorn

ACER PLATANOIDES

Heilwirkung Was genau die Blüten können, ist noch nicht wirklich bekannt. Ich finde sie sehr vitalisierend und erfrischend. Die später austreibenden Blätter haben eine kühlende und entzündungshemmende Wirkung. Bei Insektenstichen kann man z.B. ein Blatt zerquetschen und den Saft sanft auf die Hautstelle tupfen.

Essbare Bäume Ende April stehen uns dann all die essbaren Baumblätter wie die von Weißdorn, Linde oder Rotbuche zur Verfügung. Früh im Jahr schmecken sie mild und eignen sich als Zugabe in Salaten, Smoothies und sogar Pestos.

Kräuterküche Die Blüten schmecken blumig, frisch und leicht säuerlich – ich finde sie super lecker. Am liebsten esse ich sie direkt frisch vom Baum. Sie erinnern mich geschmacklich an grüne Äpfel. So kam ich auch auf das Rezept auf der rechten Seite. Rezeptideen: Frisch im Salat, Pesto, Smoothie, Frühjahrssuppe, essbare Deko.

Hinweis Man kann die Blüten des Spitzahorns mit anderen essbaren Ahornarten verwechseln. Allerdings sprießen beim Spitzahorn zuerst die Blüten und dann die Blätter. Das Blatt alleine ähnelt dem der giftigen Ahornblättrigen Platane.

Erkennungsmerkmale

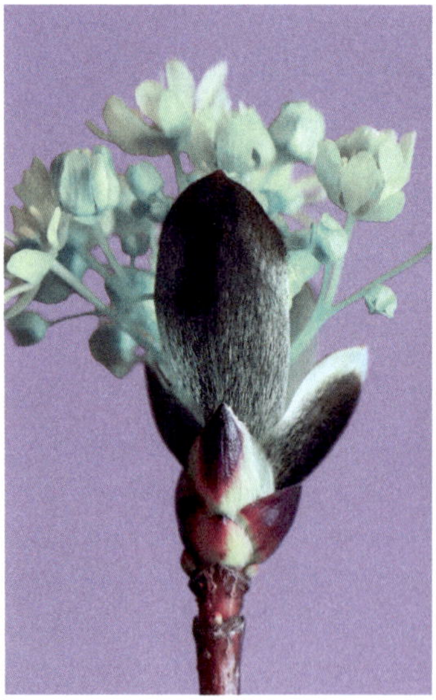
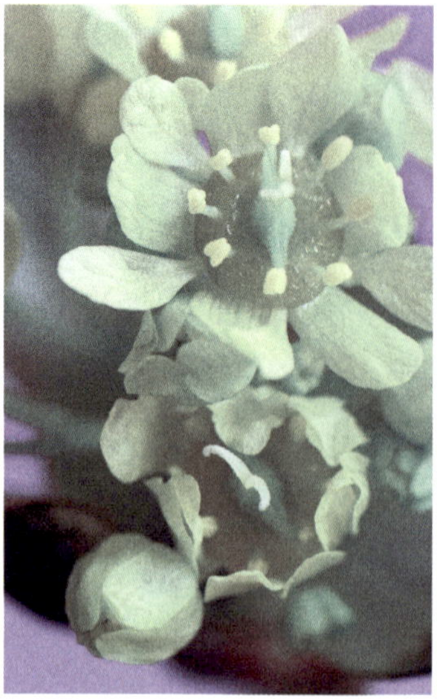
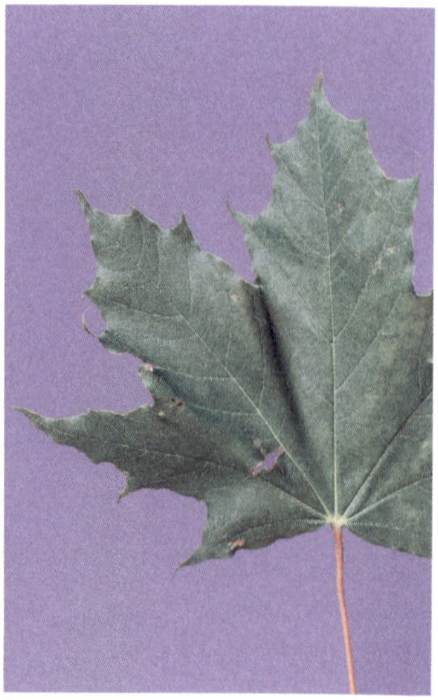

Höhe und Wuchs Bis zu 30 m groß werdener Laubbaum
Blüte Hellgrün, sind in Dolden angeordnet **Blätter** Treiben erst nach der Blüte aus, sind in 5-7 verschieden große Lappen aufgeteilt, Blattrand ist spitz – daher auch der Name

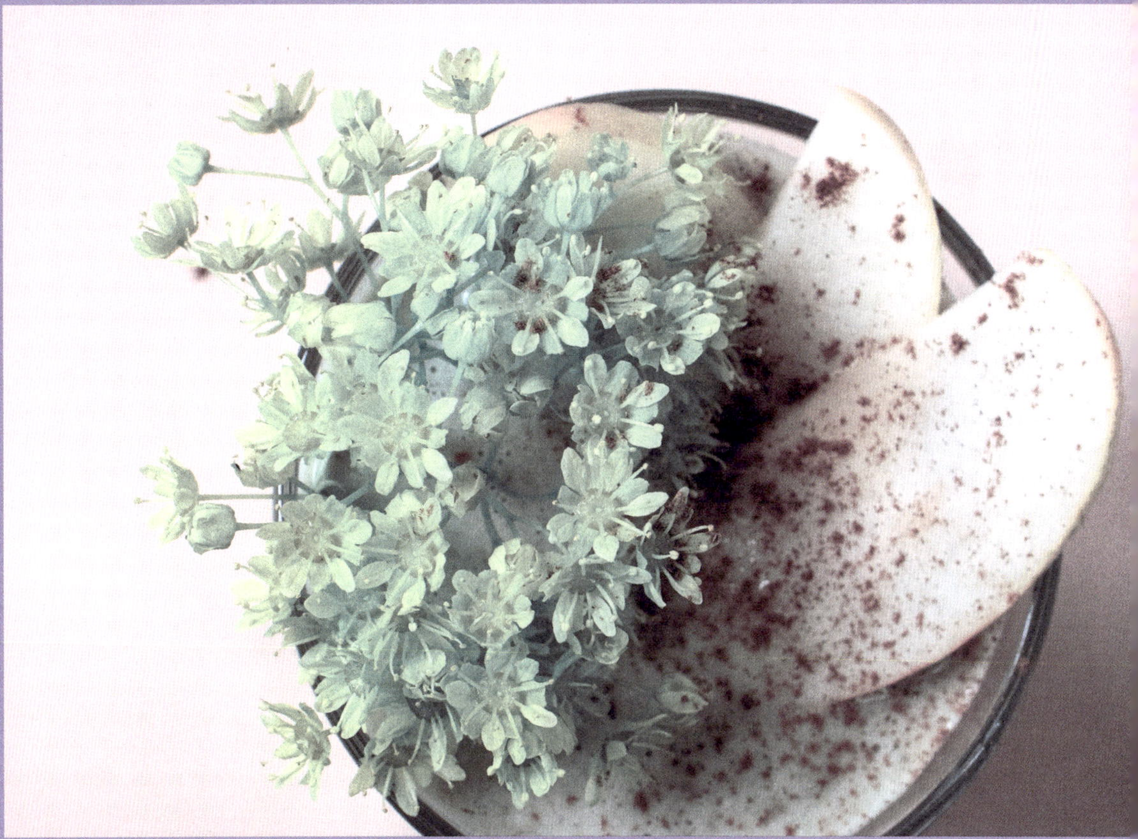

Ahornsmoothie

Zutaten

- 1 Handvoll Spitzahornblüten
- 1 kleine Handvoll Walnüsse
- 200 ml Wasser
- 1 Apfel
- 1 Spritzer Zitronensaft
- 4 gehäufte EL Haferflocken
- 4 Datteln

Gut zu wissen

Dieser Smoothie ist sehr nahrhaft und macht satt. Ich trinke solche Drinks gerne morgens oder nachmittags, wenn der kleine Hunger kommt. Falls du ihn noch cremiger genießen möchtest, kannst du statt des Wassers z.B. auch Hafermilch verwenden. Allerdings ist in den meisten relativ viel Zucker enthalten.

Herstellung

1. Sammle die Blüten und lasse sie für ein paar Minuten frei liegen, sodass Tierchen fliehen können.
2. Gib alle Zutaten in einen guten Mixer und püriere so lange, bis du mit der Konsistenz happy bist.
3. Fülle den Smoothie in ein schönes Glas und dekoriere ihn noch etwas. Das Auge isst mit.

Essbares im Mai

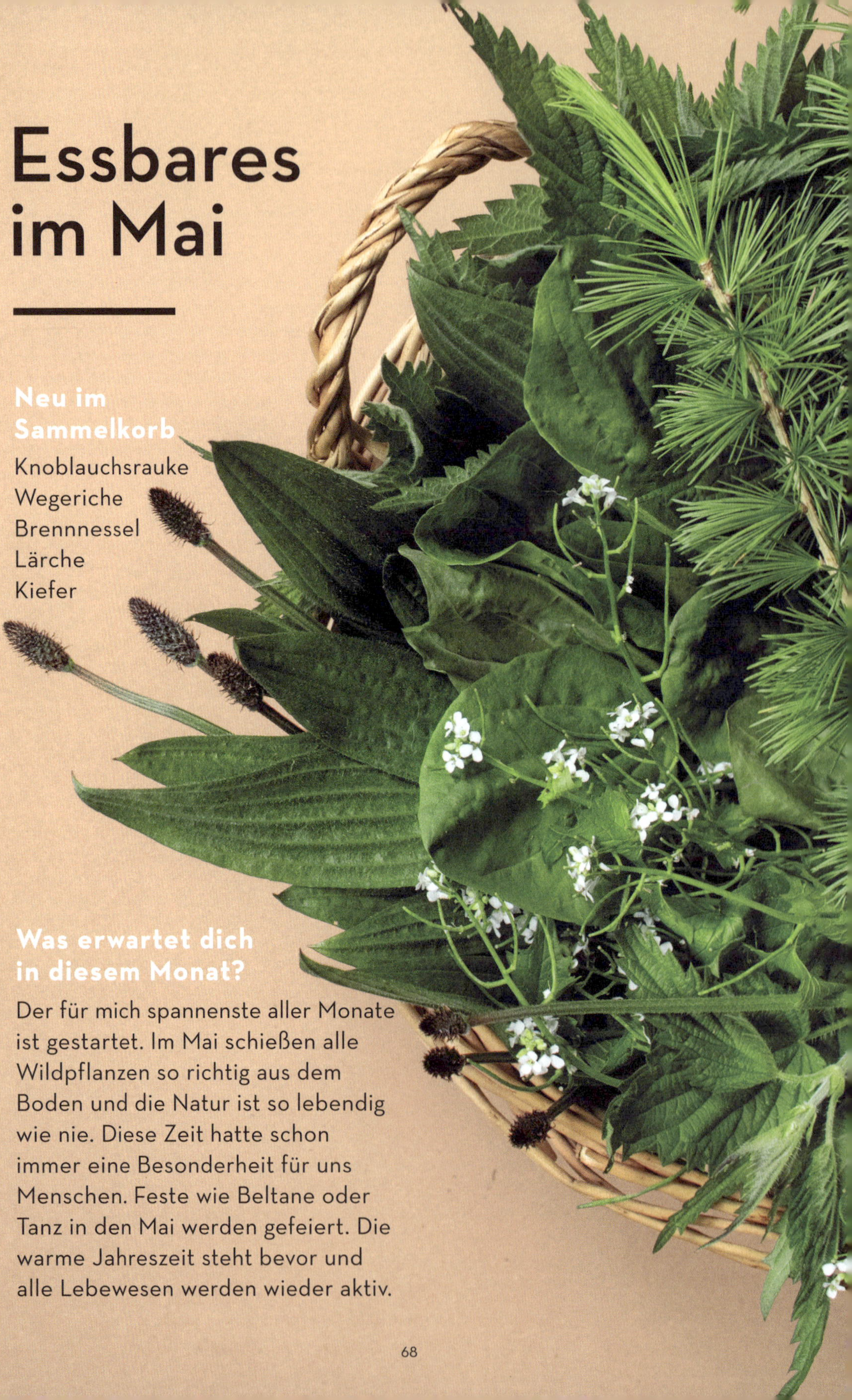

Neu im Sammelkorb

Knoblauchsrauke
Wegeriche
Brennnessel
Lärche
Kiefer

Was erwartet dich in diesem Monat?

Der für mich spannenste aller Monate ist gestartet. Im Mai schießen alle Wildpflanzen so richtig aus dem Boden und die Natur ist so lebendig wie nie. Diese Zeit hatte schon immer eine Besonderheit für uns Menschen. Feste wie Beltane oder Tanz in den Mai werden gefeiert. Die warme Jahreszeit steht bevor und alle Lebewesen werden wieder aktiv.

Knoblauchsrauke

ALLIARIA PETIOLATA

Heilwirkung Ihre schleimlösende Wirkung spürt man direkt. Genau deshalb kann sie einen positiven Effekt auf Husten, Erkältungen, Asthma und Bronchitis haben.

Wenn ich Husten habe, greife ich persönlich aber lieber zum Knoblauch. In kleinen Mengen roh über den Tag verteilt gegessen hat er mir schon öfter enorm geholfen. In ihm und in der Knoblauchsrauke stecken ähnliche Schwefelstoffverbindungen. Allerdings sind sie im Knoblauch wesentlich potenter. In der Küche kommt die Knoblauchsrauke bei mir aber oft zum Einsatz.

Kräuterapotheke Tinktur und Essigauszug. Wirkt frisch und roh am besten, da viele seiner Inhaltsstoffe hitzeempfindlich sind.

Kräuterküche Zusatz in Kräuterbutter, Joghurt, Pesto oder als Senf- und Pfefferersatz (Samen). Die Blüten und das Kraut schmecken nach herbem Knoblauch. Die Wurzeln und die später folgenden Samen eher nach Meerrettich.

Hinweis Die ganz jungen, bodennahen Blätter können früh im Jahr mit Gundermann, Scharbockskraut und Veilchen verwechselt werden.

Erkennungsmerkmale

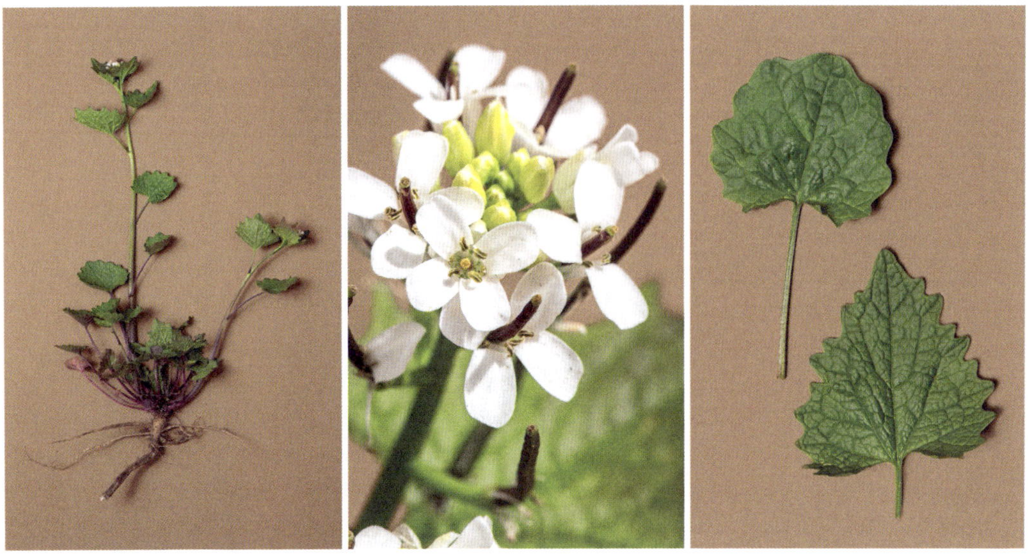

Höhe Circa 15–100 cm **Wuchs** Wächst aus Blattrosette hervor, meist 2-jähriges Kraut, schießt im Frühling in die Höhe **Blüte** Viele weiße, 4-blättrige Kreuzblüten **Blätter** Bodennah: Rundlich, welliger Rand, dunkelgrün (links) Am Stängel: 3-eckig, Blattrand unregelmäßig gezähnt, oft etwas heller (rechts) **Schoten** Ab Juli, hellgrün, aufrecht stehend, später mit schwarzen Samen gefüllt

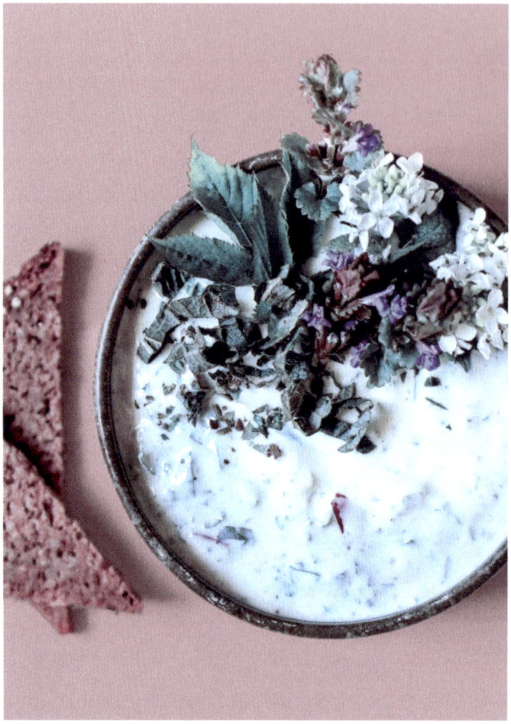
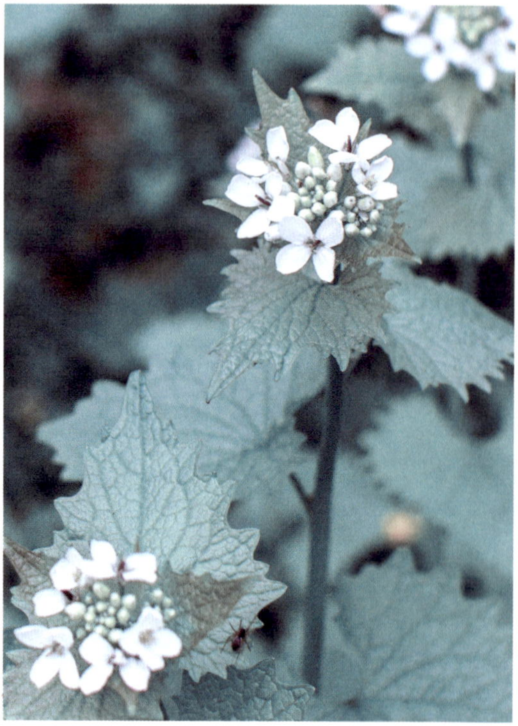

WENN UNS PFLANZEN ZU TRÄNEN RÜHREN

Die Knoblauchsrauke gehört zur Familie der Kreuzblütengewächse, so wie viele andere leckere und feurige Pflanzen. Zum Familienbund gehören z.B. Senf, Radieschen, Meerrettich, Weißkohl und verschiedene Schaumkräuter.

Häufig sind sie prall gefüllt mit Senfölglykosiden. Das ist ein Inhaltsstoff, der uns die Tränen in die Augen schießen lässt und gleichzeitig gegen Bakterien und Viren wirkt – genial! Ich finde es so spannend, wenn man direkt spüren kann, was die Pflanzen in uns bewirken. Bei den Senfölen ist dann auf jeden Fall erstmal Kampf angesagt. Du kennst die Wirkung nur zu gut, wenn du es schon mal mit Wasabi übertrieben hat.

Diese Schärfe schlummert in der Knoblauchsrauke vor allem in den Wurzeln und in den reifen Samen – so zumindest mein Empfinden. Wir können sie für verschiedene Gerichte und Heilmittel nutzen, wie z.B. in einem feurigen Essigauszug oder einfach als frisch geraspelte Wurzel direkt übers Essen. Die Wurzeln sammelt man am besten, solange die Pflanzen noch klein sind. Die Samen waren wegen des Geschmacks früher der Pfefferersatz der „armen Leute".

Wildkräuterjoghurt

Zutaten

+ 1 Knoblauchzehe
+ 1 mittelgroße Zwiebel
+ 1/4 Apfel
+ Jeweils eine Handvoll Knoblauchsrauke, Giersch und Brennnessel
+ 1 kleine Handvoll Gundermann
+ 300 ml Joghurt deiner Wahl (ich habe Lupinen-Joghurt verwendet)
+ 1/2 TL Currypulver
+ Salz und schwarzer Pfeffer
+ 1/4 TL Löffel Honig
+ 1 Spritzer Limettensaft

Herstellung

1. Schneide den Knoblauch, die Zwiebeln und den Apfel in kleine Würfel. Die Kräuter waschen und ebenfalls klein schneiden. Dann darf alles in den Joghurt. Schön umrühren und bei Bedarf pürieren.
2. Nun kommen Gewürze, Honig und Limettensaft dazu. Wer will, kann den Wildkräuterjoghurt noch mit essbaren Blüten und Blättern dekorieren. Lasse ihn bestenfalls noch etwas ziehen.

Salatdressing

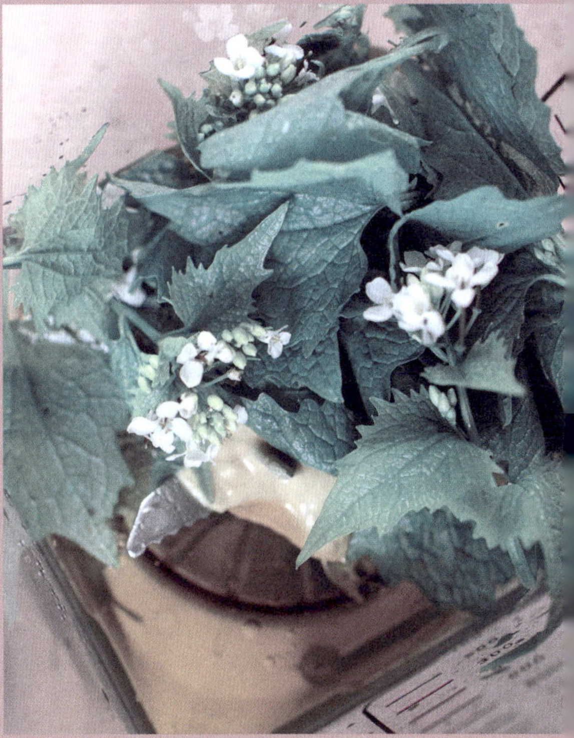

Zutaten

+ 1 TL mittelscharfen Senf
+ 1 TL Gelee oder Marmelade deiner Wahl (ich habe Löwenzahngelee von Seite 55 verwendet)
+ 5 EL heller Balsamico-Essig
+ 10 EL mildes Olivenöl
+ Salz und schwarzer Pfeffer
+ 1 Handvoll frische Knoblauchsrauke

Herstellung

1. Gib alle Zutaten bis auf die Knoblauchsrauke in ein Gefäß und mixe es für 1/2 Minute durch.
2. Wenn eine cremige Masse entstanden ist, kann das Kraut dazu – nochmal kurz mixen. Fertig ist das krautige Salatdressing.

Passend dazu

Das Dressing passt zu allen Arten von Salaten. Aber man kann es auch zu anderen Gerichten wie Nudeln und Bratlingen essen oder einfach ein Brot darin versinken lassen, hmmm!

Wegeriche

PLANTAGO SPEC.

Heilwirkung Vor allem der Spitzwegerich gilt als eines der besten pflanzlichen Hustenmittel und kann bei Reizhusten, aber auch Entzündungen im Mund- und Rachenraum helfen. Im Frühling stelle ich gerne einen Hustensirup mit Spitzwegerich, Thymian und Gänseblümchen für kränkelnde Tage her. Dieser ist auch bei meinen Freund:innen beliebt. Äußerlich tut die Erste-Hilfe-Pflanze bei Insektenstichen und kleinen Verletzungen gut.

Kräuterapotheke Sirup, Tee, Mückenstich-Gel, geschichteter Hustensaft, frisch auf der Haut

Kräuterküche Angebratene oder eingelegte Knospen, Zusatz in Frühjahrssuppe, Salat oder Pesto. Ich stehe vor allem auf die nach Champignon schmeckenden Knospen und ganz jungen Blätter. Knospen, die nach Pilzen schmecken – hallo, wer hat sich das bitte ausgedacht? Ich finde es genial! Die Blätter werden im Alter etwas herb. Dann nutze ich sie nicht mehr zum Kochen.

Hinweis Die Wegeriche können auf den ersten Blick miteinander verwechselt werden. Das ist aber völlig unproblematisch, da alle essbar sind.

BESTE FREUNDE

Die drei Wegericharten Spitz-, Breit- und Mittlerer Wegerich bieten uns immer Support. Sie wachsen griffbereit und ausdauernd am Wegesrand und sind durch ihre stark ausgeprägten Blattadern für alle gut zu erkennen. Wenn uns ein Insekt gebissen, ein Schuh gedrückt oder eine Brennnessel erwischt hat, können sie uns unkompliziert bei kleinen Wunden helfen. Nimm dazu ganz einfach ein frisches Blatt, zerreibe es so lange zwischen den Fingern, bis der Pflanzensaft austritt, und tupfe diesen dann auf die Hautstelle. Alternativ kannst du dir auch einen Wegerich-Roll-On, ein Gel oder eine Wundsalbe herstellen. Die Wegeriche sind wirkungsvolle Inhaltsstoff-Cocktails. Vor allem das enthaltene Aucubin wirkt antibiotisch, entzündungshemmend und reizmildernd. Das spürt man ziemlich schnell.

Man geht übrigens davon aus, dass alle Wegericharten ähnlich wirken. Allerdings ist der Spitzwegerich am meisten studiert und seine Wirkung wurde oft nachgewiesen. Ich persönlich nutze vor allem Spitz- und Breitwegerich.

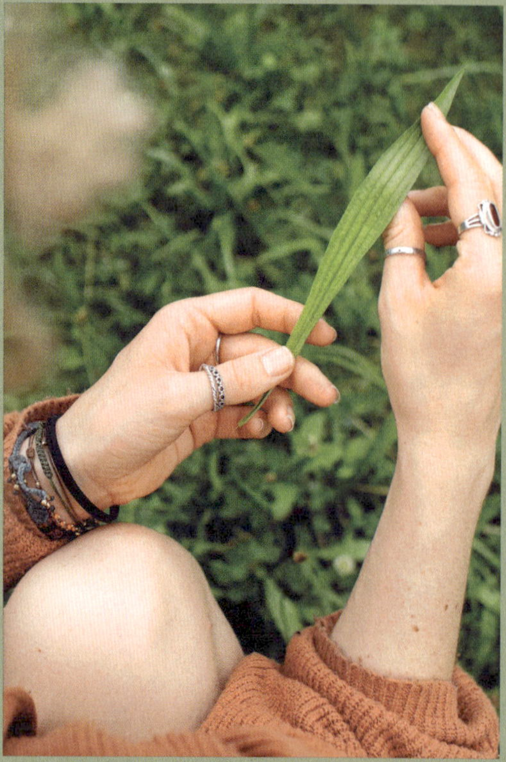

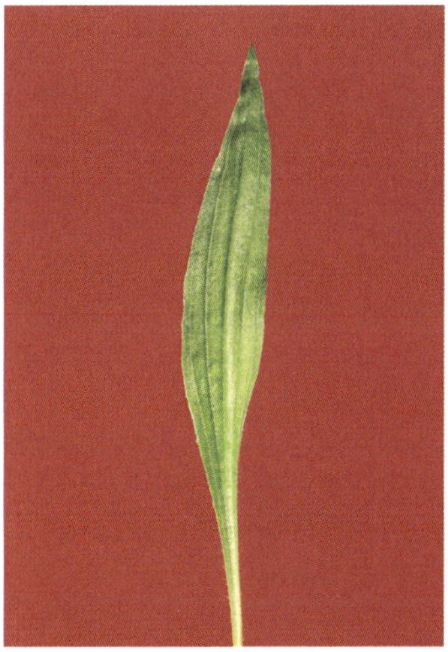
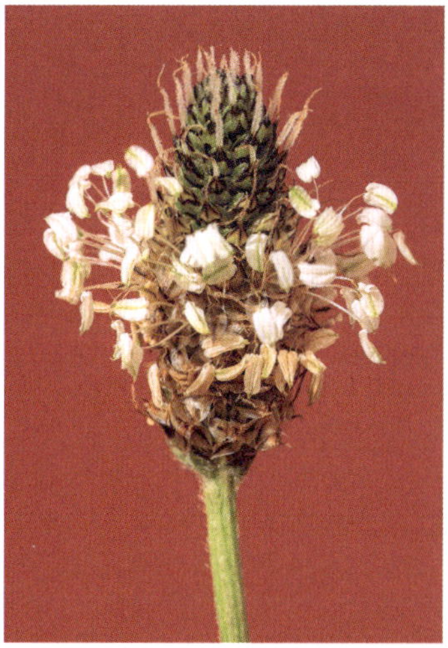

Spitzwegerich

Höhe Circa 15–50 cm
Wuchs Wächst aus Blattrosette
Blüte Weiß-bräunlicher feiner Blütenkranz auf meist eiförmigem Blütenstand
Blätter Lang, lanzettlich, auf der Rückseite ausgeprägte Adern

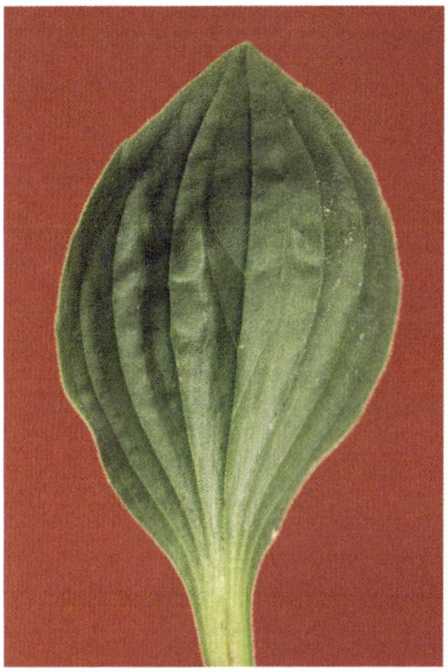
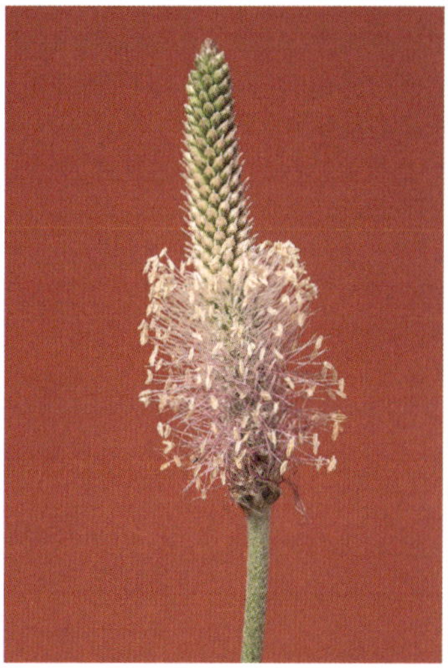

Mittlerer Wegerich

Höhe Circa 15–50 cm
Wuchs Wächst aus Blattrosette
Blüte Weiß mit lila Staubblättern, der Blütenstand ist um einiges länger als beim Spitzwegerich
Blätter Breit, oval, ohne Stiel, auf der Rückseite ausgeprägte Adern

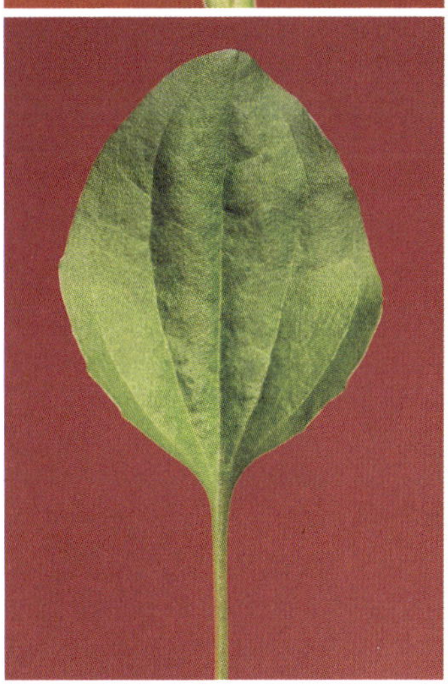
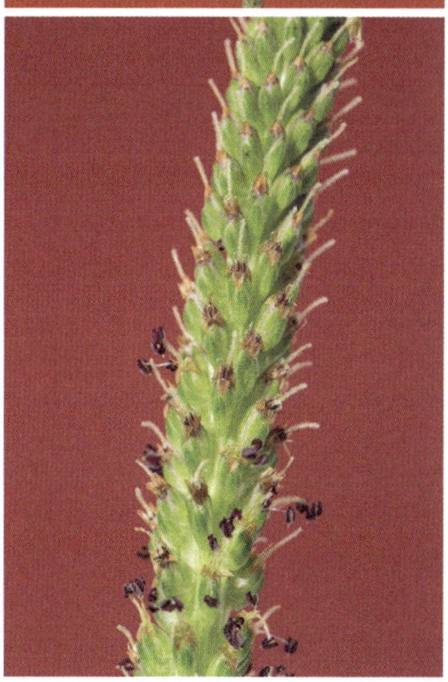

Breitwegerich

Höhe Circa 5–30 cm
Wuchs Wächst aus Blattrosette
Blüte Gelbgrün, unscheinbar, dicht auf langen ährigen Blütenständen sitzend
Blätter Breit, eiförmig mit Blattstiel und stark ausgeprägten Adern auf der Rückseite

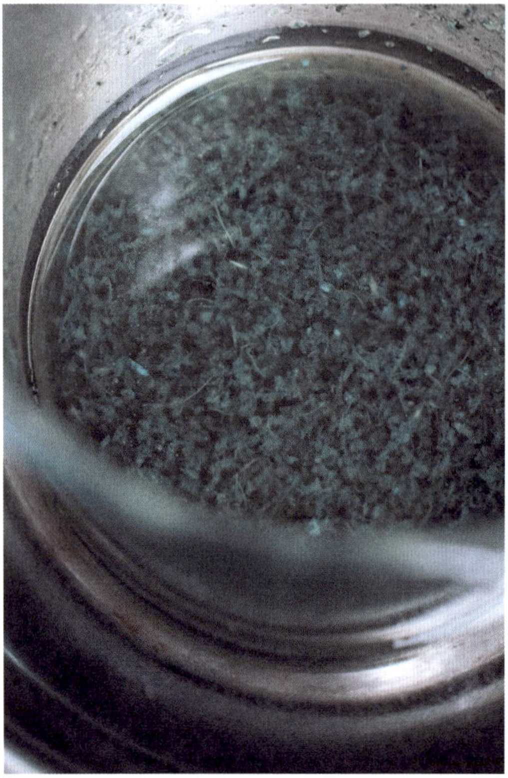

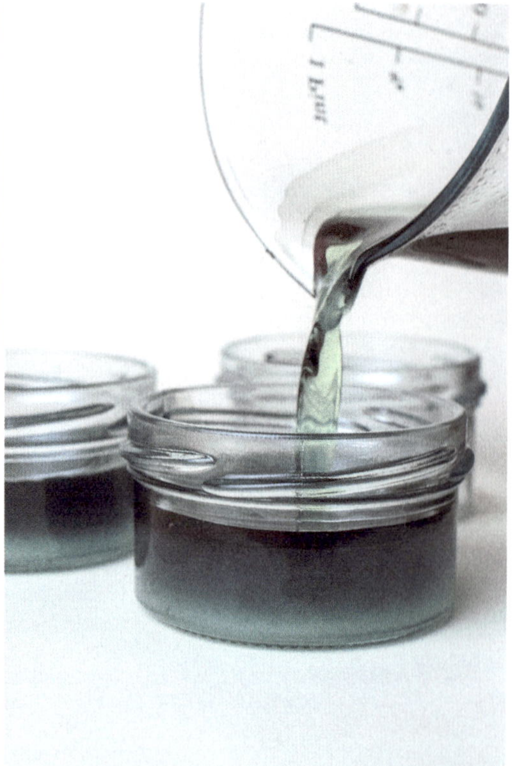

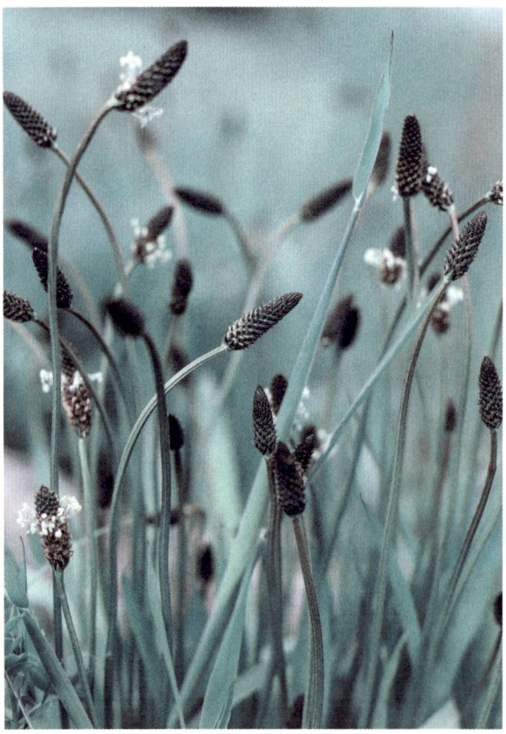

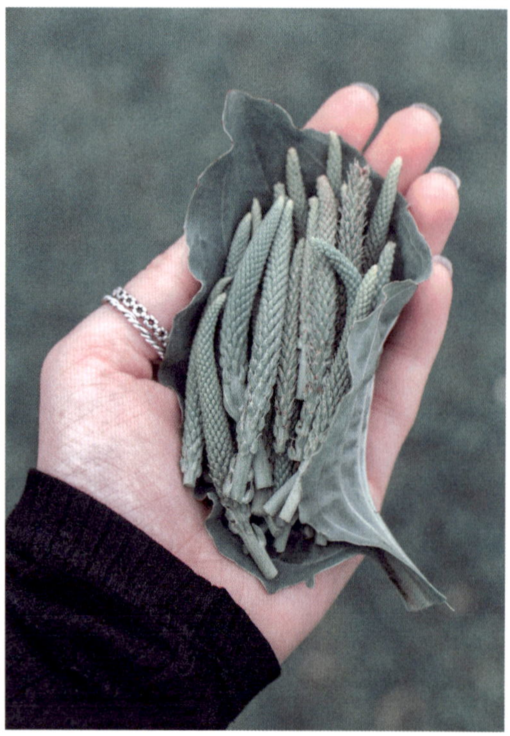

Links: Die dunklen Knospen des Spitzwegerichs. | Rechts: Die länglichen, grünen Knospen des Breitwegerichs.

Wundsalbe

Zutaten

+ 50 g Spitzwegerichöl
+ 5 g Bienenwachs (gerne aus der Region)
+ Ggf. 2–3 Tropfen ätherisches Öl deiner Wahl (Lavendel und Cistrose eignen sich z.B. gut)

Gut zu wissen

Hilft bei Insektenstichen, kleinen Verbrennungen, rissiger Haut. Sie wirkt entzündungshemmend und schmerzstillend. Die Salbe eignet sich nicht für große und offene Wunden.

Herstellung

1 Stelle zuerst ein Öl mit den frisch gesammelten Blättern her. Die Anleitung findest du auf Seite 65. Gerne kannst du das Öl mit anderen hautpflegenden Kräutern wie z.B. Gänseblümchen ergänzen
2 Lasse dann das fertige Öl und das Wachs in einem Wasserbad oder über einem Stövchen schmelzen. Erhitze es so lang, bis das Wachs geschmolzen ist. Bienenwachs benötigt eine Temperatur von 65 Grad.
3 Nimm das Glas aus dem Wasserbad und fülle die flüssige Salbe in ein sauberes Döschen/Glas. Falls du ätherische Öle in die Salbe geben möchtest, solltest du die Salbe etwas abkühlen lassen. Sobald sich an der Oberfläche eine dünne, feste Schicht gebildet hast, kannst du wenige Tropfen dazugeben. Gut umrühren.
4 Abkühlen lassen, Datum und Name aufs Etikett schreiben und fertig ist deine selbstgemachte Wundsalbe.

Haltbarkeit

Bei hygienischer Verarbeitung ungefähr 6–12 Monate. Achte auf die Haltbarkeit des Öls.

Eingelegte Knospen

Zutaten

+ 2 Handvoll Wegerichknospen
+ 100 ml Wasser
+ 20 g Salz
+ Circa 100 ml hochwertiges Olivenöl
+ 1 TL getrocknete Kräuter (z.B. Thymian)

Gut zu wissen

Die Knospen sind eine Delikatesse. Ich verwende sie gerne, um kleine Häppchen oder Vorspeisen aufzuwerten. Sie passen z.B. gut auf ein veganes Carpaccio mit Radieschen, auf bunte Salate oder zu gebratenen Gemüsegerichten.

Herstellung

1 Sammle die noch festen und geschlossenen Knospen an einem sonnigen Tag. Vermische Wasser und Salz in einem verschließbaren Glas miteinander und gib die Knospen dazu.
2 Lasse die Knospen im Salzwasser 2–3 Tage ziehen und schüttle sie währenddessen regelmäßig durch. Filtere sie mit einem Sieb ab und lasse sie dann für eine Stunde auf einem Küchentuch trocknen.
3 Nun können die salzigen Knospen in einem neuen Glas mit dem Öl vermengt werden. Gib getrocknete Kräuter deiner Wahl dazu, damit auch das Öl intensiv schmeckt. Ich empfehle dir Thymian. Lasse die Knospen nochmal 2–3 Wochen bei Raumtemperatur, jedoch nicht in der direkten Sonne, ziehen.

Brennnessel

URTICA DIOICA

Heilwirkung Sie spült die Nieren und Blase durch und kann u.a. bei Eisenmangel helfen. Das Kraut ist vollgepackt mit Vitamin C, Eisen, Magnesium, Kieselsäure und so vielem mehr. Für mich ist sie das absolut beste, regionale Superfood! Alleine die Samen bestehen aus circa 30 % pflanzlichem Eiweis und sollen auf uns eine stärkende Wirkung habe. Da sag ich nicht Nein.

Kräuterapotheke Tee, Säfte, Tinktur, Oxymel, Auflagen, Gesichtswasser, Haarwasser. Aber auch frisch verzehrt ist sie natürlich pure Medizin.

Kräuterküche Zusatz in Smoothie, Hummus, Pesto, Suppe, Kräuterjoghurt, Aufläufen, Wraps. Die Samen kann man im Herbst perfekt für Müsli und Co ernten. Die Brennnessel schmeckt lecker nussig-mild, was das Verarbeiten zu einer Leichtigkeit macht. Falls du sie frisch essen möchtest, überrolle sie kräftig mit einem Nudelholz. Das zerstört die störenden Brennhaare.

Hinweis Bei Wasseransammlungen im Körper Einnahme mit Ärzt:in abklären. Außerdem gilt Vorsicht bei einer Histaminunverträglichkeit.

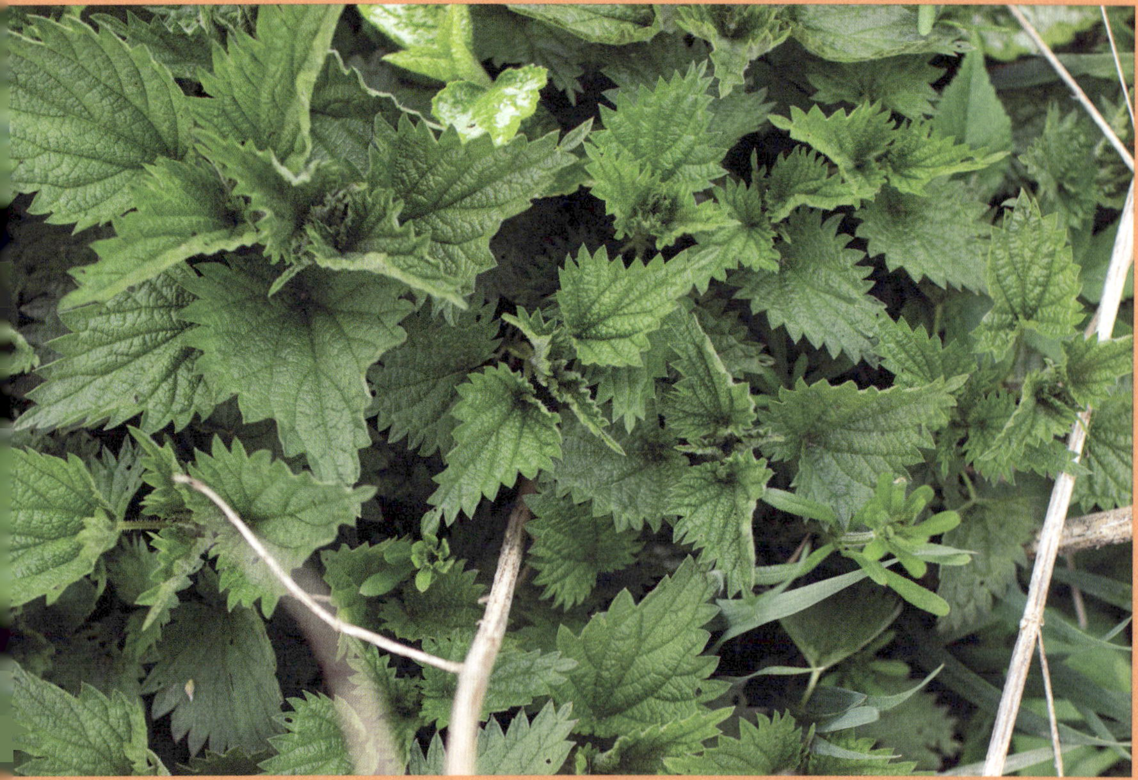

Erkennungsmerkmale

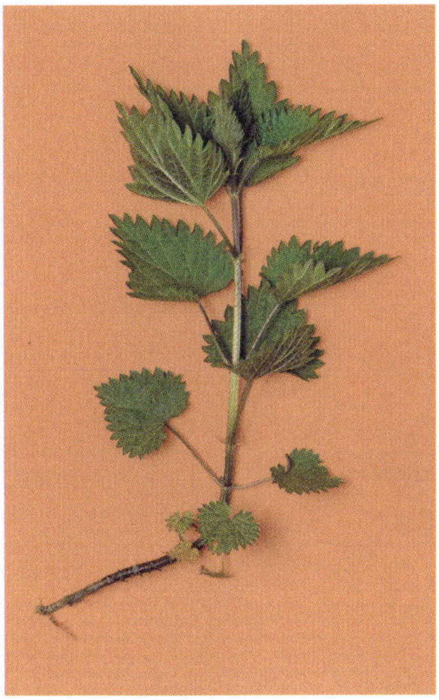
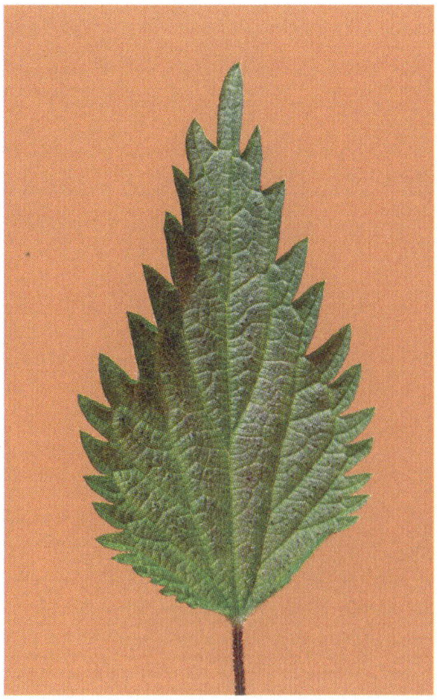
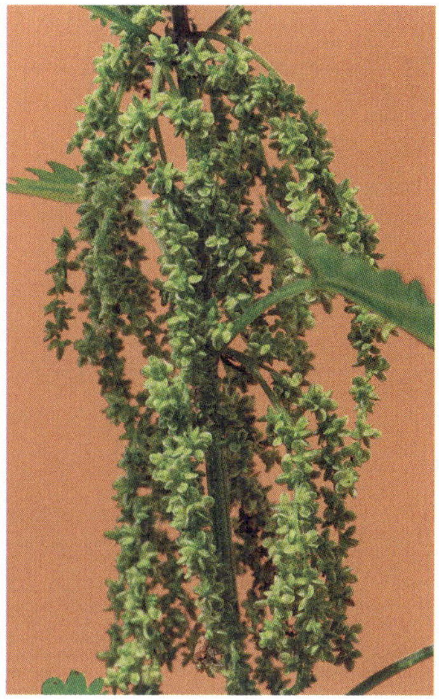

Höhe Circa 30–150 cm **Wuchs** Tritt gerne in Gruppen auf, es gibt männliche und weibliche Pflanzen (zweihäusig) **Blätter** Spitz zulaufend, mit Brennhaaren, Blattrand grob gesägt, kreuzgegenständig **Samen** Ab August, nur an den weiblichen Pflanzen, vielkantig, hängend, zuerst grün, werden mit zunehmender Reife bräunlich

Rahmbrennnesseln

Zutaten

- 5 Handvoll Brennnesseln
- 1 rote Zwiebel
- 1 Knoblauchzehe
- Etwas Olivenöl
- 100 ml Gemüsebrühe
- 100 ml vegane Kochcreme
- Salz und schwarzer Pfeffer
- 1 Prise Muskatnuss

Herstellung

1. Sammle die Brennnesseln und wasche sie. Trockne sie gut ab und entferne die Blätter vom Stängel. Das geht am besten mit einem scharfen Messer. Vorsicht – in dieser Phase wird's pieksig!
2. Schneide die Blätter, Zwiebel und Knoblauchzehe klein, erhitze das Öl in einer Pfanne und gib die Zwiebeln dazu. Brate sie kurz an. Nun können das Kraut und der Knoblauch dazu. Ebenso kurz anbraten.
3. Lösche das Grün mit der Gemüsebühe ab, rühre es um und setze einen Deckel auf die Pfanne.
4. Mit geschlossenem Deckel darf das Ganze nun 5 Minuten bei niedriger Temperatur köcheln. Wenn das Grün zusammengefallen ist, können die Kochcreme und die restlichen Gewürze dazu.
5. Falls dir die Soße zu dünnflüssig ist, kannst du sie mit etwas Mehl andicken.

It's Snacktime

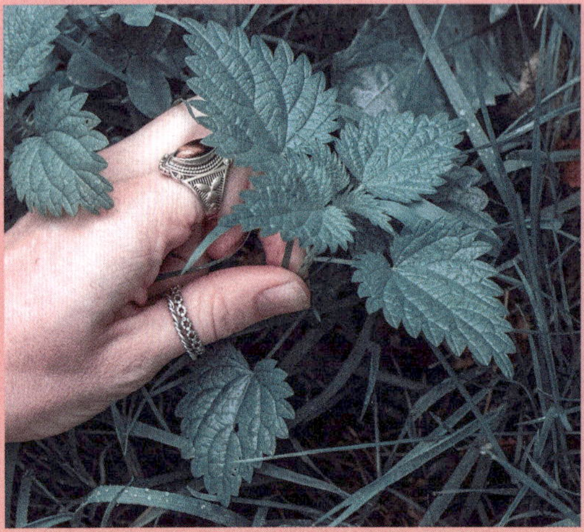

1 | Pflücke den oberen, frischen Teil der Brennnessel, indem du fest zugreifst und den Stängel umknickst. Pass auf! Man verbrennt sich eher an dem Nachbarn, als an der Pflanze selbst.

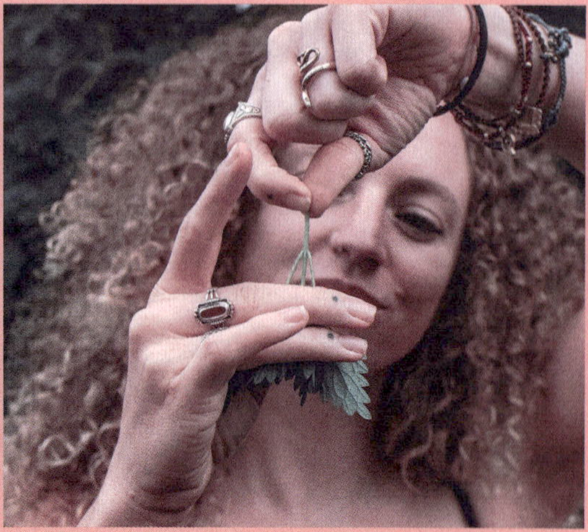

2 | Streife nun ganz sanft in Richtung der Spitze. Ganz locker und geschmeidig kannst du so die sonst so schmerzhaften Brennhaare abstreifen, ohne das etwas passiert. Wiederhole das mehrfach.

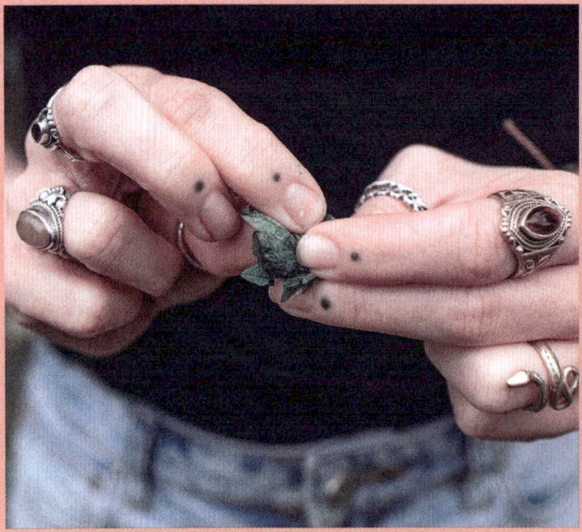

3 | Wenn du alle äußeren Stellen abgestreift hast, kannst du anfangen, ein Paket zu rollen. Berühre nur die brennhaarfreien Stellen. Drücke das Paket dann solange, bis etwas Pflanzensaft austritt.

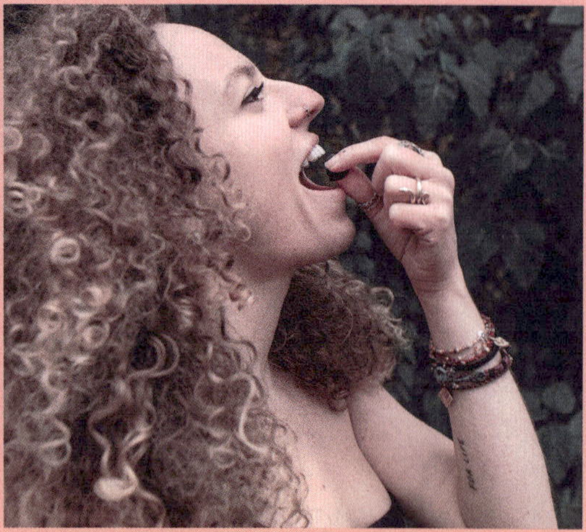

4 | Dann kommt der spannende Teil: Lege das Kraut auf die Zahnleiste und genieße das frische Grün. Lege es sicherheitshalber nicht auf die Zunge. So habe ich mich schon mal in der Eile verbrannt.

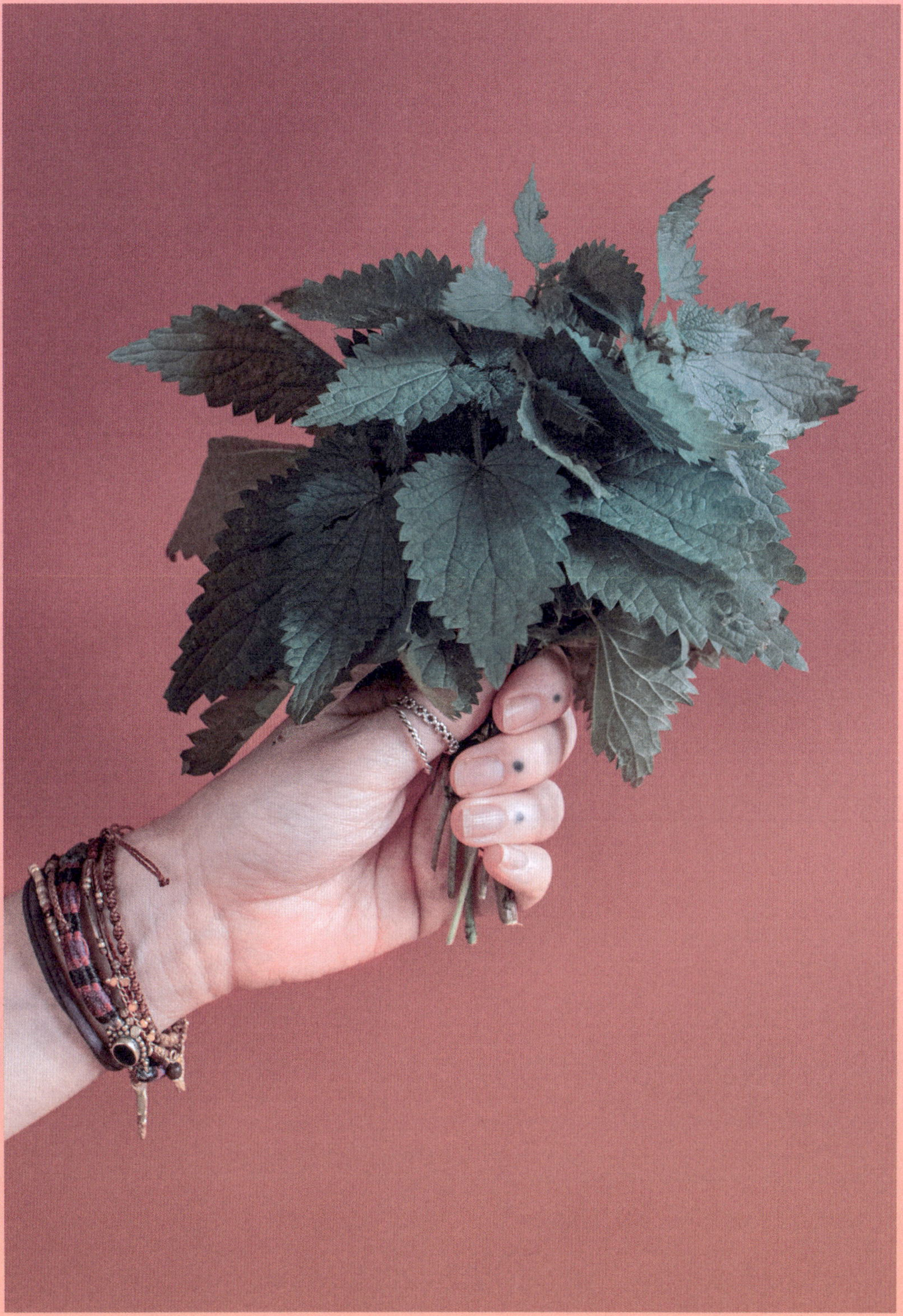

Lärche

LARIX DECIDUA

Heilwirkung Kann äußerlich gut bei Muskelschmerzen, Nervenschmerzen, rheumatischen Beschwerden, aber auch bei unreiner Haut helfen. Bei verschleimtem Husten kann man mit dem verdünnten ätherischen Öl inhalieren oder sich mit einem Erkältungsbalsam die Brust einreiben. Auch in einem Kräuterbad haben die Nadeln eine wohltuende Wirkung.

Kräuterapotheke Hustensaft, Oxymel, Tinktur, Tee, Inhalation, Honigauszug, Essigauszug, Bonbons, Ölauszug, Salbe, Deospray

Kräuterküche Zusatz in Eiscreme, Gelee, Nadelbutter, Nadelbaumsalz, Likör, Limonade, Sirup, Bonbons, Gewürzwein, Würzöl, Pulver. Ich mag ihren herb-säuerlichen Geschmack, der an Zitrone erinnert, unglaublich gerne. Die noch hellgrünen Nadeln sind eine Delikatesse.

Hinweis Die Lärche kann man an den gebündelten Nadeln sehr gut erkennen. Auch die pinken Zapfen im Frühling und das Abwerfen der Nadeln im Winter machen sie einzigartig. Kein anderer heimischer Nadelbaum macht das.

Erkennungsmerkmale

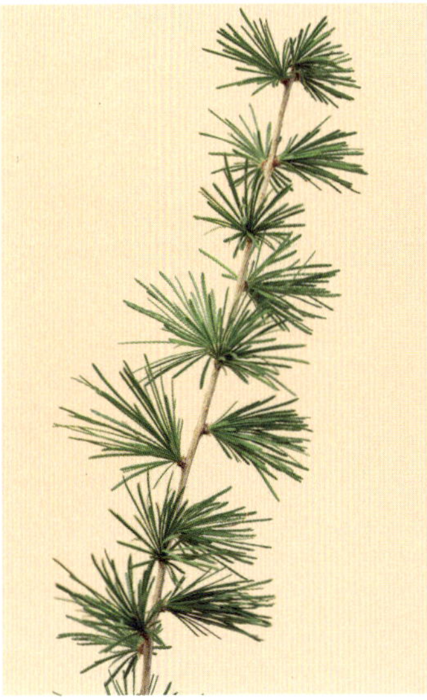

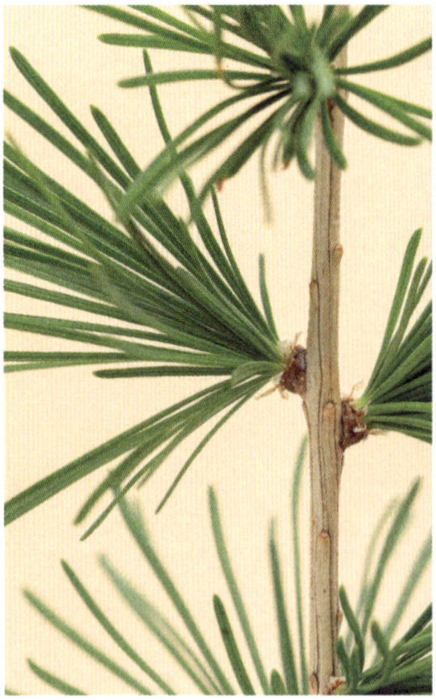

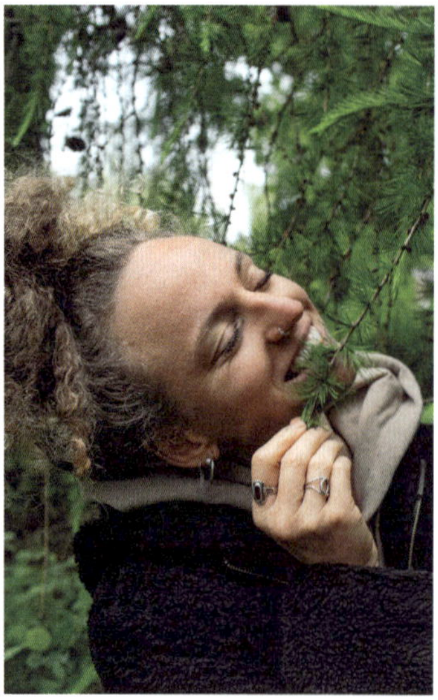

Höhe und Wuchs Sehr hoch wachsend, Optik variiert **Nadeln** Saftig grün und weich, wachsen in Büscheln am Ast, Lärche wirft im Herbst ihre goldgelben Nadeln ab **Blüte** Männlich: 3–4 cm lang, eiförmig, zuerst hellbraun und später grau, bleiben über mehrere Jahre am Baum hängen Weiblich: Treiben vor den männlichen am gleichen Baum aus, purpurrot, klein

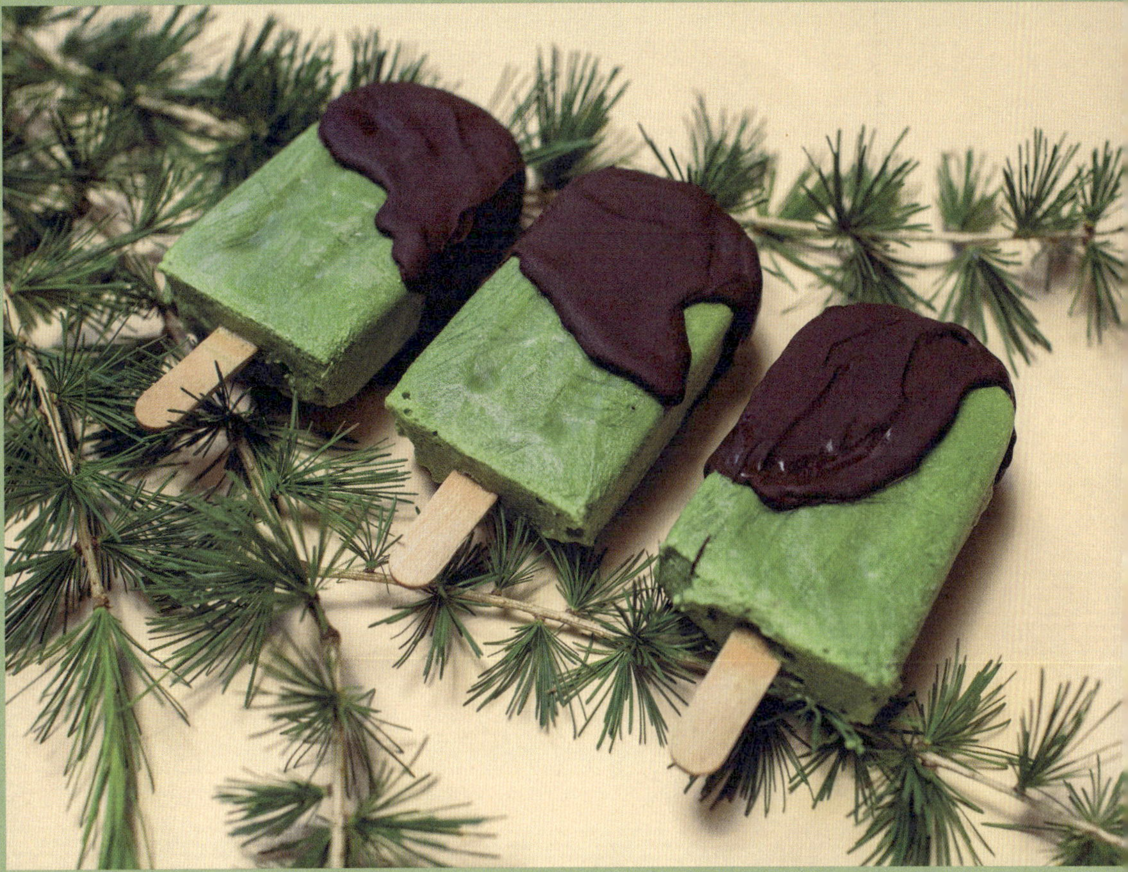

Lärcheneis am Stiel

Zutaten

+ 100 g frische Lärchennadeln
+ 2 Bananen
+ 400 ml Kokosmilch
+ 400 ml Hafermilch
+ Saft von 1/2 Limette
+ 8 Datteln
+ 1/2 TL Zimt
+ 1/2 Tafel Schokolade

Herstellung

1. Sammle die Lärchenzweige, wasche und trockne sie und zupfe die Nadeln vom Ast ab. Mixe alle Zutaten bis auf die Schokolade mit einem Mixer zu einer cremigen Masse und schmecke sie ab. Gib bei Bedarf noch ein weiteres Süßungsmittel wie Agavendicksaft dazu.
2. Gieße die Masse nun in die dafür vorgesehenen Eisförmchen und friere sie für einen Tag ein. Anschließend kannst du das Eis in flüssige Schokolade dippen und wieder einfrieren.
3. Sobald dann der Eishunger kommt, kannst du dir immer ein Nadeleis aus dem Gefrierfach holen.

Deine krautige Küchenausstattung

Du brauchst nicht viel, um mit Wildpflanzen arbeiten zu können. Eigentlich kannst du mit jeder einfachen Küchenaustattung direkt loslegen. Bei ein paar wenigen Dingen lohnt es sicher aber, in den Geldbeutel zu greifen. Denn so ist der Ablauf reibungsloser und macht auch mehr Spaß. Ich habe beispielsweise erst relativ spät Pipettenflaschen in mein Leben geholt. Seitdem nutze ich Tinkturen viel häufiger. Einmal angeschafft und zack – ist das Kräuterleben wesentlich leichter umzusetzen und zu integrieren. Mein Tipp also: Besorge dir, wenn nötig, eine Handvoll Utensilien und ergänze dein Sortiment dann nach Bedarf. Vielleicht haben auch Menschen in deinem Umkreis Dinge, die du brauchst.

Auf dieser Seite habe ich meine Tools für dich zusammengetragen. Momentan steht noch ein Dörrautomat zum schnellen Pflanzentrocknen und eine Destille zum Herstellen von Hydrolaten und ätherischen Ölen auf meiner Wunschliste.

Sammelbeutel oder Korb

Zum unkomplizierten Sammeln. Da reicht schon ein einfaches Körbchen oder ein Jutebeutel. Plastiktüten sind dafür ungeeignet.

Verschiedene Messer

Mit einem Klappmesser kannst du die Pflanzen easy abtrennen und sie so weniger beschädigen. Das hast du dann einfach immer mit dabei. Dazu noch ein gutes Küchenmesser fürs Verarbeiten.

Mörser

Es macht oft Sinn, Pflanzen und Gewürze vor der Verarbeitung mit einem Mörser aufzubrechen. Außerdem nutzt man ihn für Salze und Zucker.

Feine Waage

Sie ist vor allem bei der Herstellung von Naturkosmetik wichtig. Eine Küchenwaage benötigst du für Pestos, Gelees, Sirups und Co.

Messbecher aus Glas

Gut zum Abmessen von Zutaten – wer hätte es gedacht. Das Glas ist hitzeunempfindlich und kann auch ins Wasserbad gestellt werden.

Pipettenfläschchen

Damit kann man vor allem Tinkturen und Öle gut dosieren und immer mit dabeihaben.

Sprühflaschen

Mit hochprozentigem Alkohol gefüllt, eignen sie sich zum Desinfizieren von Gegenständen. Zudem nutze ich sie für DIY-Deos und -Sprays.

Etiketten und Stifte

Das Beschriften von Kräuterprodukten ist sehr wichtig. Man vergisst so schnell, was in welchem Glas ist – glaube mir. Datum, Inhalt und Wirkung sollten auf das Etikett geschrieben werden.

Naturfaden

Damit kann man wunderbar Sträuße binden und diese zum Trocknen aufhängen. Außerdem kann man mit Naturfaden Räucherbündel binden.

Backpapier

Da es nicht saugfähig ist, kann man darauf optimal und unkompliziert Kräuter trocknen.

Selbsterklärende Gegenstände

Einmachgläser, kleine Dosen, Brettchen, Topf mit Deckel, Herdplatte, Ofen, Stabmixer, Trichter, mehrere Löffel, Reibe, Schalen, Sieb, Zitronenpresse, Mixer, Draht für Kränze und Weiteres

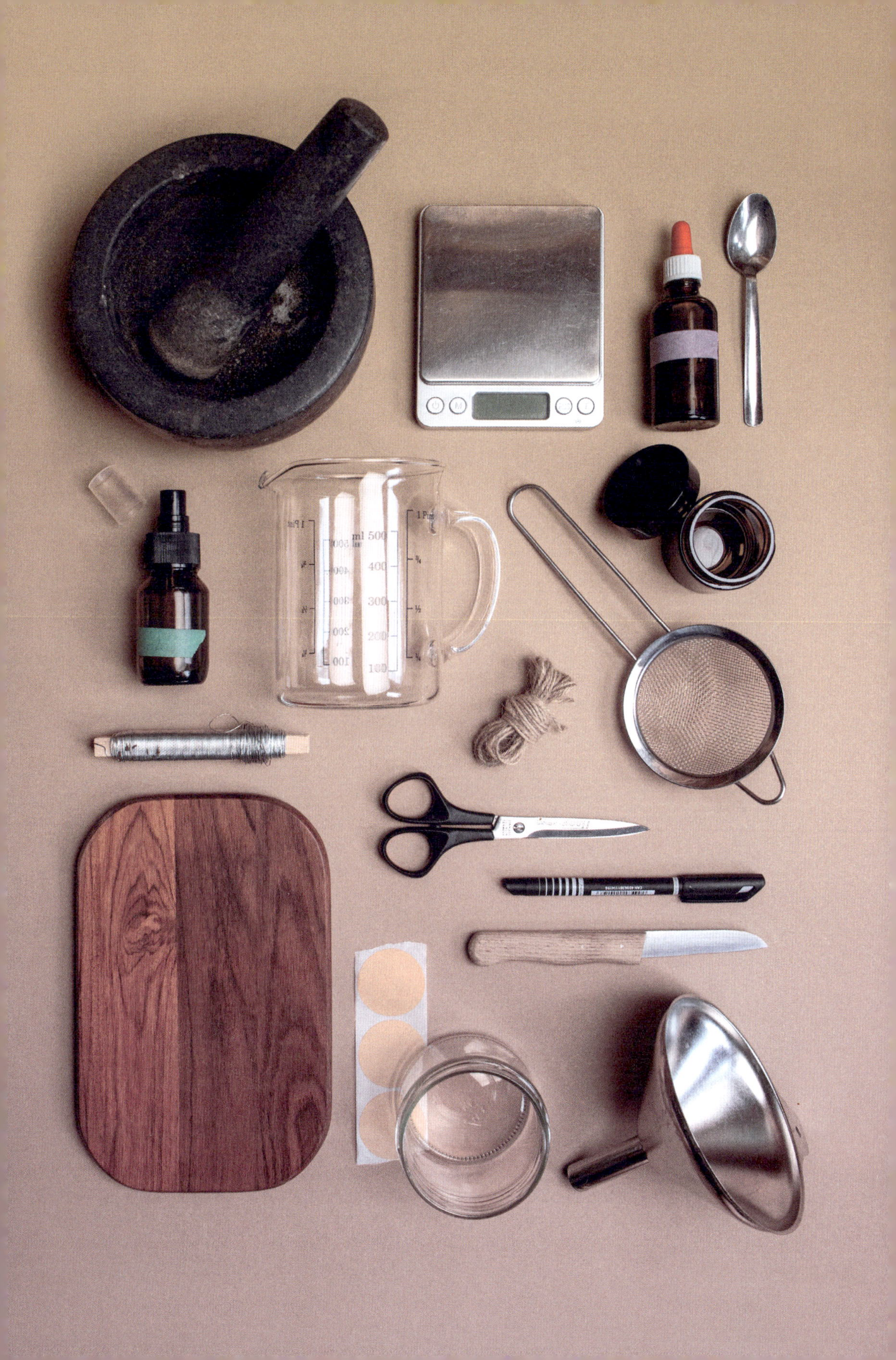
1 Pint
ml
500
400
300
200
100

Essbares im Juni

Neu im Sammelkorb

Schwarzer Holunder
Rotklee
Echte Kamille

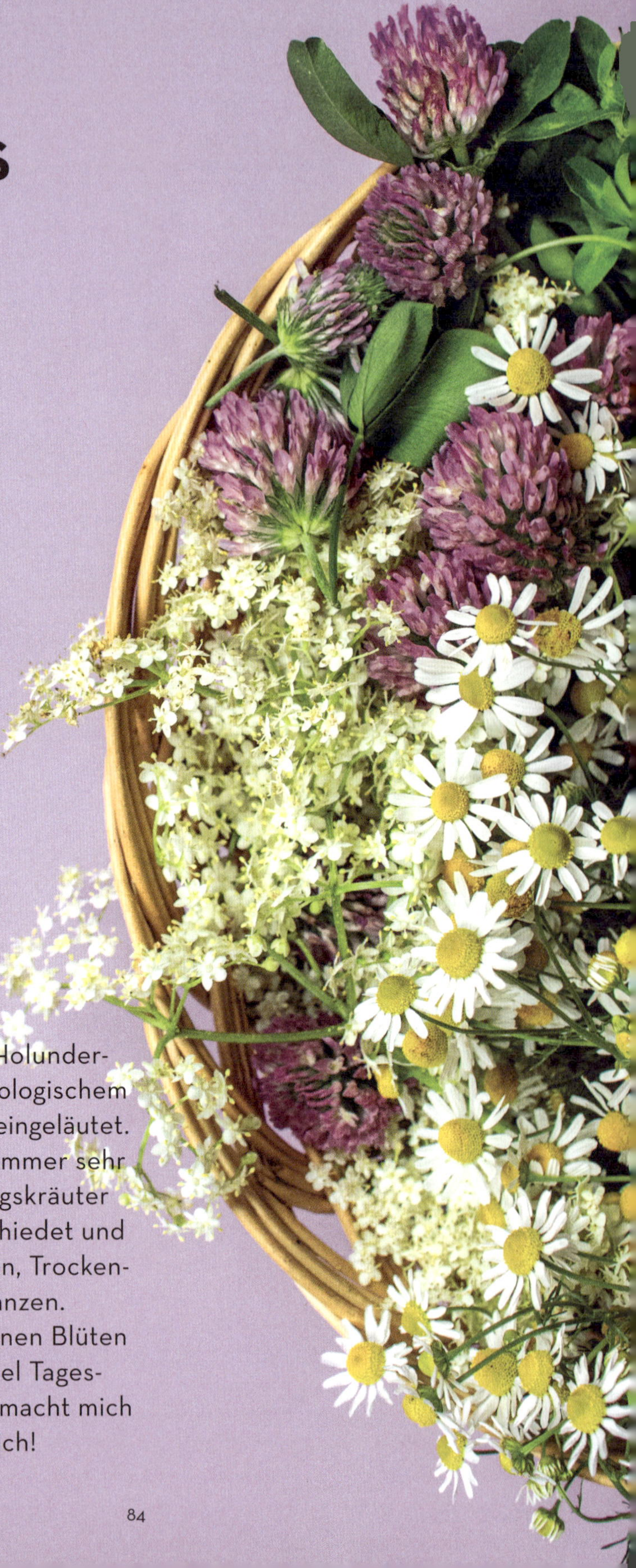

Was erwartet dich in diesem Monat?

Sobald die Mehrzahl aller Holunderblüten blühen, ist laut phänologischem Kalender der Frühsommer eingeläutet. Diesen Wechsel spüre ich immer sehr in der Natur. Einige Frühlingskräuter haben sich bereits verabschiedet und machen Platz für die großen, Trockenheit liebenden Sommerpflanzen. Neben all den wunderschönen Blüten werden wir nun auch mit viel Tageslicht beschenkt. Aaah, das macht mich jedes Jahr aufs Neue fröhlich!

Schwarzer Holunder

SAMBUCUS NIGRA

Heilwirkung Die schönen Blüten des Schwarzen Holunders wirken u.a. Immunsystem stärkend, schweißtreibend, harntreibend und können bei fieberhaften Erkältungen und Frösteln guttun. Sie sind einer der Klassiker im Erkältungstee.

Kräuterapotheke Tee, Oxymel, Tinktur, Deo, Essigauszug, zum Inhalieren, Gesichtswasser

Früchte Mehr über die wertvollen Holunderbeeren findest du auf Seite 122.

Kräuterküche Kaum eine Blüte ist so beliebt wie die des Schwarzen Holunders. Mit dem besonderen Aroma wickelt sie uns alle um den Finger. Zusatz in Sirup, Limonade, Gelee, Kräuterwein, Essig, Hollerküchle.

Hinweis Die Blüten können auf den ersten Blick mit dem hochgiftigen Attich, auch Zwergholunder genannt, verwechselt werden. Allerdings sind die Staubblätter des Attichs häufig rötlich gefärbt und die Blüten riechen unangenehm.

Erkennungsmerkmale

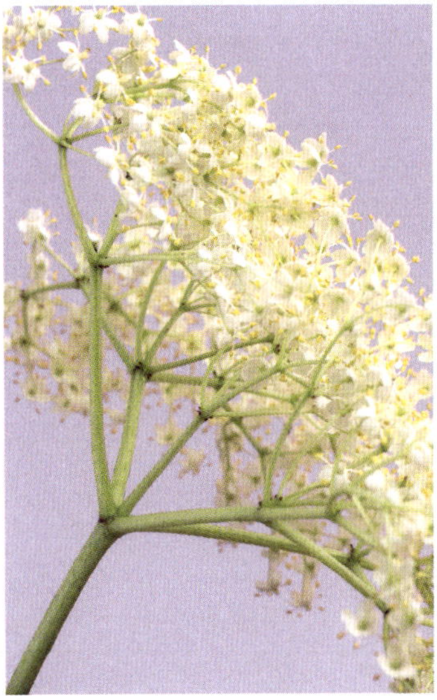
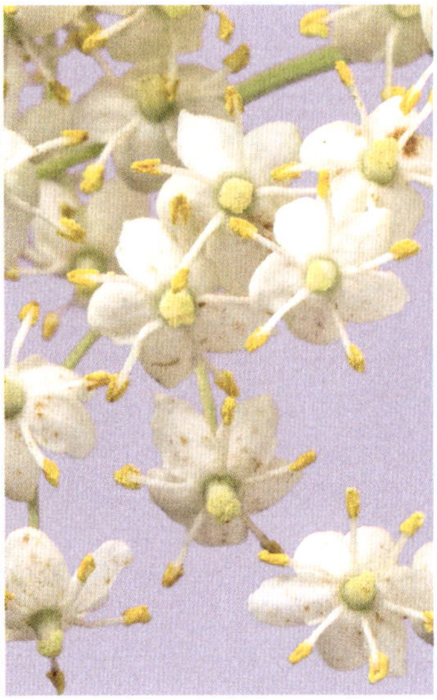
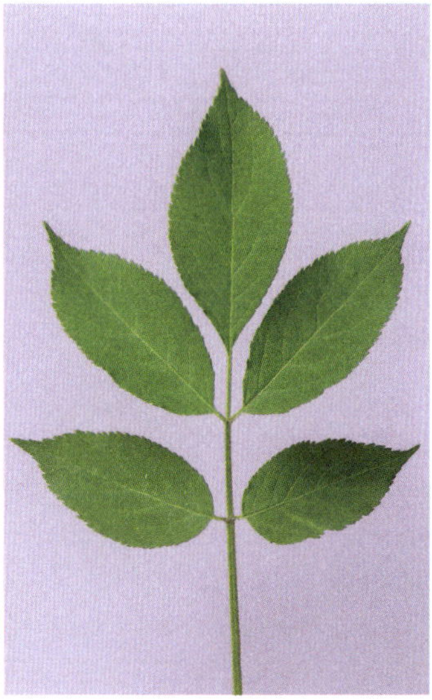

Höhe Maximal 11 m hoher Strauch/Baum **Wuchs** Stark verzweigt
Blüte Viele weiß-gelbliche Blüten an flachen Schirmrispen mit gelben Staubblättern
Blätter Unpaarig gefiedert, meist 5 oder 7 Einzelblätter

Blütenpfannkuchen

Zutaten

+ Circa 10 Holunderblütendolden
+ 200 g Mehl
+ 1 TL Backpulver
+ Salz
+ 6 EL Rohrohrzucker
+ 1 Prise Zimt
+ 250 ml Hafermilch
+ 80 ml Sprudelwasser
+ Neutrales Öl zum Anbraten
+ Belag deiner Wahl

Herstellung

1. Sammle die Holunderblütendolden an einem sonnigen Tag um die Mittagszeit.
2. Gib nun Mehl, Backpulver, Salz sowie Zucker und Zimt in eine Schüssel und vermenge es. Mische nun die Hafermilch dazu und verrühre alles mit einem Schneebesen zu einer cremigen Masse. Dann wird langsam das Sprudelwasser untergerührt. Der Teig darf nun 15–30 Minuten ruhen.
3. Erhitze eine Pfanne und gib das Öl hinein. Tauche nun die Holunderblüten in den Teig und gib sie sofort in das heiße Öl. Lasse sie bei mittlerer Temperatur auf der ersten Seite goldbraun braten. Schneide die grünen Pflanzenteile mit einer Schere ab (je mehr desto besser) und wende die Pfannkuchen. Wenn auch die zweite Seite goldbraun ist, sind die sogenannten Hollerkuchen fertig.
4. Dekotime! Ich esse die gebratenen Blüten besonders gerne mit Puderzucker und Himbeeren.

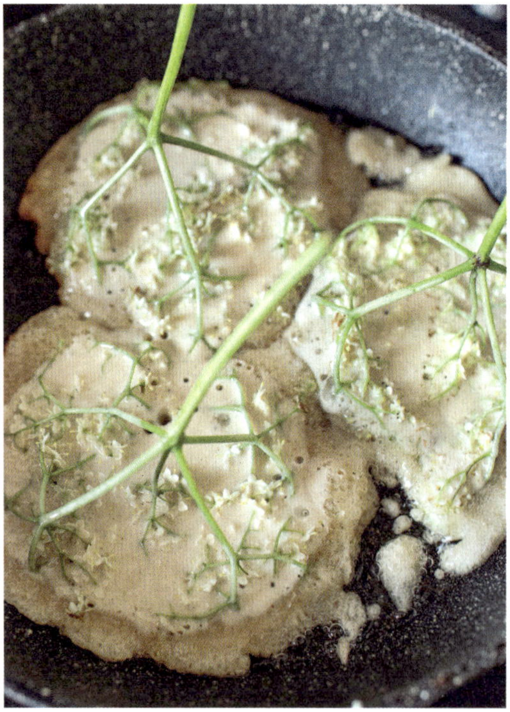

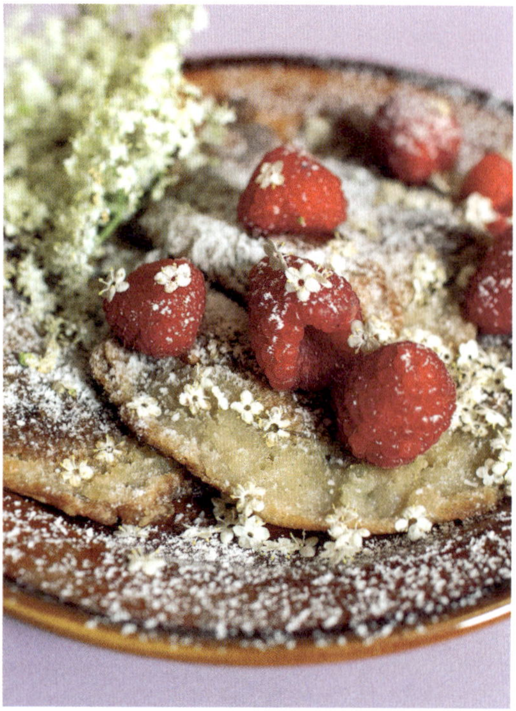

Erdbeer-Holunder-Essig

Zutaten

- 5 Holunderblütendolden
- 1 große Handvoll reife Erdbeeren
- 1 Zweig Minze
- 300 ml naturtrüben Apfelessig
- 3 EL Honig
- Saft von 1/2 Zitrone

Gut zu wissen

Kulinarisch Der Essig schmeckt hervorragend in Salatdressings oder in Sprudelwasser.

Naturheilkunde Einen EL am Morgen mit lauwarmem Wasser trinken. Falls du akut erkrankt bist, kannst du ihn auch 2–3 Mal am Tag als Stärkung einnehmen.

Herstellung

1. Sammle die Blüten des Schwarzen Holunders und ernte oder kaufe Erdbeeren und Minze.
2. Wasche Minze und Erdbeeren und schneide sie klein. Die Holunderblüten unbedingt ungewaschen lassen, da wir den Pollen mitverarbeiten wollen. Zupfe die Blüten vorsichtig von den Stängeln ab.
3. Befülle das Glas nun zu 1/3 mit den Zutaten und gib Apfelessig, Honig und Zitronensaft dazu. Verschließe das Glas und lasse es nun für 3 Wochen an einem vor Sonne geschützten Ort bei Zimmertemperatur ziehen. Schüttle es in dieser Zeit bestenfalls einmal täglich.
4. Nach der Ziehzeit kannst du die Pflanzenteile aussieben, wenn du möchtest. Ich lasse sie meistens im Glas. Der Essig sollte nach der Ziehzeit im Kühlschrank gelagert werden.

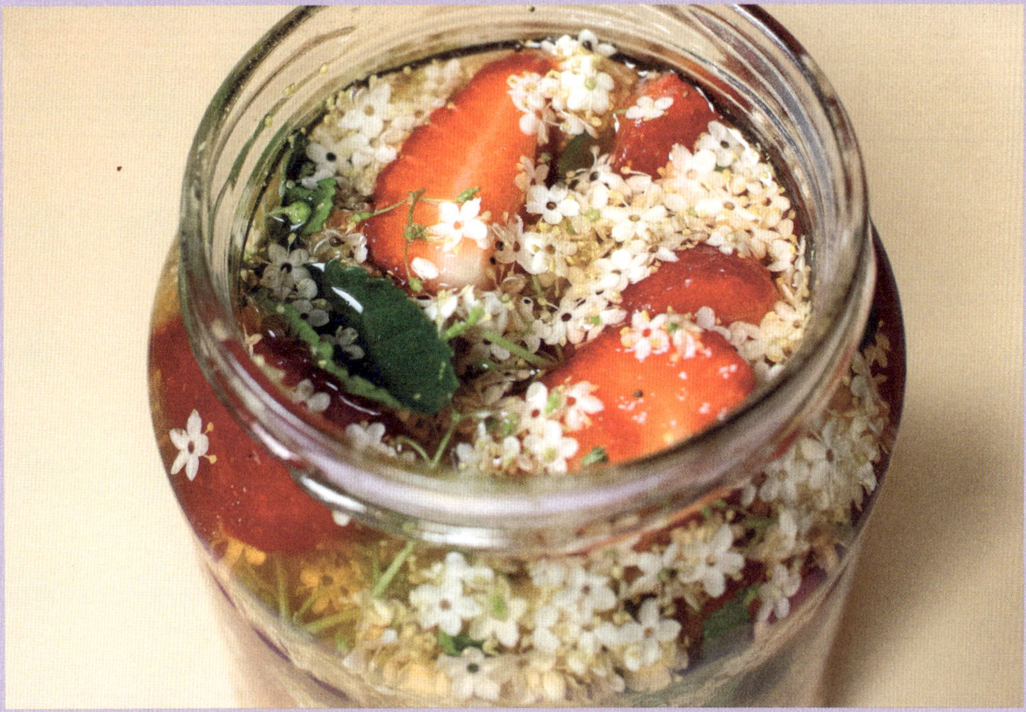

Rotklee

TRIFOLIUM PRATENSE

Heilwirkung Er kann durch seine enthaltenen Phytoöstrogene bei hormonellen Beschwerden, während der Periode, bei unregelmäßiger Periode und in der Menopause helfen. Vor allem während der Menopause wurde mir schon viel Positives von ihm erzählt. Er ist reich an Vitaminen wie B1, B3 und C sowie Mineralstoffen. Dazu kommt, dass er pflegend, regenerierend und schützend auf die Haut wirkt. Als Pflegeöl tut er sehr gut.

Kräuterapotheke Tee, Sitzbad, Yoni-Steaming, Tinktur, Oxymel, Ölauszug, Salbe, Heilwein

Kräuterküche Zusatz in Likör, Salat, Suppe, Süßspeisen, Kräuterwein oder frisch aufs Brot. Sein milder und erbsenartiger Geschmack lässt sich leicht kombinieren. Vor allem die süßlichen Blüten haben es mir angetan. Der Rotklee kann aber noch mehr, und zwar versorgt er uns mit viel pflanzlichem Eiweis. Deshalb dient er auch den Tieren als Futterpflanze.

Hinweis Die Blätter können leicht mit dem essbaren Wiesenklee verwechselt werden. Nicht in Schwangerschaft und Stillzeit anwenden.

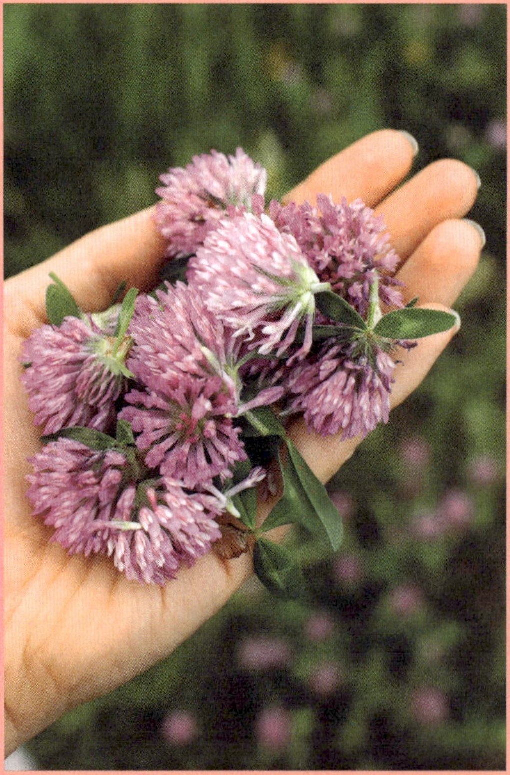

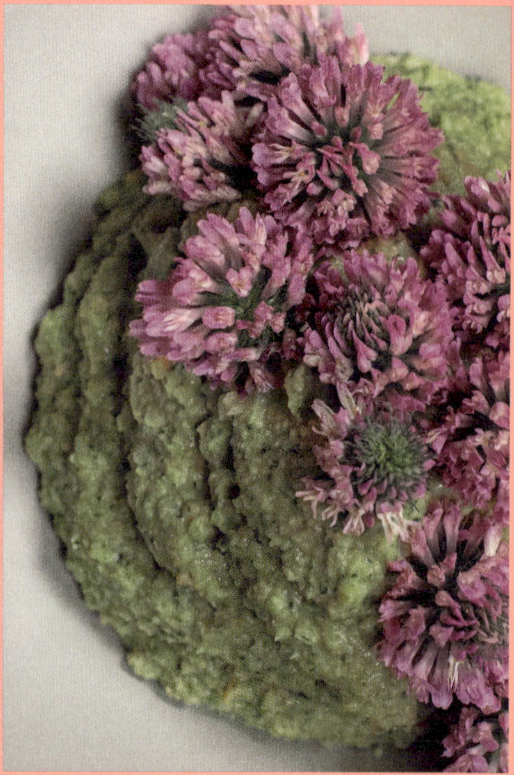

Erkennungsmerkmale

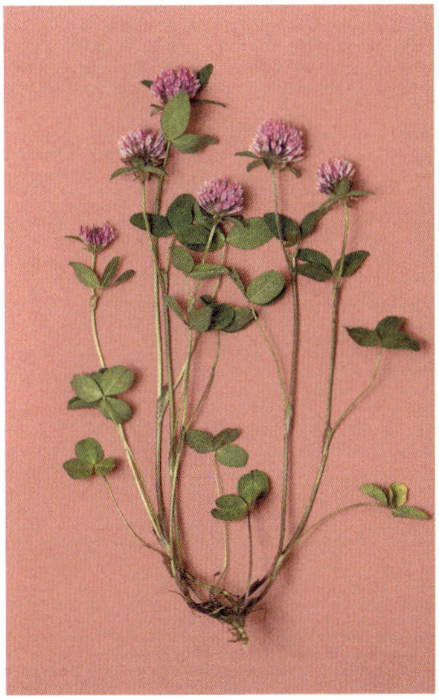
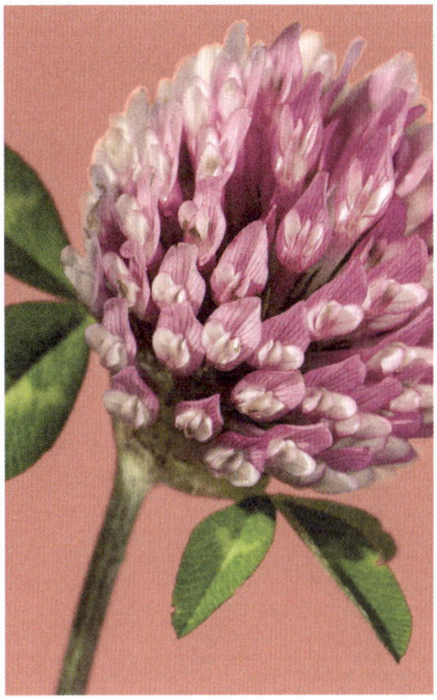
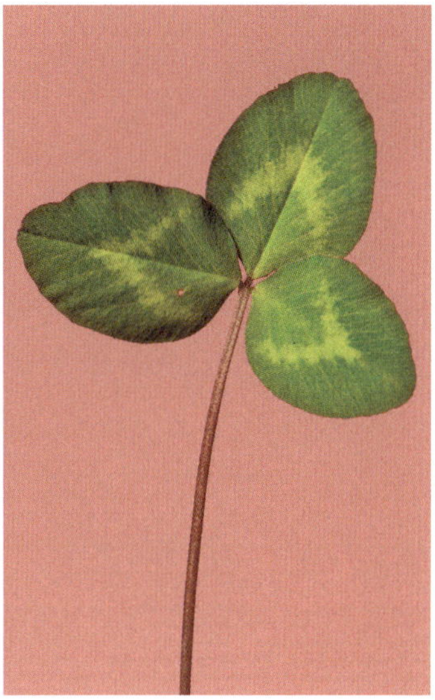

Höhe Circa 20–40 cm **Wuchs** Aufrecht wachsende Stängel **Blüte** Pinkfarbene Blütenköpfe, rund-eiförmig, mit Blättern umhüllt **Blätter** Typische Dreiergruppe, meist eiförmig und mit heller Musterung

Rotkleeaufstrich

Zutaten

- 1 Dose Erbsen
- Saft und Schale von 1/2 Zitrone
- 1 Knoblauchzehe
- 1 große Handvoll Rotklee (Kraut und Blüte)
- 80 g Olivenöl
- Salz und schwarzer Pfeffer

Gut zu wissen

Der Dip schmeckt super auf Brot, im Salat, zu warmen Gerichten oder im Gemüsewrap. Die Erbsen liefern viele gesunde pflanzliche Eiweiße und machen satt. Man kann den Dip natürlich auch mit frischen Erbsen herstellen. Erbsen aus der Dose ist die sehr unkomplizierte Variante.

Herstellung

1. Gieße die Erbsen ab, reibe die Schale von der halben Zitrone und presse sie aus, schäle den Knoblauch und zerkleinere ihn. Zupfe die Kleeblätter ab, wasche und trockne sie sanft ab und schneide sie etwas klein.
2. Nun dürften alle Zutaten mit dem Stabmixer/Mixer zerkleinert werden – fertig! Die Blüten kannst du als essbare Deko verwenden. Auf dem grünen Dip sind sie ein echtes Highlight.

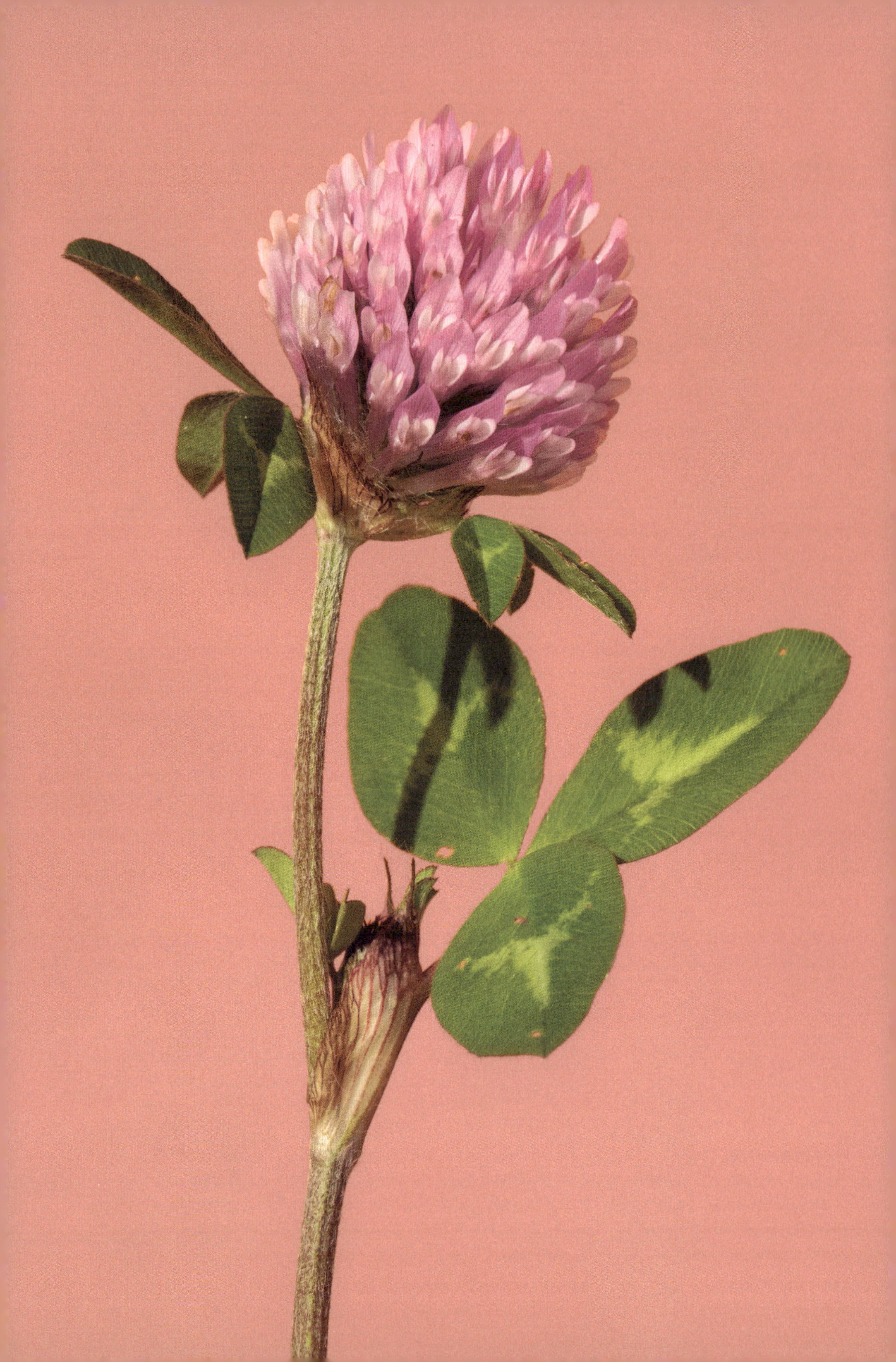

Nicht verzagen, Rotklee fragen

Lass dich nicht stressen!

Obwohl ich in diesem Buch Inspirationen zu so vielen Wildpflanzen teile, will ich unbedingt loswerden, dass du nicht alle Pflanzen in- und auswendig kennen musst. Ich sehe häufig, dass Kräuter-Neulinge in Stress verfallen, weil sie diesen riesigen Haufen an möglichen Rezepten und Anwendungen vor sich sehen und am liebsten schon wieder das Handtuch schmeißen wollen. Aber das muss nicht sein. Selbst wenn du dir nur ein Kraut aus diesem Buch für das erste Jahr aussuchst und es gelegentlich verwendest, hast du schon viel erreicht. Dann ist eine Wildpflanze Teil deines Lebens – ein Träumchen!

Suche dir zum Anfang nur ganz wenige Kräuter aus und beschäftige dich intensiv mit ihnen.

Und dann dürfen nach und nach natürlich gerne noch mehr dazukommen. Vor allem am Anfang kann man ausgezeichnet die bekannten Wildpflanzen nehmen, die man vielleicht schon öfter vor der Nase hatte. Vor allem Wildkräuter wie Löwenzahn, Rotklee, Gänseblümchen und Brennnessel sind sehr anfängerfreundlich, weil es keine giftigen Verwechslungsmöglichkeiten gibt. Auf den ersten Blick erscheint das für manche vielleicht etwas langweilig, weil sie so naheliegend und nicht exotisch sind. Aber der Schein trügt, denn auch diese Kräuter haben es richtig in sich und sind äußerst wandelbar in der Anwendung.

Es muss nicht immer etwas Exotisches sein. Gänseblümchen und Co. haben es ziemlich in sich!

Da es die genannten Kräuter sehr häufig gibt, kommt man erst gar nicht dazu, sich Ausreden einfallen zu lassen. Außer natürlich, man wohnt in der Großstadt. Dann ist das Sammeln etwas komplizierter. Bei manch anderen Kräutern ist das Auffinden am Anfang gar nicht so einfach. Vor allem bei ganz kleinen, unauffälligen Kräutern muss das Auge erst geschult werden. Die Vogelmiere ist da ein super Beispiel. Anhand ihrer Haarleiste am Stängel und dem „Darm" im Inneren kann man sie eigentlich perfekt bestimmen. Sie wächst aber so bodennah und unscheinbar, dass ich sie am Anfang nicht entdeckt habe. Jetzt weiß ich, welche Orte sie mag, welche Wuchsart sie hat und kann sie deshalb sehr leicht finden. Gestartet habe ich aber nicht mit ihr.

Also lass dir Zeit, fange mit Wildpflanzen an, die dir öfter begegnen und die keine giftigen Doppelgänger haben. Schule deinen Blick, geh auf Tuchfühlung und lerne die Pflanzen richtig gut kennen. Ich sehe mittlerweile meistens schon aus dem Augenwinkel, was ich da vor mir habe. Das bedarf Übung und sicherlich auch eines Gefühles für Formen und Farben. Aber das kann man alles lernen. Nur Mut! Bestimmungsbücher oder meine Wildkräuter-Lernkarten können dir dabei helfen.

Echte Kamille

MATRICARIA CHAMOMILLA

Heilwirkung Sie wirkt entzündungshemmend, antibakteriell, wundheilend und krampflösend. Die Echte Kamille ist eine Wunderwaffe bei vielen verschiedenen Krankheiten. Egal ob bei Erkältungssymptomen, Bauchschmerzen, Übelkeit oder Hautausschlägen – sie kommt überall zum Einsatz. Es lohnt sich, einen hochwertigen Kamillentee im Haus zu haben. Teebeutel aus dem Supermarkt sind meistens nicht so wirksam.

Kräuterapotheke Tee, Oxymel, Sirup, Tinktur, Salbe, Honigauszug, zum Inhalieren, Auflage

Kräuterküche Zusatz in Iced Latte, Blütenwein, Kräuterlimonade, Smoothie, Kräuterpulver, Blütendeko auf Salaten und verschiedenen Nachspeisen. Nicht nur die Blüten der Echten Kamille sind essbar, sondern auch die Blätter können verwendet werden. Der Geschmack ist sehr charakteristisch und leicht bitter.

Hinweis Kann mit anderen essbaren Kamillen wie der Geruchlosen Kamille verwechselt werden. Deren Blütenkörbchen ist aber nicht hohl und sie duftet nicht. Allergien gegen Korbblütler abklären.

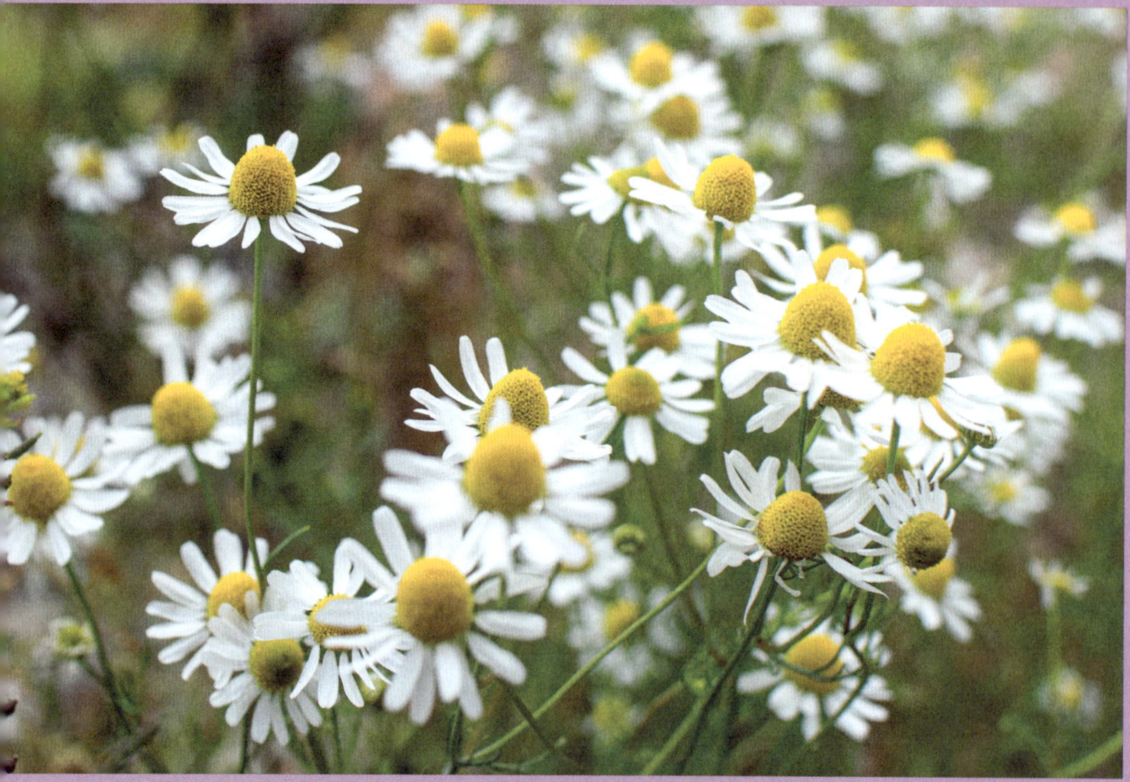

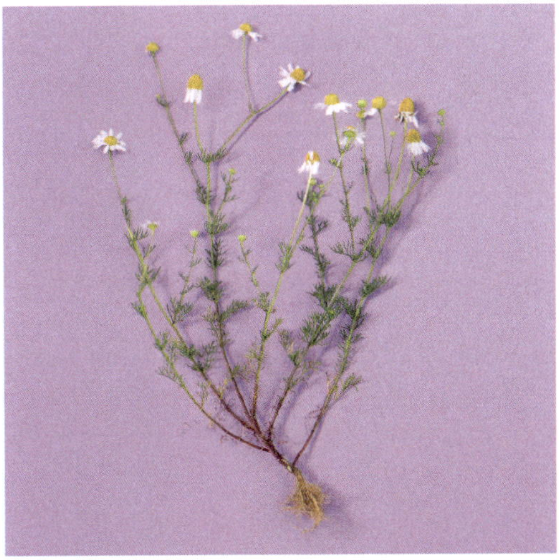

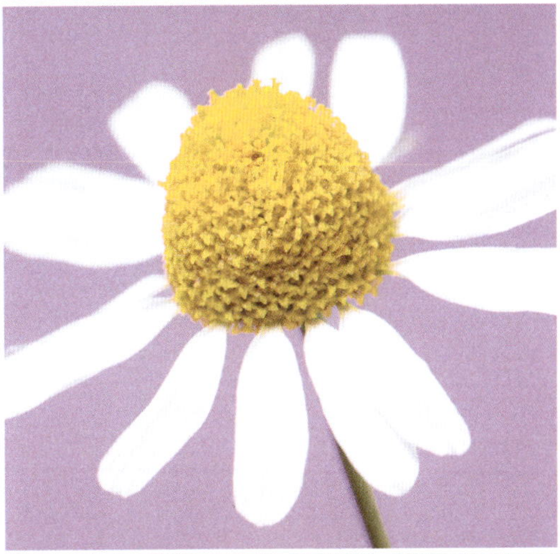

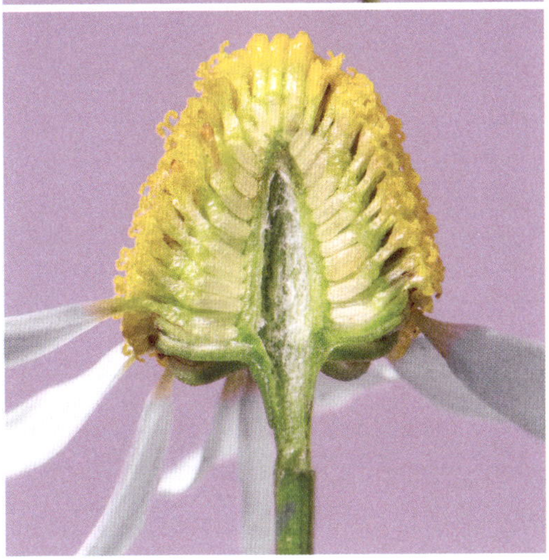

Erkennungsmerkmale

Höhe Circa 20–50 cm
Wuchs Wächst aus Blattrosette hervor, verzweigt, buschig, wächst aufrecht
Blüte Gelbe Röhrenblüten im Körbchen, hohl im Inneren, kegelförmig, mit weißen Zungenblüten
Blätter Fein, mehrfach gefiedert, spitz zulaufend

DIE KAMILLE MAL ANDERS

Den Geschmack der Echten Kamille verbinden viele mit Kranksein. Anders kommt sie kaum zum Einsatz. Super schade eigentlich, weil das Wildkraut auch gut in die Kräuterküche passt. Das Aroma harmoniert für mich persönlich vor allem in süßen Desserts oder in Sommerdrinks. Vor Kurzem habe ich mich intensiv mit Kräuterweinen beschäftigt und dazu ein eBook mit 9 Rezepten kreiert. Der Heilwein mit der Kamille war einer meiner Favoriten. Dementsprechend habe ich dir dieses Rezept auf der nächsten Seite dagelassen. Vielleicht bringt dir das die heimische Superpflanze auf der Geschmacksebene näher.

Auch wenn du die Pflanze als Medizin nicht aus dem Kopf bekommst, aber trotzdem mal etwas anderes mit der Kamille ausprobieren möchtest, kannst du alternativ zum Tee ein Wassereis mit ihr herstellen. Das kann bei Halsweh guttun.

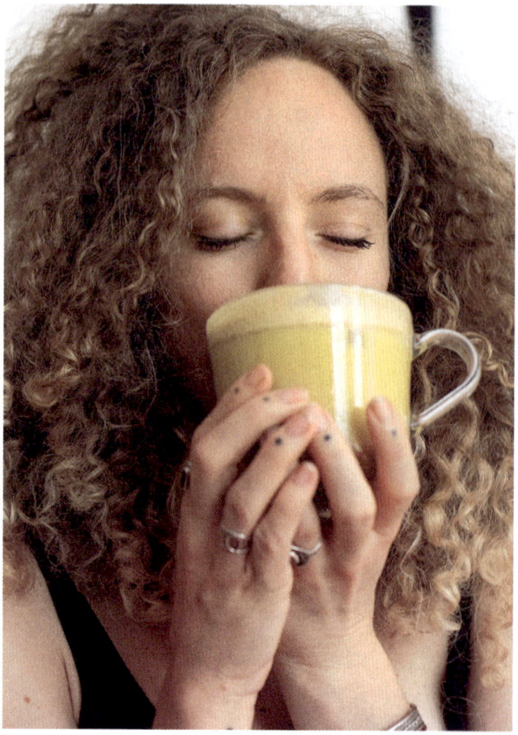

BLÜTENEISWÜRFEL SELBER HERSTELLEN

Im unteren Bild siehst du schon, worum es jetzt geht – wunderschöne, kreative Eiswürfel. Im Sommer können sie uns das Leben erfrischen und lassen dann netterweise einen essbaren Blütensnack zurück. Man braucht nur eine Form, essbare Blüten und eine Flüssigkeit. Man kann anstelle von Wasser auch Saft, Sirup, Smoothie oder Tee verwenden. Zusätzlich zu Blüten nutze ich gerne Früchte wie Himbeeren, Kirschen, Johannisbeeren oder Äpfel. Mmmhh...

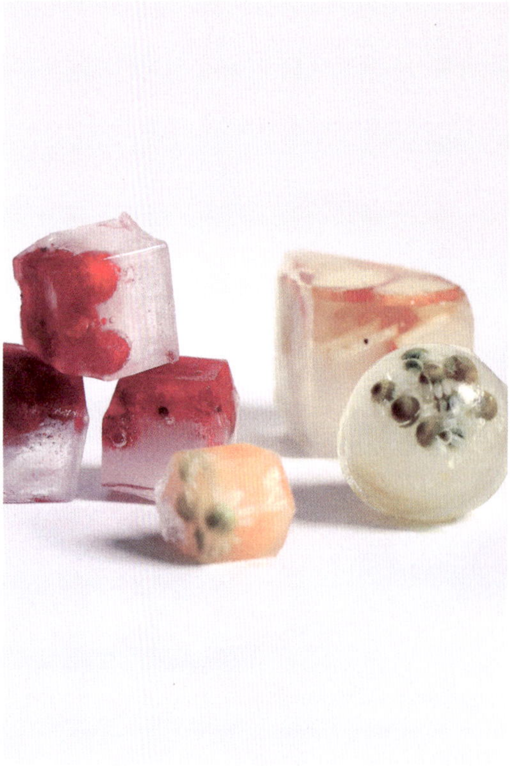

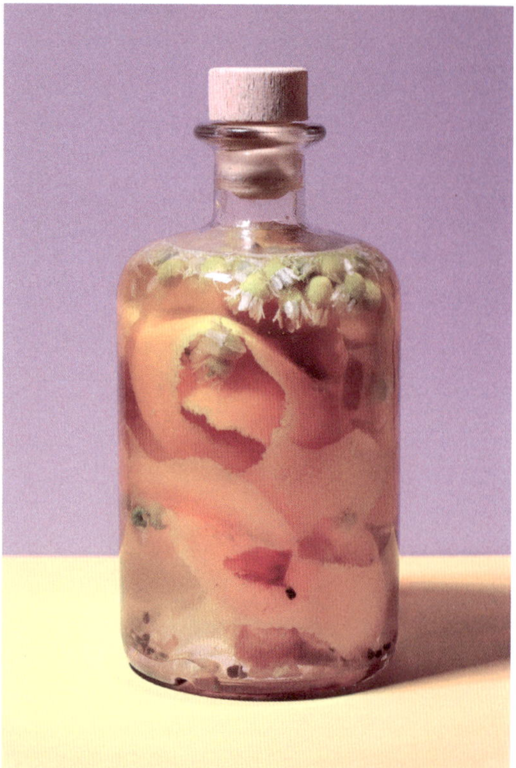

Iced Kamille Latte

Zutaten
+ 4 TL frische oder 2 TL getrocknete Kamille
+ 100 ml Wasser
+ 200 ml Hafermilch
+ 1 EL Cashewmus
+ 2 Datteln
+ 1/2 TL Kurkuma
+ 1 Prise Zimt
+ 1 Handvoll Eiswürfel

Gut zu wissen
Du kannst anstelle des Cashewmuses auch Erdnuss- oder Mandelmus verwenden. Ich finde den Iced Latte auch mit Erdnussmus köstlich, allerdings schmeckt man die Erdnuss sehr dominant raus. Probiere dich einfach mal durch. Dieses Rezept ist eine sehr charmante Lösung, um verschiedene Leckereien in einem Drink zu kombinieren. Er ist cremig, vorzüglich und gesund.

Herstellung
1. Gib die Blüten in eine Tasse und übergieße sie mit fast kochendem Wasser. Lasse den Tee nun 10 Minuten zugedeckt ziehen, siebe die Pflanzenteile heraus und lasse ihn etwas abkühlen.
2. Nun dürfen alle Zutaten zusammen mit dem Kamillentee in einen leistungsstarken Mixer. Mixe alles so lange, bis eine geschmeidige Masse ensteht. Schmecke das Getränk ab und süße es nach Geschmack nach.
3. Fülle deinen Iced Kamille Latte in ein Glas mit Eiswürfeln und genieße ihn.

Spritziger Kamillenwein

Zutaten
+ 1 kleine Handvoll frischer Blüten der Echten Kamille (ca. 10 g)
+ 1 Bio-Orange (Schale)
+ 4 Kardamomkapseln
+ 6 Datteln
+ 500 ml Wein deiner Wahl

Gut zu wissen
Bei korrekter Herstellung und Lagerung sollte der Wein circa 2 Wochen haltbar sein. Kühl und verschlossen lagern. Die Haltbarkeit verlängert sich enorm, wenn du getrocknete Blüten verwendest, da diese weniger Mikroorganismen mitbringen als frische Blüten. Auf Veränderungen im Geruch achten.

Herstellung
1. Sammle die Kamillenblüten an einem sonnigen und trockenen Tag.
2. Wasche die Orange, trockne sie ab und schäle sie. Pule die Samen aus den Kardamomkapseln und zerstampfe sie zusammen mit den Blütenköpfen etwas. Die Datteln einfach in kleine Stücke schneiden.
3. Erwärme den Wein auf 50 Grad und gib ihn mit allen Zutaten in eine sterile, verschließbare Flasche.
4. Verschließe die Flasche und lasse sie 2–7 Tage bei Zimmertemperatur, ohne direkte Sonne, ziehen. Schüttle die Flasche in dieser Zeit einmal täglich. Probiere den Wein zwischendurch regelmäßig.
5. Sobald er dir richtig gut schmeckt, kannst du die Pflanzenteile herausfiltern. Kalt lagern.

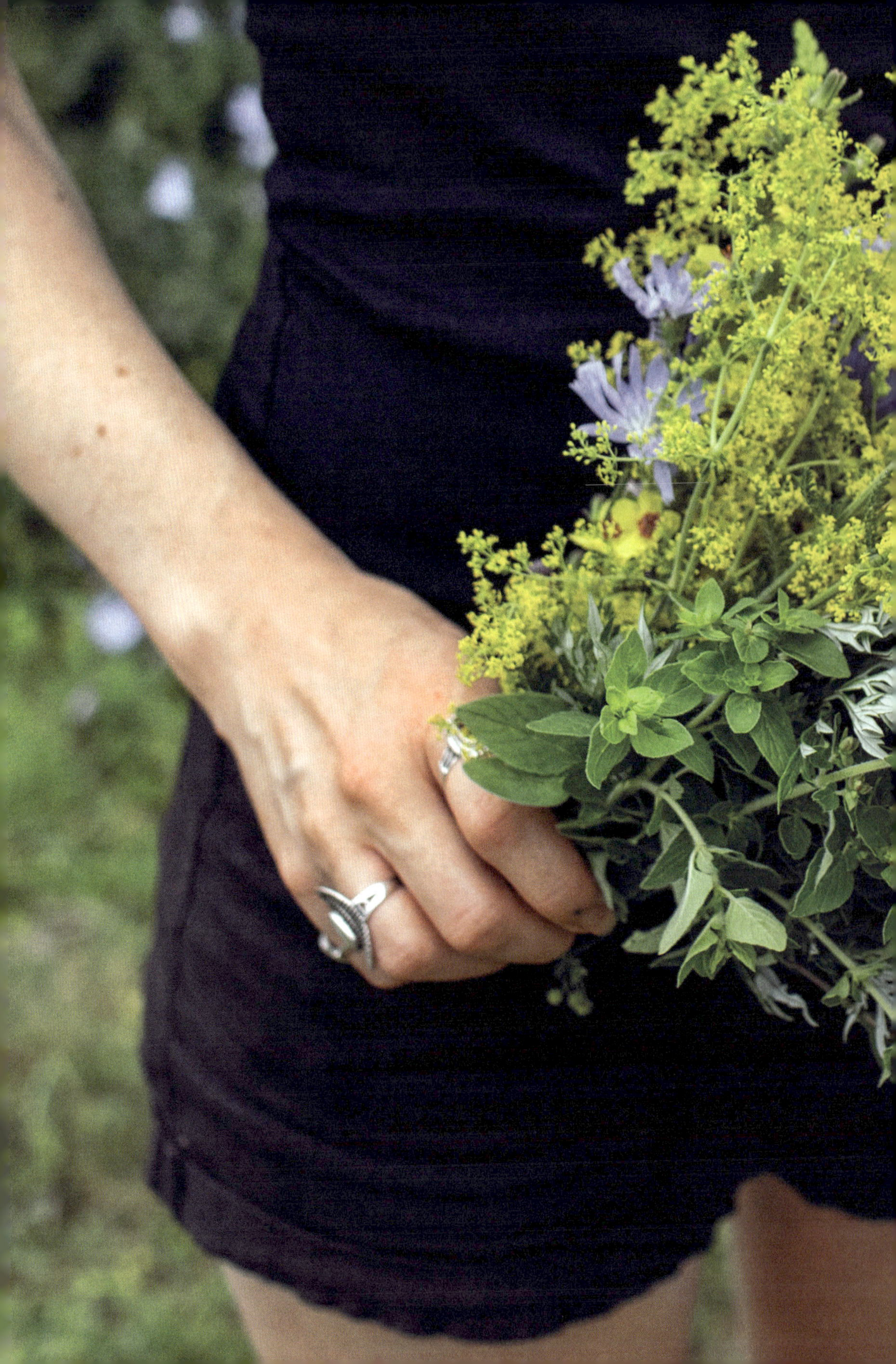

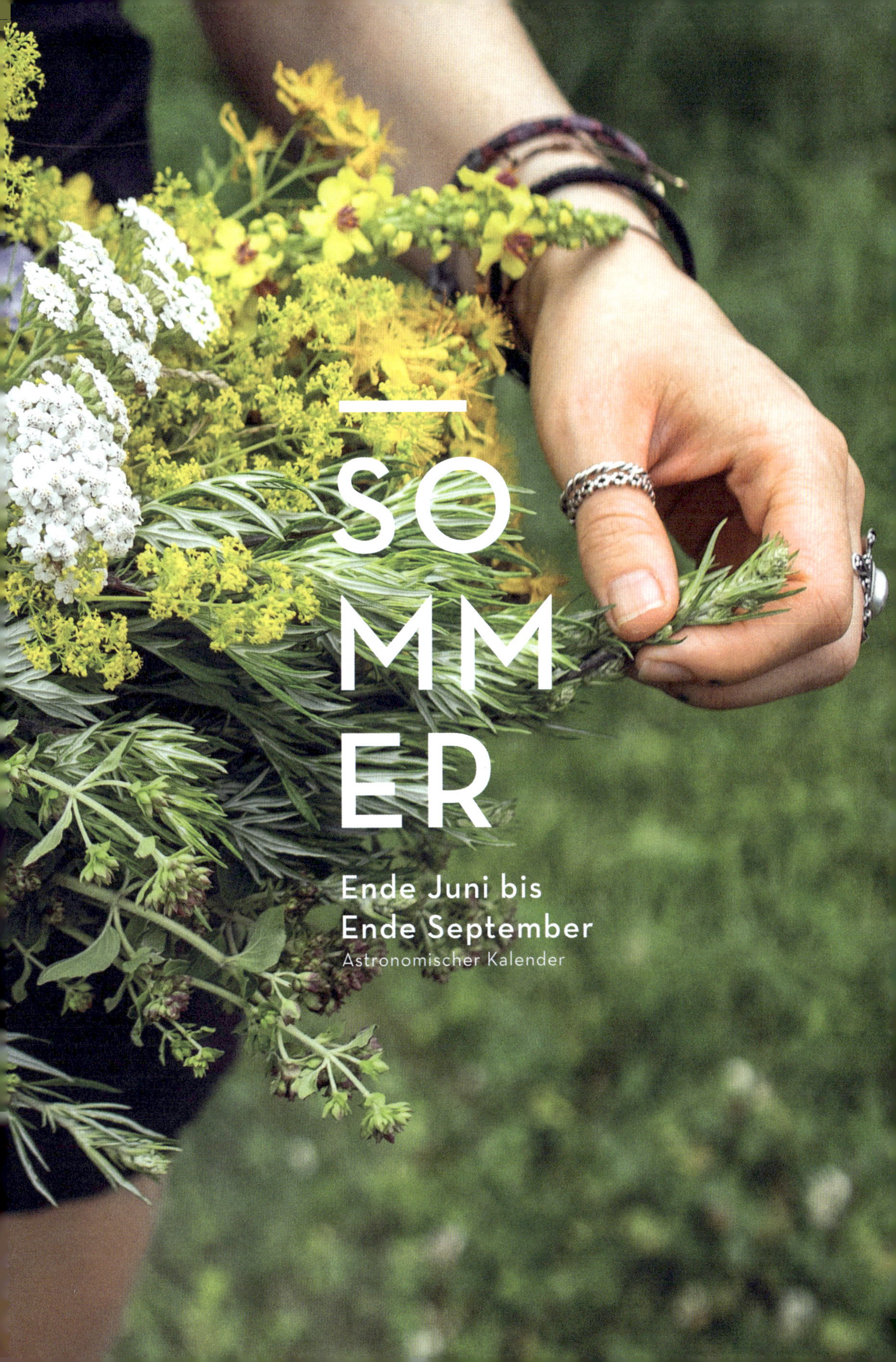

SOMMER

Ende Juni bis
Ende September

Astronomischer Kalender

Essbares im Juli

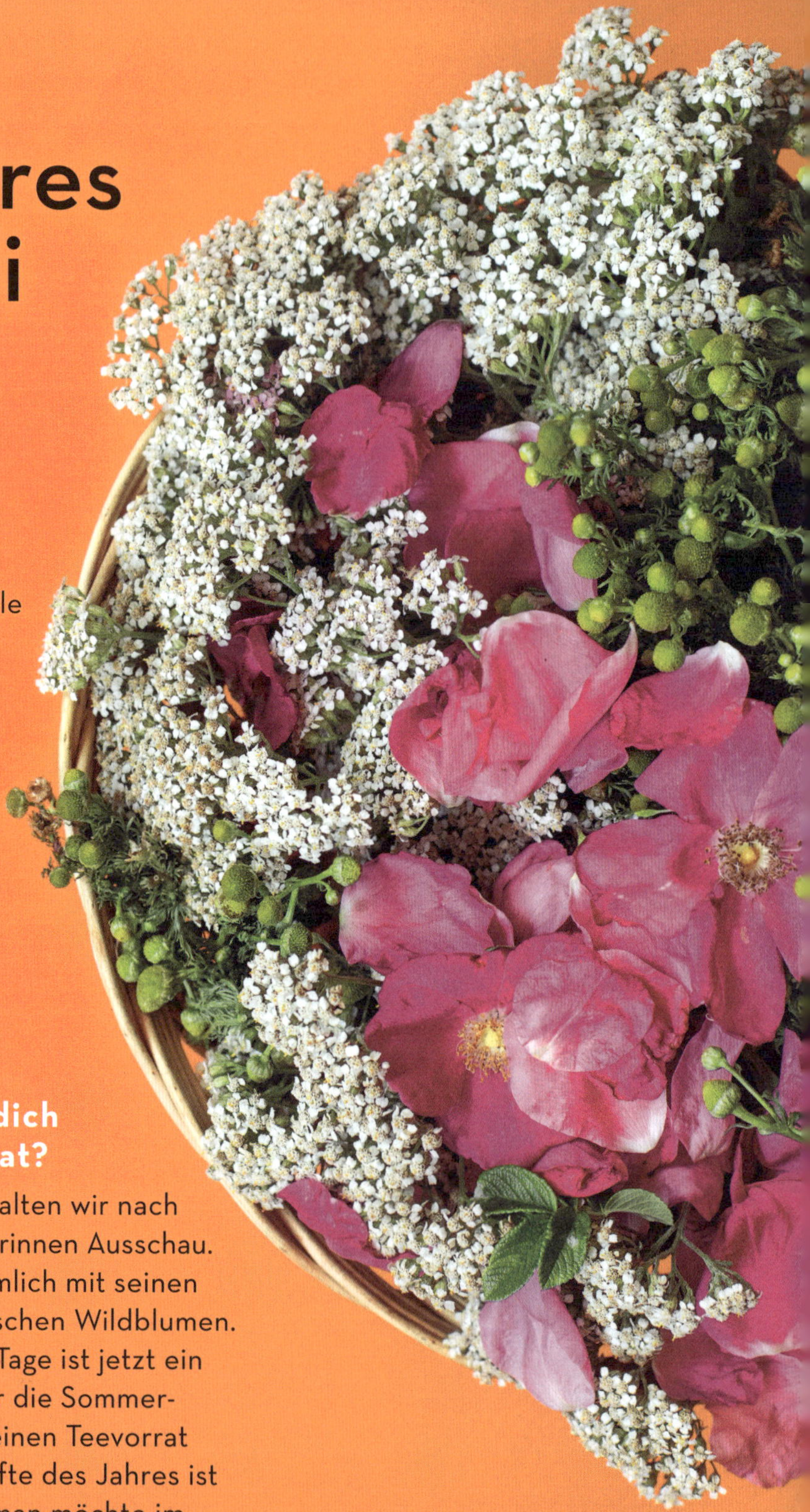

Neu im Sammelkorb

Kartoffelrose
Strahlenlose Kamille
Schafgarbe

Was erwartet dich in diesem Monat?

In diesem Monat halten wir nach den Sonnenanbeterinnen Ausschau. Der Juli prahlt förmlich mit seinen riesigen, majestätischen Wildblumen. Dank der warmen Tage ist jetzt ein guter Zeitpunkt für die Sommer-Kräuterernte, um einen Teevorrat anzulegen. Die Hälfte des Jahres ist schon vorbei und man möchte im Winter ja so einige Vorratsgläschen im Schrank stehen haben.

Kartoffelrose

ROSA RUGOSA

Heilwirkung Sie wirkt u.a. krampflösend, entzündungshemmend, beruhigend, zusammenziehend und schmerzstillend. Sie eignen sich super für die Hautpflege oder zur Unterstützung bei psychischer Belastung oder Menstruationsschmerzen. Als Heilpflanze nutze ich sehr gerne die Blüten und später auch die Früchte (Hagebutten) der Hundsrose. Mehr dazu auf Seite 142.

Kräuterapotheke Tinktur, Oxymel, Ölauszug, Heilwein, Tee, Salbe, Lotion, Gesichtswasser

Kräuterküche Zusatz in Blütenbutter, Likör, Sirup, Gelee, Marmelade, Cocktails, Blütenzucker. Man kann den einzigartigen Duft von Rosen tatsächlich durch verschiedene Methoden konservieren. Roh schmecken sie säuerlich und man spürt direkt die enthaltenen Gerbstoffe. Der Mund wird dementsprechend trocken und pelzig. Verarbeitet ist das aber kein Thema mehr.

Hinweis Man kann alle ungespritzten Wild- und Kulturrosen der Gattung Rosa nutzen.

Erkennungsmerkmale

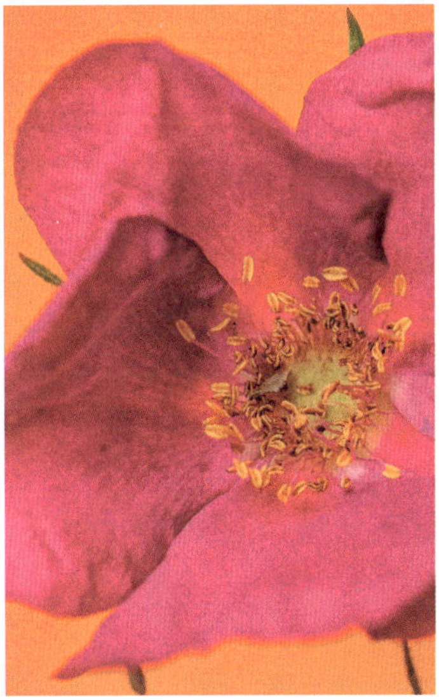
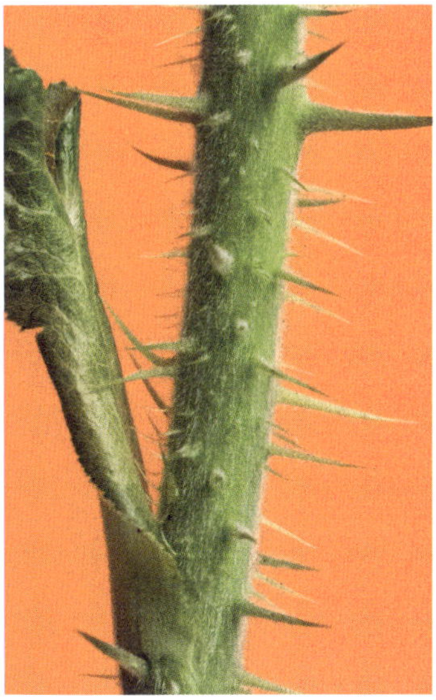
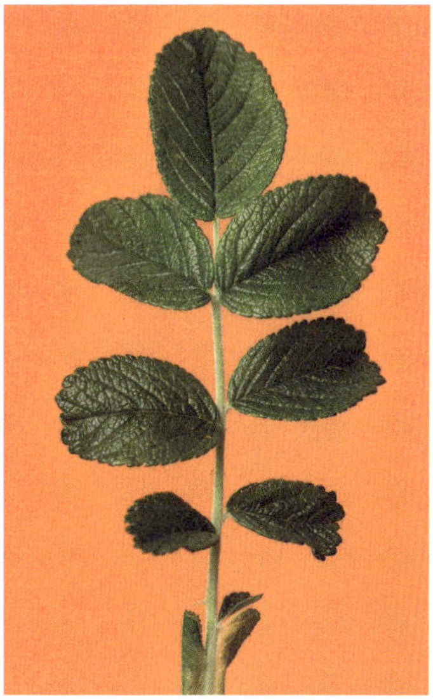

Höhe Bis zu 150 cm **Wuchs** Strauch, mit vielen unterschiedlich langen Stacheln versehen
Blüte Um die 6–8 cm groß, meist dunkelrosa (gibt es auch in Weiß), fünf Kronblätter
Blätter Unpaarig gefiedert, runzelige Oberfläche, 5–9 Fiederblättchen
Früchte Ab September, große Hagebutte mit abgeflachter, kugeliger Form, enthält viele Nüsschen

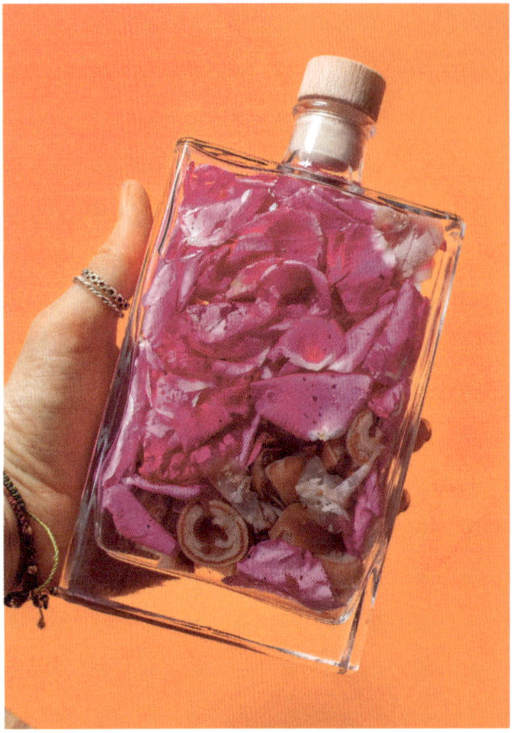

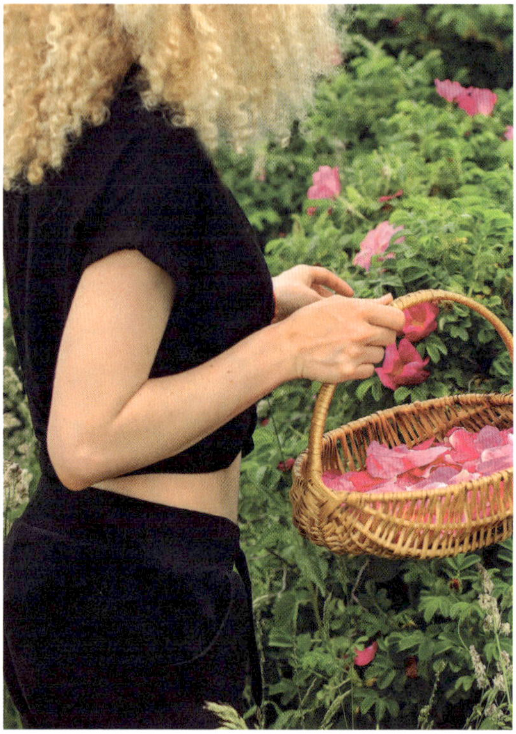

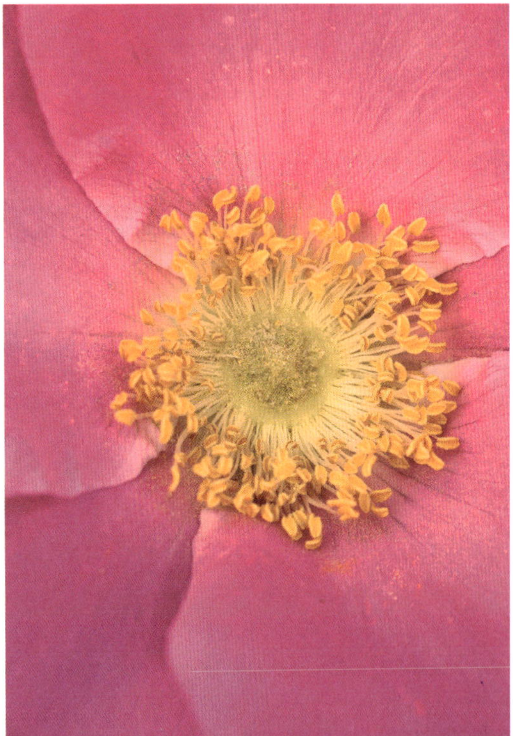

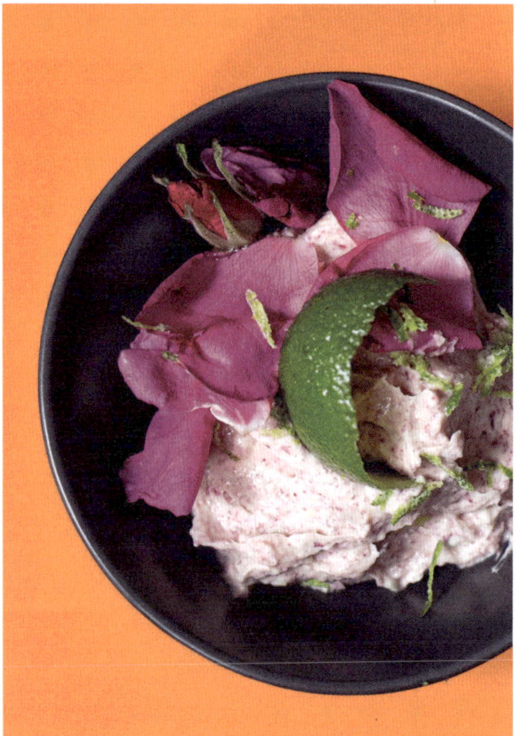

Rosenlikör

Zutaten

+ 2 Handvoll frische Kartoffelrosenblüten
+ 10 Datteln (oder mehr)
+ 1 Vanilleschote
+ 500 ml Wodka
+ Bei Bedarf etwas Agavendicksaft

Gut zu wissen

Auf diesen Likör freue ich mich jedes Jahr. Die Kartoffelrosen geben ein wahnsinnig intensives Rosenaroma ab. Ich bin jedes Mal aufs Neue Fan-Girl. Der Likör schmeckt so, wie Rosen riechen. Bei anderen Rosenarten klappt das nicht so gut.

Herstellung

1 Sammle die pinken Rosenblüten an einem sonnigen Tag. Schneide die Datteln klein und kratze das Mark der Vanilleschote heraus. Gib nun alle Zutaten, bis auf den Agavendicksaft, in eine Flasche.

2 Verschließe sie und stelle sie an einen sonnengeschützten Ort, wo der Likör nun bei Zimmertemperatur mindestens einen Monat ziehen kann. Schüttle die Flasche wenn möglich jeden Tag durch. Meinen letzten Rosenlikör habe ich ein Jahr lang ziehen lassen – er war so lecker intensiv.

3 Nach der Ziehzeit wird der Likör abgefiltert, bei Bedarf mit Agavendicksaft nachgesüßt und mit Wasser verdünnt. Auf 3 Teile Likör fülle ich ungefähr 1 Teil Wasser. Liköre über 20%igen Alkoholgehalt sind etwa ein Jahr haltbar. Beschriften nicht vergessen.

Limettige Blütenbutter

Zutaten

+ 1 Handvoll Rosenblütenblätter
+ 100 g pflanzliche Butter
+ 1 EL Agavendicksaft
+ Saft und Schale von 1/4 Bio-Limette

Gut zu wissen

Du kannst die Creme in Eiswürfelformen einfrieren und so für besondere Events haltbar machen. Das Rezept funktionert auch mit anderen essbaren Blüten wie Löwenzahn, Rotklee oder Kamille.

Herstellung

1 Sammle die Rosen an einem sonnigen Tag. Für das Rezept brauchst du weiche pflanzliche Margarine/Butter. Erwärme sie dementsprechend gegebenfalls kurz und vermische sie mit allen Zutaten in einer Schüssel.

2 Püriere alle Teile gut miteinander. Dabei entsteht eine wunderbar duftende, cremige rosa Masse. Schmecke sie ab und füge gegebenenfalls noch mehr Agavendicksaft oder Limette hinzu.

3 Du kannst die Creme direkt verwenden oder kühl lagern, einfrieren oder beispielsweise als Topping für Muffins weiterverarbeiten. Sie schmeckt auch hervorragend auf Croissants, Waffeln oder Pfannkuchen. Sie ist auf jeden Fall ein Hightlight bei gemütlichen Frühstücken am Wochenende.

Strahlenlose Kamille

MATRICARIA DISCOIDEA

Heilwirkung Laut Naturheilkunde hat sie eine beruhigende und krampflösende Wirkung und kann so bei Verdauungsbeschwerden helfen. Dazu kommt, dass sie sich auch entspannend und schlaffördernd auf den Körper auswirken kann. Sie hat ähnliche Wirkungen wie die Echte Kamille, wobei das enthaltene ätherische Öl bei den beiden Kräutern anders zusammengesetzt ist.

Kräuterapotheke Tee, Oxymel, Sirup, Heilwein, Tinktur, Kräuterbad, Fußbad

Kräuterküche Zusatz in Nachspeisen, Wassereis, Limonade, Salat, Kräuterbutter, Cocktails. Als ich die Blüten zum ersten Mal probiert habe, war ich total überrascht. Sie schmecken fruchtig, süßlich und erinnern an Ananas. Wirklich der Knaller! Musst du unbedingt mal probieren, falls du sie noch nicht kennen solltest.

Hinweis Blüten sehen auf den ersten Blick wie eine noch nicht blühende, essbare Echte Kamille aus. Allergien gegen Korbblütler abklären.

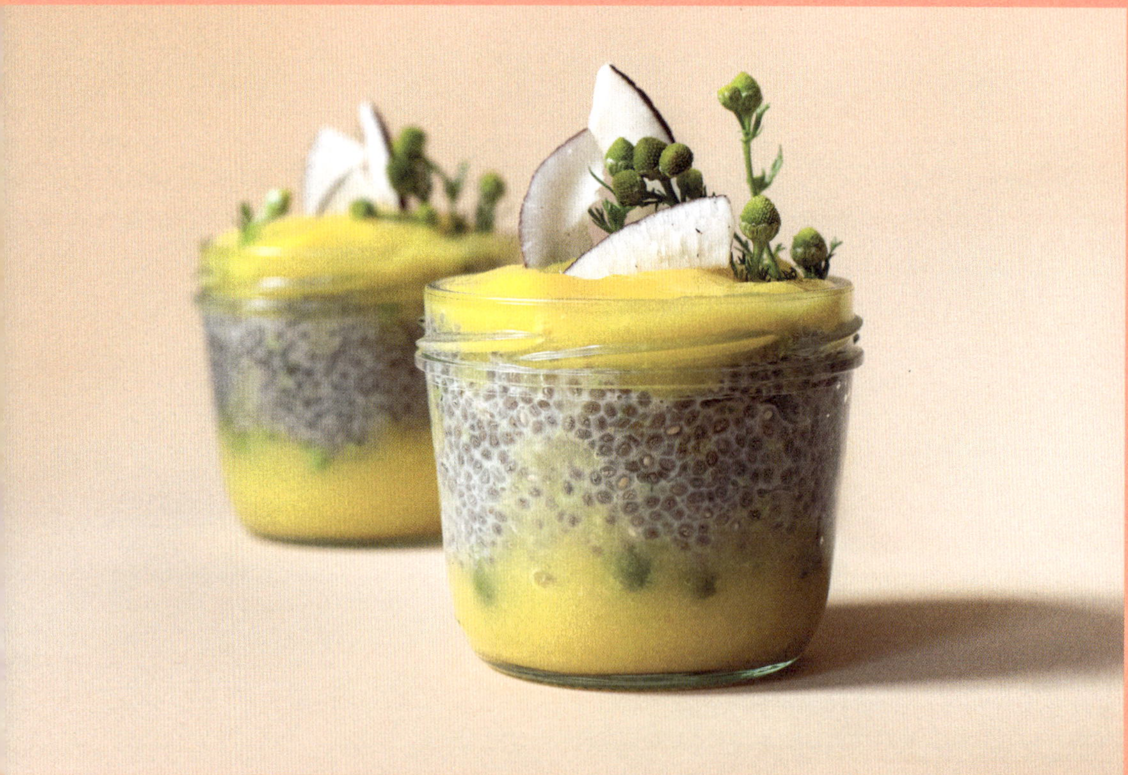

Erkennungsmerkmale

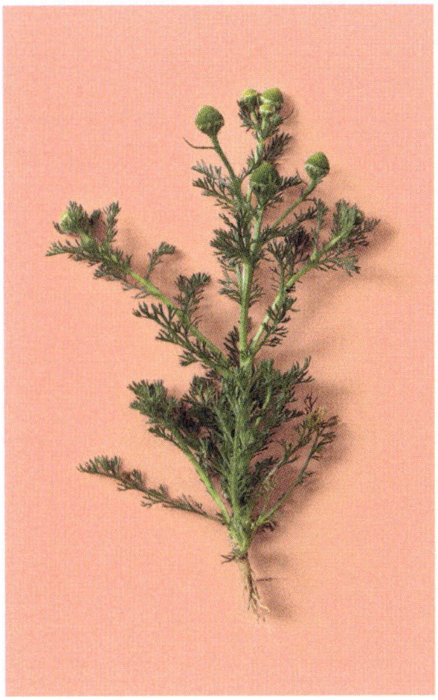
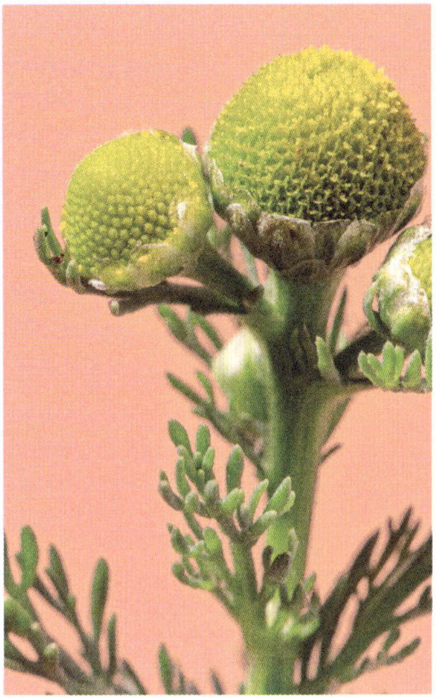
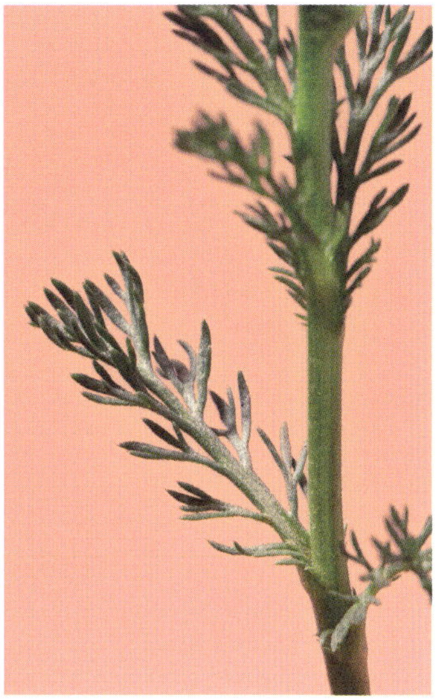

Höhe Circa 10–30 cm **Wuchs** Wächst aus Blattrosette hervor, unregelmäßig verzweigt, wächst aufrecht **Blüte** Gelbgrüne Röhrenblüten in Blütenkörbchen, ohne weiße Zungenblüten **Blätter** Fein, mehrfach gefiedert, spitz zulaufend

Kamillen-Chia-Pudding

Zutaten

+ 1 Handvoll Blüten der Strahlenlosen Kamille (alternativ geht auch die Echte Kamille)
+ 50 g Chia Seeds
+ 300 ml Kokosmilch
+ 1 reife Banane
+ 1 reife Mango
+ 1–2 EL grobe Kokosraspel
+ Ggf. etwas zum Süßen

Herstellung

1 Sammle die Blüten an einem sonnigen Tag, wasche sie und trockne sie ab. Schneide die Hälfte der Blüten klein und stelle die noch ganzen Blüten in einem Schälchen, gefüllt mit Wasser, in den Kühlschrank.

2 Vermenge nun die Chia Seeds mit der Kokosmilch. Rühre die Mischung gut um und achte darauf, dass sich keine großen Mengen Samen an einer Stelle befinden. Zerdrücke die reife Banane mit einer Gabel und gib sie sowie die zerkleinerten Kamillenblüten zu der Kokos-Chia-Mischung.

3 Die Mischung darf nun mehrere Stunden, gerne auch über die Nacht, ruhen und aufquellen.

4 Im Anschluss wird die Mango püriert. Gib die Hälfte davon sowie die restlichen Blüten in Gläser. Dann kommt der Chia-Pudding dazu und obendrauf eine weitere Schicht Mangopüree, Kokos und Blütendeko.

Schafgarbe

ACHILLEA MILLEFOLIUM

Heilwirkung Sie kann bei allerlei Verdauungsproblemen wie Völlegefühl und Luft im Bauch helfen. Außerdem ist sie eine sehr wertvolle Heilpflanze, wenn man Unterleibsschmerzen während der Periode hat. Ihre krampflösende Wirkung ist großartig! Äußerlich angewendet kann sie zudem bei Akne und kleinen Wunden guttun. Sie zählt zu meinen Lieblingskräutern.

Kräuterapotheke Tee, Sitzbad, Tinktur, Presssaft, Magenbitter, Pulver, Umschläge, Hydrolat, Oxymel, Gesichtswasser

Kräuterküche Zusatz in Sirup, Tomatensalat, Senf, Kräuterwein, Gewürzpulver, Kräutersalz. Man verwendet vor allem die jungen Blätter und Blüten. Die harten Stängel eignen sich als Spieße für Grillgemüse. Der Geschmack der Schafgarbe ist sehr aromatisch, würzig und krautig.

Hinweis Sie kann auf den ersten Blick mit stark giftigen Doldenblütlern verwechselt werden. Die Schafgarbe ist allerdings ein Korbblüter. Achte immer auf die typische augenbrauenähnliche Blattform. Allergien gegen Korbblütler abklären.

Erkennungsmerkmale

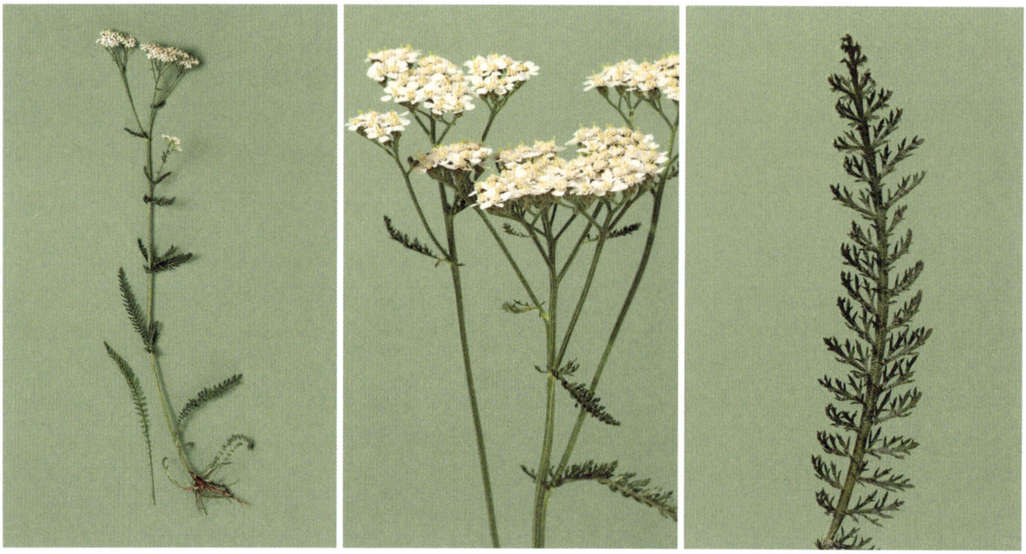

Höhe Circa 20–100 cm **Wuchs** Wächst aus Blattrosette hervor, aufrecht wachsende Stängel, sehr stabil **Blüte** Weiß-gelbe Röhrenblüten im Körbchen mit circa 5 weißen Zungenblüten, gestielte Scheindolde mit vielen Körbchen auf einer Pflanze **Blätter** Fein gefiedert, erinnern an Augenbrauen

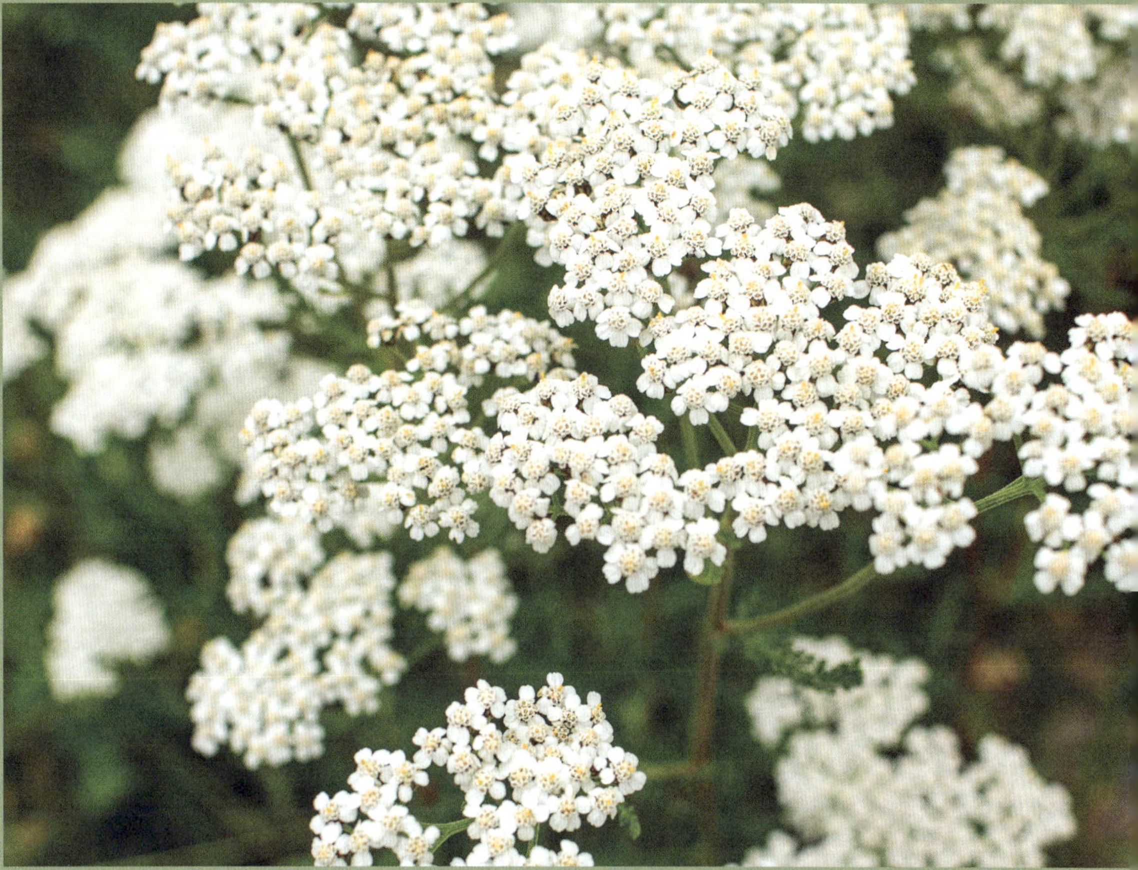

WILDE KRÄUTER GEGEN UNTERLEIBSKRÄMPFE

Mir liegt dieses Thema sehr am Herzen. Wie ich selbst auch, haben viele meiner Freundinnen jeden Monat Schmerzen während ihrer Periode. Es gibt zwei Kräuter, mit denen ich sehr gute Erfahrungen gemacht habe und über die auch in Zyklus-Fachbüchern in höchsten Tönen gesprochen wird. Und zwar geht es um die Schafgarbe und um das Gänsefingerkraut, welches auch Krampfkraut genannt wird. Ich ärgere mich immer darüber, dass dieses Wissen nicht zur Allgemeinbildung gehört. Ich meine, wer hat schon Lust, sich jeden Monat zu verkriechen und Schmerzmittel zu nehmen? Natürlich gibt es Fälle, wie z.B. manche Formen von Endometriose, wo Kräuter alleine nicht oder nur bedingt helfen können. Aber ein Versuch ist es auf jeden Fall wert!

Wie genau man die Kräuter anwendet, findest du auf der nächsten Seite. Es ist auf jeden Fall wichtig, dass man frühzeitig startet. Selbstfürsorge und etwas Planung ist also angesagt. Falls du dich noch nicht mit deinem Zyklus beschäftigt hast, empfehle ich dir, ihn von nun an zu dokumentieren. Eine App kann dafür sehr hilfreich sein.

Happy-Perioden-Tee

Zutaten

- 1 EL getrocknete oder 2 EL frische Schafgarbenblüten und -blätter
- 1 EL Gänsefingerkraut (du kannst aber auch nur Schafgarbe nutzen)
- 250 ml Wasser

Gut zu wissen

Laut Volksmedizin kannst du, wenn du unter einer sehr starken Periode leidest, bei diesem Rezept noch Hirtentäschelkraut dazugeben. Es wirkt blutstillend und kann die starke Blutung abschwächen. Die Echte Kamille wirkt übrigens auch krampflösend.

Herstellung

1 Schneide die Kräuter klein, gib sie in ein Sieb und stelle dieses in eine Tasse. Gieße das heiße, nicht kochende Wasser über die Kräuter und lasse den Tee 10 Minuten zugedeckt ziehen.

2 Nimm die Kräuter heraus und lasse den Tee etwas abkühlen. Genieße ihn, sobald er eine angenehme Temperatur hat, und entspanne dich dabei. Alleine die Wärme des Tees kann schon entspannend wirken.

Anwendung

Wichtig ist, dass man mindestens 4 Tage, bevor die Periode überhaupt anfängt, startet, den Tee 2–3 Mal am Tag zu trinken. So hat der Körper Zeit, sich auf die kommende Menstruation vorzubereiten. Wenn die Unterleibsschmerzen sehr stark sind, kann man auch schon nach dem Eisprung anfangen, den Tee zu trinken. Alternativ kann man sich auch eine Tinktur herstellen. Diese ist in der Anwendung wesentlich unkomplizierter, falls man nicht den ganzen Tag einen Wasserkocher zur Hand hat.

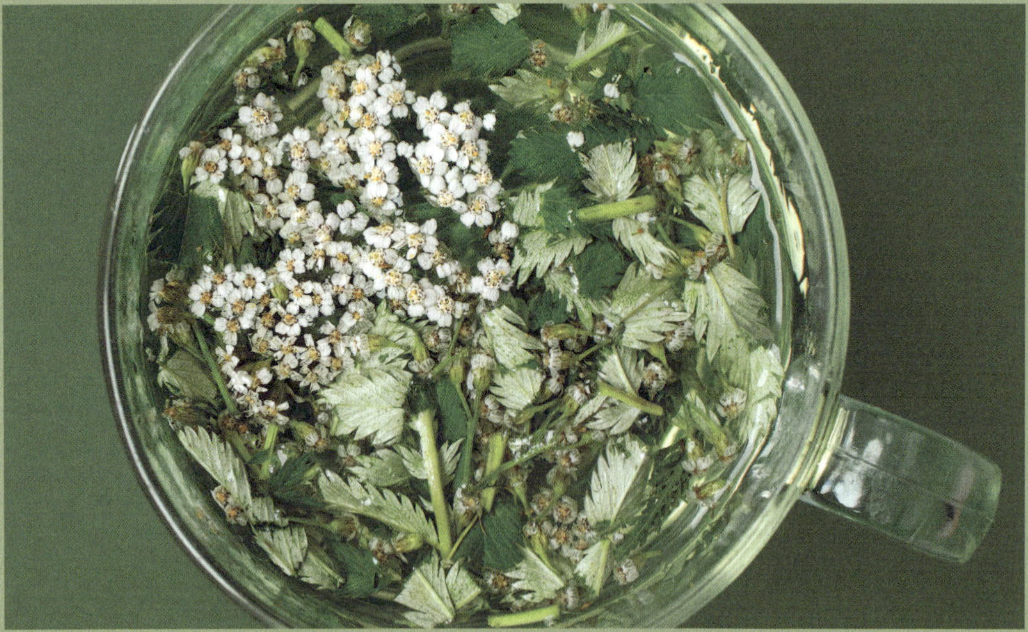

Pfeffriges Sommersalz

Zutaten

+ 2 Handvoll gemischte Kräuter wie Schafgarbe, Rosmarin, Thymian, Currykraut, Liebstöckel und Oregano. Du kannst natürlich auch andere Kräuter wählen oder nur Schafgarbe verwenden.
+ 2 Handvoll Salz deiner Wahl (ich nutze Alpensalz)
+ 2 TL schwarze Pfefferkörner

Gut zu wissen

Nutze das Salz für die gewisse Würze in verschiedenen Gerichten. Das Gute ist, dass du neben dem leckeren Geschmack direkt die wertvollen Inhaltsstoffe der Kräuter zu dir nimmst. Kräutersalze regen dazu an, weniger Salz zu nutzen. Würzen statt salzen ist dann also angesagt.

Herstellung

1. Sammle die Schafgarbe und schneide die Blüten und Blätter vom harten Stängel. Diese wollen wir nicht verwenden. Falls du die anderen Kräuter nicht im Garten hast, kannst du sie auf dem Wochenmarkt oder im Supermarkt kaufen. Auch diese von den Stängeln befreien und ggf. waschen. Pro voller Hand Kräuter, nutze ich eine volle Hand Salz. Dazu kommen dann noch die Pfefferkörner.
2. Gib alle Zutaten in einen Mixer/Mörser oder verwende zum Zerkleinern einen Stabmixer.
3. Streiche dann das feuchte Salz dünn auf ein Backpapier aus und stelle es an einen warmen, luftigen, vor Sonne geschützen Ort, wo es nun 2 Tage lang trocknen darf. Ein warmer Flur wäre optimal.
4. Mixe das trockene Salz noch einmal durch und gib es in ein verschließbares Glas.

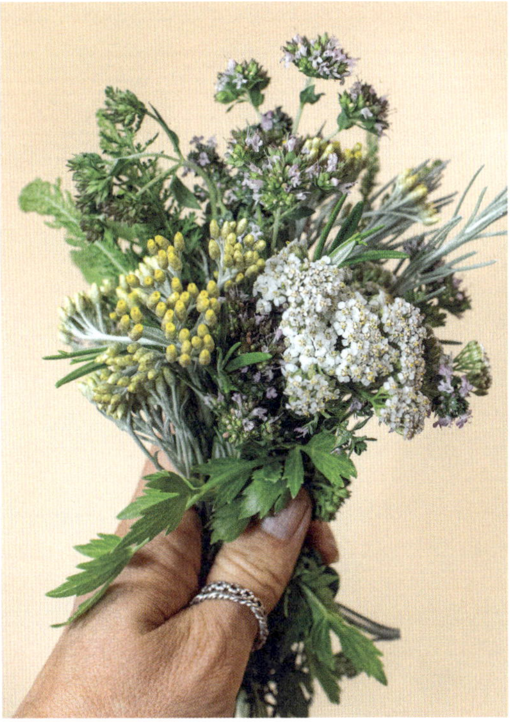

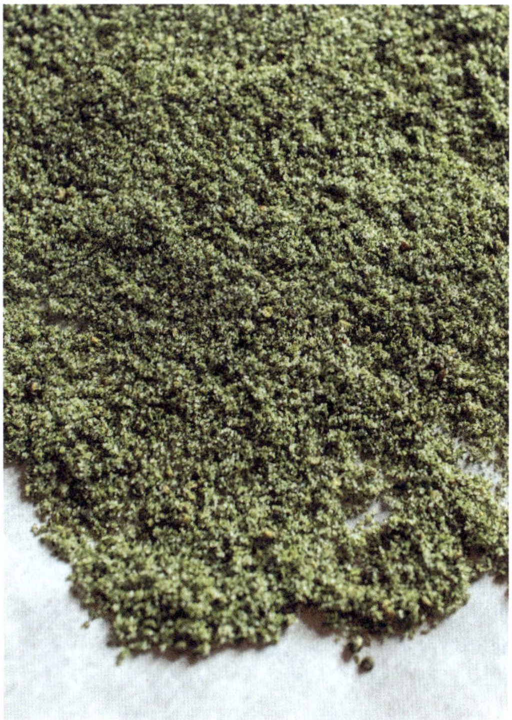

Mach deinen Körper zu deinem Lieblingsort

Baue dir mit Pflanzen ein neues Körpergefühl auf.

Wenn man Zugriff auf allerlei Heilpflanzen hat, deren Wirkung und Dosierung man kennt, wird sich das eigene Körpergefühl verändern. So ist es mir zumindest ergangen. Durch die Verbindung zur Pflanzenwelt hatte ich auf einmal die Möglichkeit, eigenverantwortlich und rasch beim ersten Krankheitsgefühl zu handeln und so schon viele Ausbrüche abzuwenden. Hier ein paar Beispiele: Beim ersten Halskratzen nehme ich rohen Knoblauch, bei essensbedingten Bauchschmerzen gibt es Bittertropfen, bei schwächelndem Immunsystem nutze ich Wildfrüchte-Oxymel, bei kleinen Wunden kommt Spitzwegerichsalbe zum Einsatz und so weiter.

Das Resultat dieser ganzen Helferlein ist, dass ich meinem Körper viel besser zuhöre, regelmäßig in ihn einchecke und sich mein Feingefühl stark verbessert hat. Was braucht er? Fehlt ihm etwas? Überlaste ich ihn? Kann ihm eine Pflanze guttun?

Der Körper ist super im Kommunizieren. Nur das Zuhören sollten wir eben wieder mehr lernen.

Auch ich muss mich immer wieder daran erinnern, die Beziehung aufrechtzuerhalten. Das geht mal besser, mal schlechter. Aber mein Körpergefühl ist eben im Vergleich zu früher sooo viel intensiver geworden. Ohne das Heilpflanzenwissen wusste ich mir früher in vielen Situationen einfach nicht zu helfen. Eine Zeitlang gabs bei mir maximal Teebeutel aus dem Supermarkt und wieviel Gutes da drin ist, ist fraglich. Auch meine Körpersignale habe ich gerne mal gekonnt ignoriert. Im Nachhinein hat mich aber selbst diese Zeit viel gelehrt: Wertschätzung, Achtsamkeit und Eigenverantwortung.

Wildkräuter kennen und nutzen heißt für mich, selbstbestimmter leben.

Heilkräuter geben uns allen die Möglichkeit, bei Alltagsbeschwerden selbstständig zu handeln und unsere Gesundheit mit zu beeinflussen. Eine gut ausgestattete Kräuterapotheke ist dafür schon mal ein super Baustein. Aber auch Heilpflanzen haben ihr Limit! Deshalb bin ich sehr froh, dass wir die Schulmedizin haben. Um den Körper wirklich glücklich zu machen, bedarf es außerdem noch Bewegung, gesunden Schlaf, viel Flüssigkeit, ausgewogene Ernährung, soziale Kontakte, Pausen, Spiel und Spaß und mehr.

Du wirst beim In-dich-Hineinhören merken, dass dein Körper ein absolutes Wunderwerk ist, welches permanent für dich arbeitet und in der Lage ist, dich vor vielen Außeneinwirkungen zu beschützen – oder es zumindest versucht. Lass uns dankbar für dieses „Zuhause“ sein und dem Körper dafür hin und wieder ein paar Kräuter schenken.

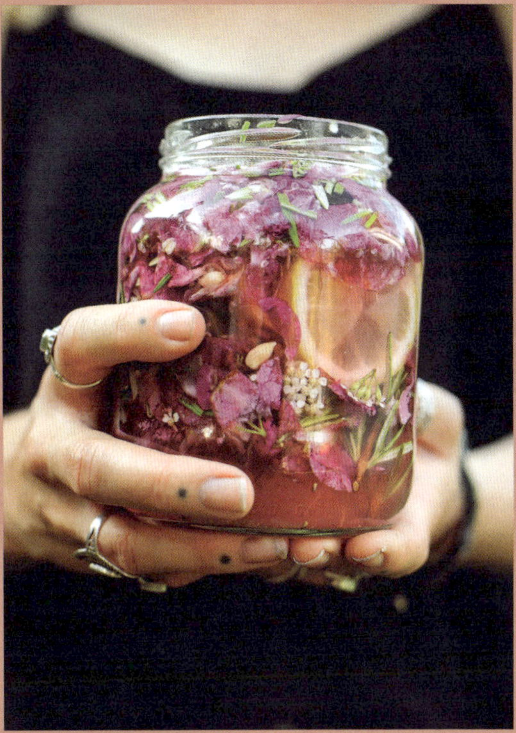

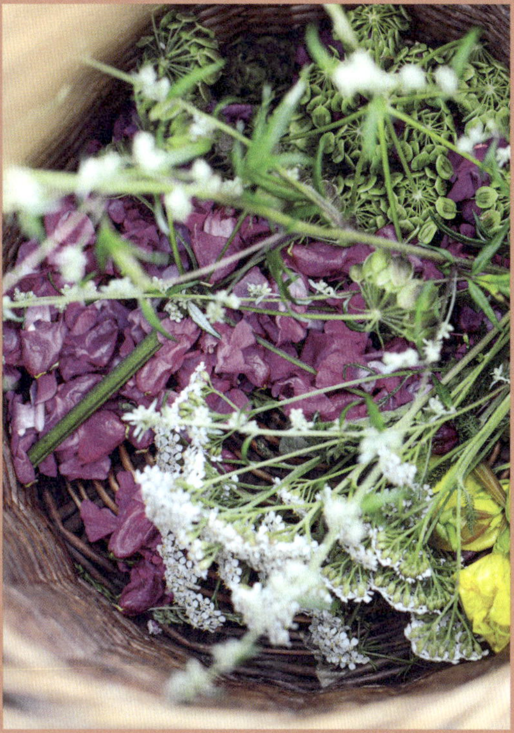

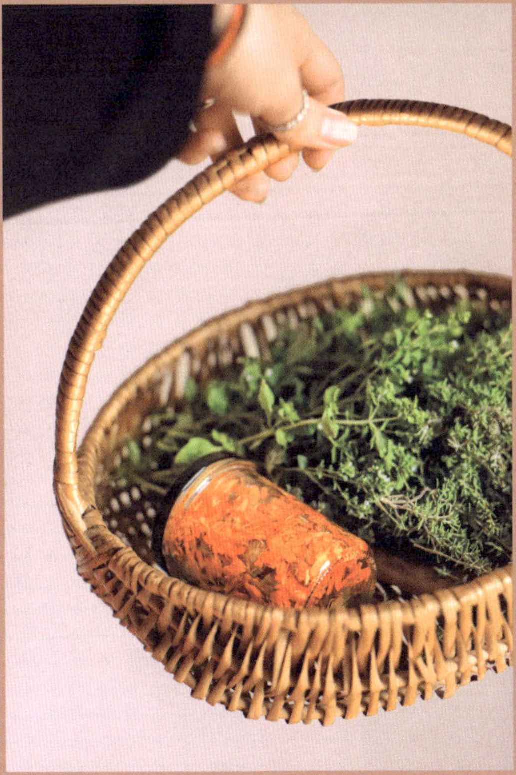

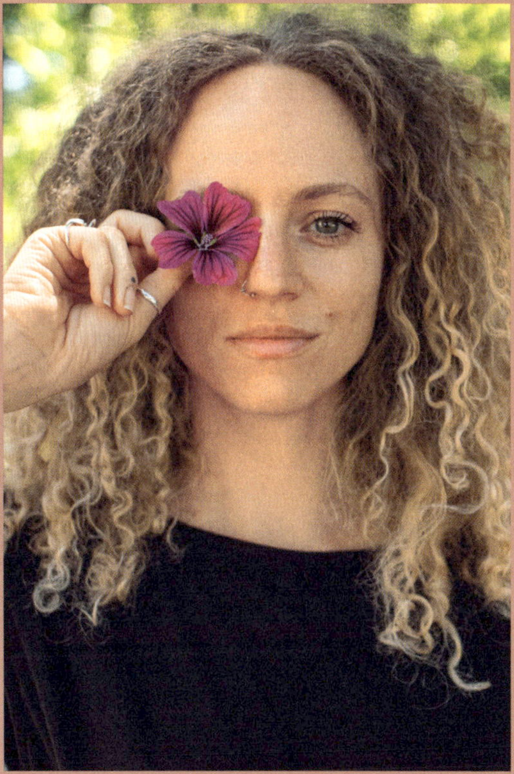

Essbares im August

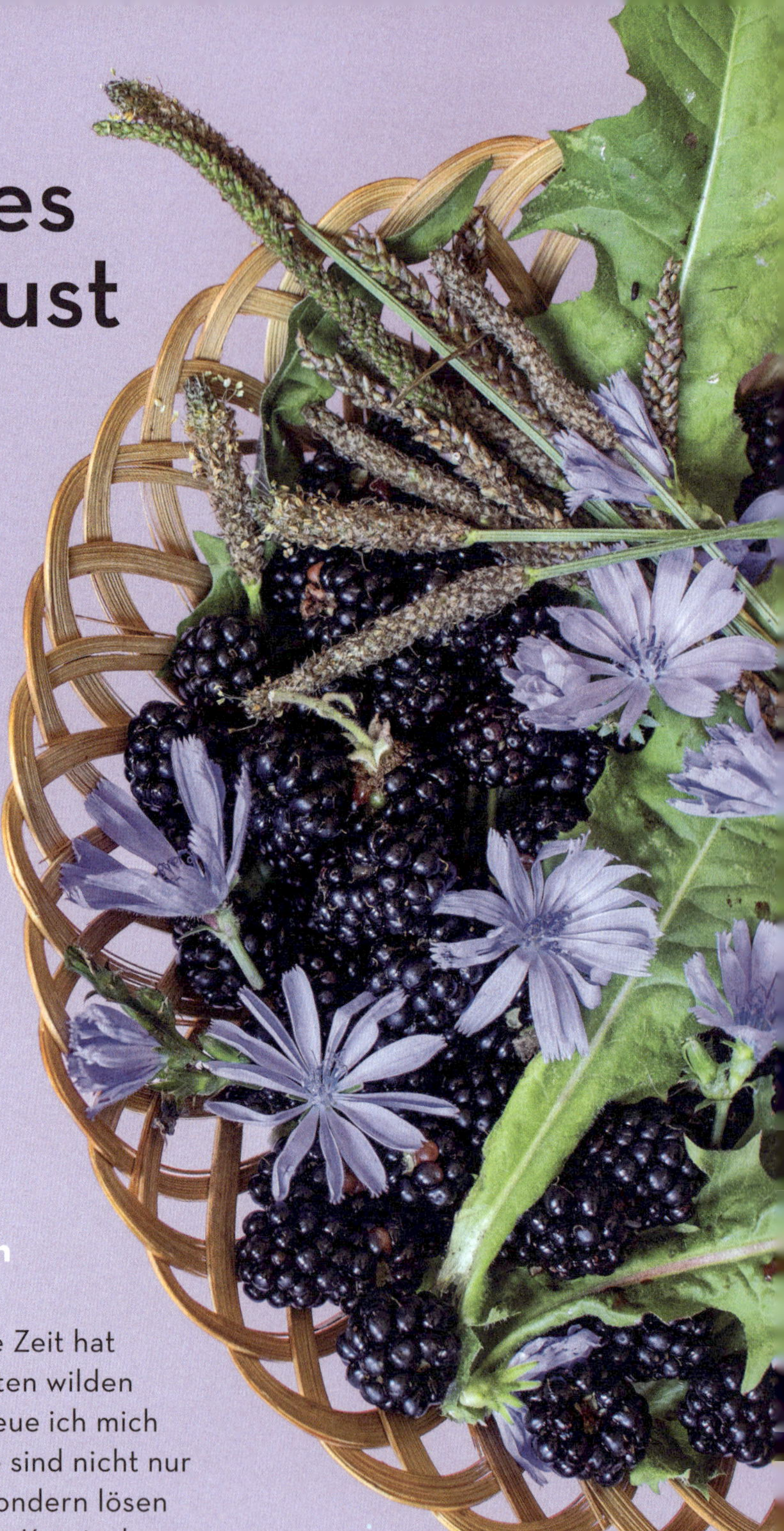

Neu im Sammelkorb

Brombeere
Wilde Samen
Wegwarte

Was erwartet dich in diesem Monat?

Eine neue, erntereiche Zeit hat begonnen. Auf die ersten wilden Früchte und Samen freue ich mich immer sehr, denn viele sind nicht nur köstlich und gesund, sondern lösen auch eine extra Portion Kräuterhexe in mir aus. Die ersten Rottöne in den Sträuchern, die leise Idee von Herbst in der Luft. Das Jahr schreitet voran.

Brombeere

RUBUS FRUTICOSUS

Heilwirkung Die dunklen Beeren enthalten viele Vitamine wie Provitamin A und Vitamin C und kommen mit einer ganzen Reihe an Mineralstoffen wie Kalzium, Kalium und Magnesium um die Ecke. So stärken sie die Abwehrkräfte und das Herz-Kreislauf-System. Die Brombeerblätter enthalten viele Gerbstoffe und können so u.a. bei Entzündungen im Mund- und Rachenraum helfen.

Kräuterapotheke Blätter für Tee, Gurgelmittel, Kräuterbad, Tinktur, Gesichtswasser. Die Früchte am besten durch Essen in den Alltag integrieren.

Kräuterküche Zusatz in Müsli, Saft, Marmelade, Gelee, Smoothie, Eiscreme, Likör, Essigauszug, Fruchtsalat oder in allerlei Gebäcken. Die süß-sauren Beeren waren für mich damals einer der Einstiege zur Wildpflanzenwelt. Da ich sie noch aus dem Garten meiner Eltern kannte, war die Hürde klein und der Appetit groß.

Hinweis Man kann sie mit der ebenso essbaren Kratzbeere verwechseln. Diese ist allerdings blau und weniger aromatisch. Im direkten Vergleich erkennt man den Unterschied ganz klar.

Erkennungsmerkmale

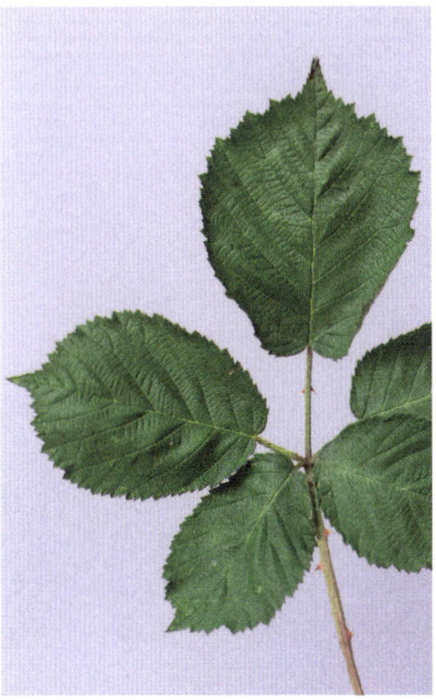
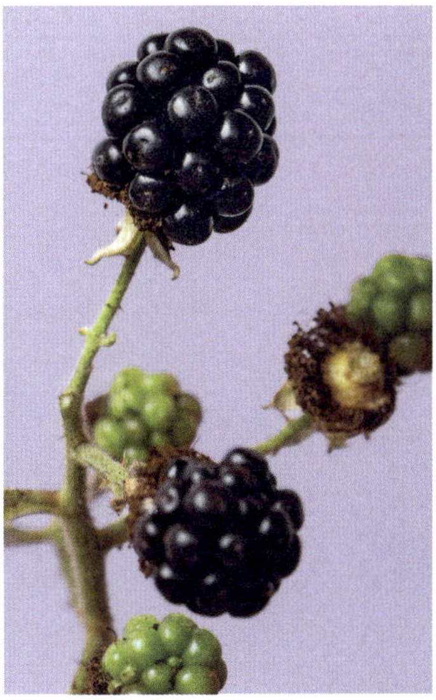
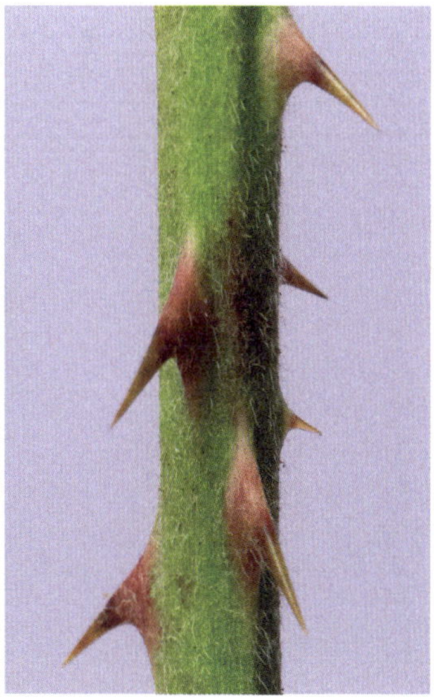

Höhe Circa 50–300 cm **Wuchs** Buschig, stachelig, häufig immergrün, ausdauernd
Früchte Schwarz, glänzend, aus einzelnen Teilfrüchten zusammengesetzt (Sammelsteinfrüchte)
Blätter Dunkelgrüne Oberseite, meist weißfilzige Unterseite mit Stacheln

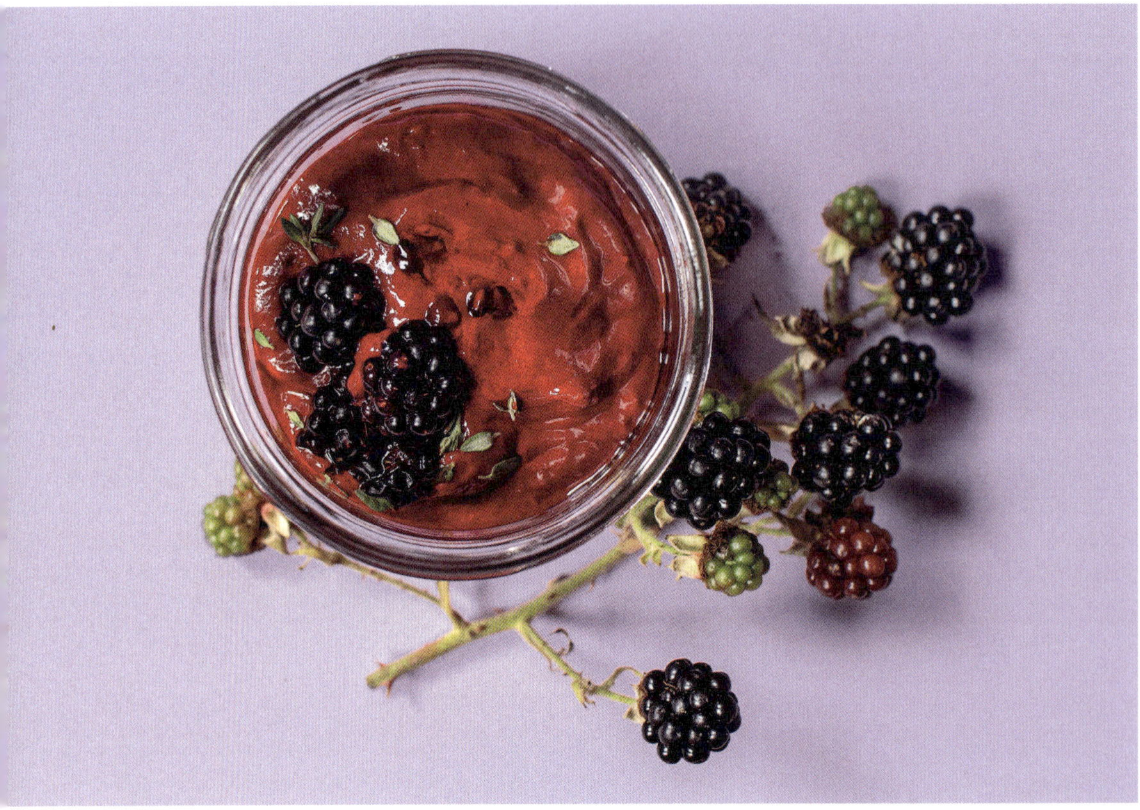

Brombeersenf

Zutaten

+ 300 g frische Brombeeren
+ 3 EL Wasser
+ 2 EL Rohrohrzucker
+ 5 EL Rotweinessig
+ 3–4 EL mittelscharfer Senf
+ 3 TL frisches Thymiankraut

Gut zu wissen

Dieses Rezept könntest du auch mit Senfmehl oder Senfkörnern herstellen – das war zuerst auch mein Plan. Allerdings findet man die Zutaten nicht so leicht in gängigen Supermärkten und das finde ich etwas unpraktisch. Falls du magst, kannst du natürlich trotzdem herumprobieren.

Herstellung

1 Sammle die Brombeeren, wasche sie und trockne sie vorsichtig ab. Gib das Wasser, den Zucker und den Essig in eine Pfanne und erhitze sie. Wenn sich der Zucker gelöst hat, kommen die Beeren dazu. Lasse das Ganze 10 Minuten einkochen. Dabei regelmäßig umrühren.

2 Fülle die Masse nun in einen Messbecher und lasse sie kurz abkühlen. Gib im Anschluss den Senf dazu und mixe alles gut durch. Schmecke ab, wie senfig du es haben möchtest. In ein Glas füllen und kühl lagern.

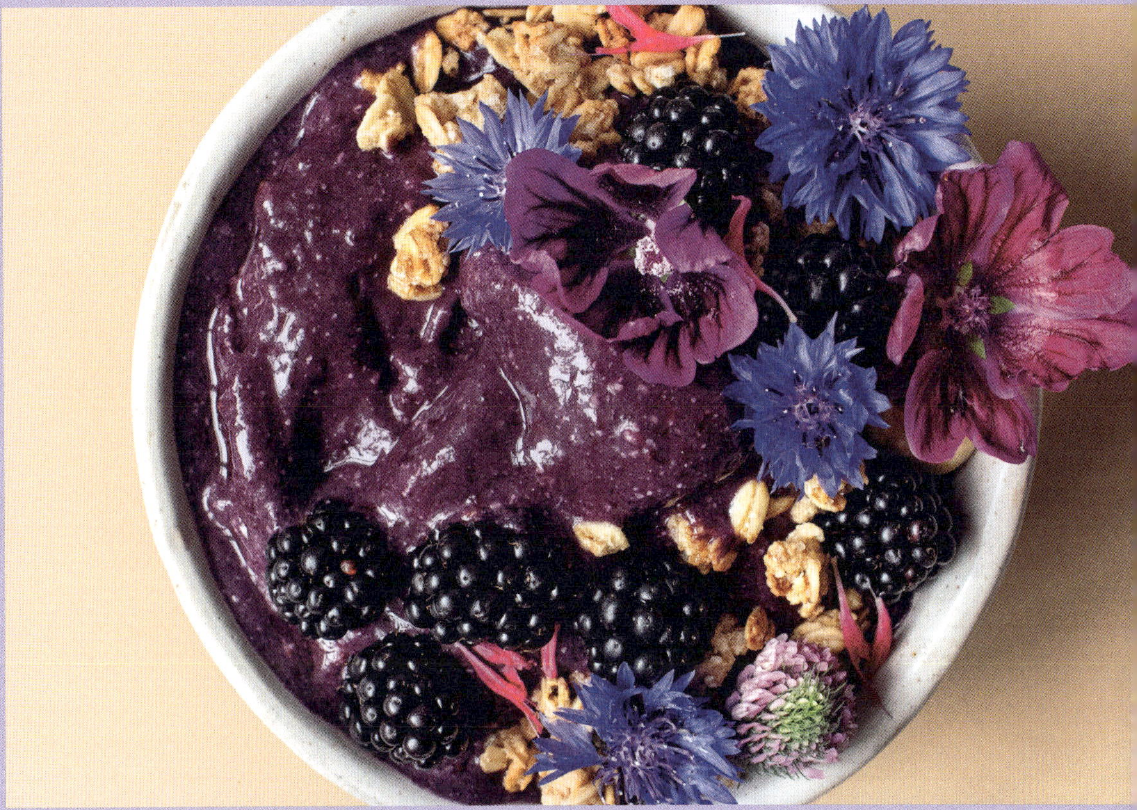

Brombeerbowl

Zutaten

+ 150 g gefrorene Brombeeren
+ 1 gefrorene Banane
+ Einen Schuss Hafermilch
+ 1 Prise Zimtpulver
+ Süße nach Bedarf (z.B. 2 EL Agavendicksaft)
+ 3–4 EL Knuspermüsli
+ Früchte und Blüten als essbare Deko

Gut zu wissen

Smoothiebowls werden schon seit einiger Zeit sehr gehypt. Die kunterbunten Schalen sehen auch einfach einladend aus – man kann es nicht anders sagen. Das Gute an der Zubereitung ist, dass man sich mit den Zutaten komplett austoben kann. Fast alle Früchte sind verwendbar und auch bei den Toppings ist Platz für kreative Freiheit.

Herstellung

1 Gib alle Zutaten in einen Mixer und mixe sie zu einer cremigen Masse. Süße es ggf. noch etwas nach.

2 Fülle den Smoothie in eine hübsche Schüssel und dekoriere ihn mit dem Knuspermüsli und den restlichen Früchten und Blumen. Du kannst sie frei verteilt, in Linien, Kreisen oder anderen Mustern anordnen. Bei Bowls lasse ich mein Auge immer besonders gerne mitessen.

Wilde Samen

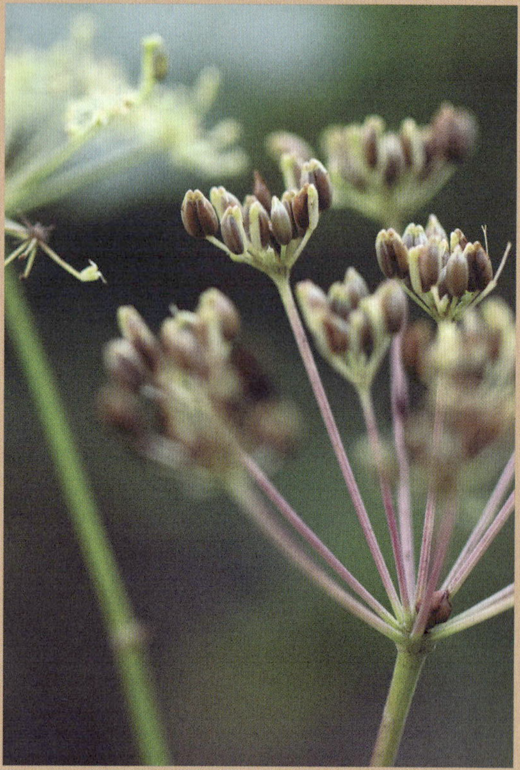

Einen kleinen Einblick möchte ich dir auch in die Welt der wilden Samen geben. Da passiert nämlich auch richtig cooles Zeug. Alle Pflanzen auf dieser Seite kommen im Buch vor. Du kannst sie also sicher bestimmen oder es lernen. Samen sind kleine Kraftpakete. Die Samen der Wegeriche gelten zum Beispiel als der heimische Flohsamen und können bei Darmproblemen behilflich sein. Die Samen der Brennnessel bestehen zu 30 % aus pflanzlichem Eiweiß. Auch der Giersch trägt appetitliche Samen, wobei man bei ihm unbedingt darauf achten muss, ihn nicht mit giftigen Pflanzen zu verwechseln.

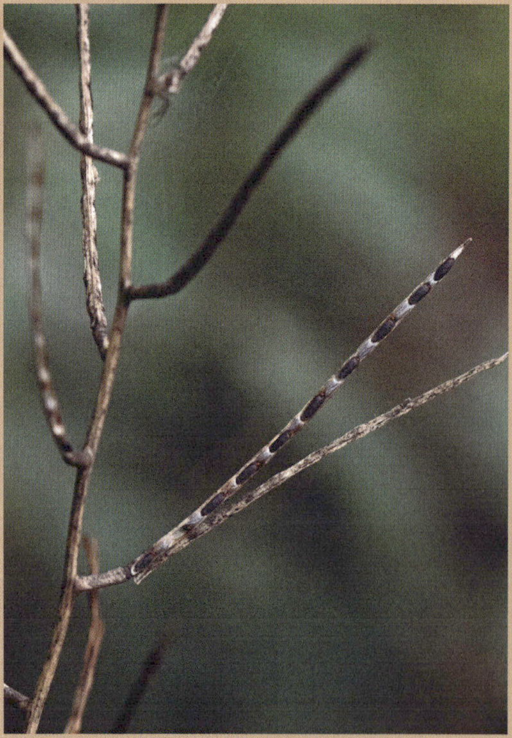

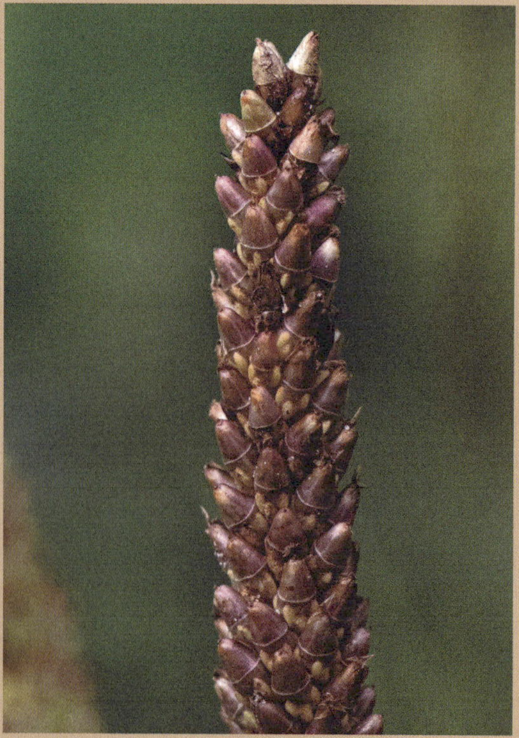

Links: Knoblauchsrauke | Rechts oben: Giersch | Rechts unten: Breitwegerich

Brennnesselsamen reifen nun bis tief in den Herbst hinein. Der Reifegrad unterscheidet sich von Region zu Region. Ausgereift sind die Samen, wenn du sie leicht von der Pflanze abrubbeln kannst und sie leicht bräunlich gefärbt sind. Im grünen, saftigen Zustand kannst du sie beispielsweise für Smoothies und Pestos nutzen. Sie schmecken leicht nussig.

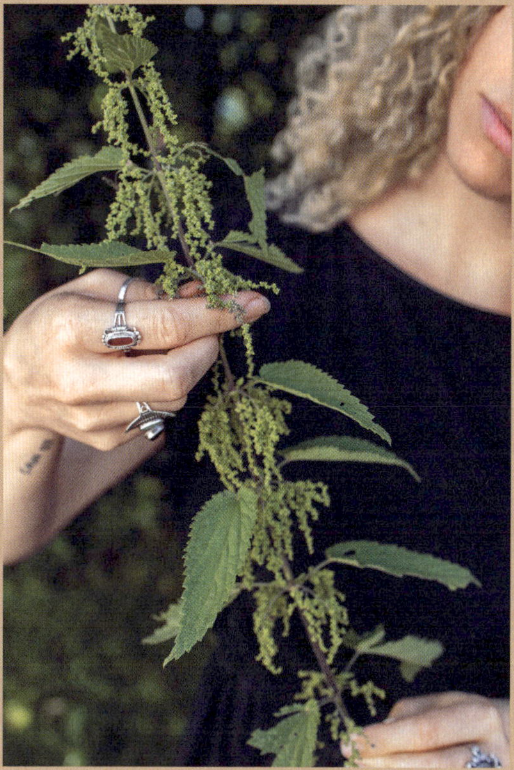

Samen ernten

1 Sammle die Samen von dir bekannten Kräutern an einem trockenen Tag. Trenne sie mit einem Messer von der Pflanze ab, breite sie zu Hause auf einem Backpapier aus und lasse sie an einem schattigen Plätzchen bei Zimmertemperatur mehrere Tage trocknen. Die Pflanzen sollten sich dabei möglichst nicht berühren. Gerne zwischendurch wenden.

2 Sobald die Pflanzenteile getrocknet sind, kannst du die Samen herauslösen. Mit kreisenden Fingerbewegungen klappt das immer sehr gut. Fange die Samen in einer Schüssel auf und entsorge den übrigen Teil.

3 Nun darfst du die kleinen, feinen Samen luftdicht verschließen und trocken und dunkel lagern. Ganz wichtig: Beschriften nicht vergessen. Die meisten Samen schmecken super lecker auf Müsli oder Salat.

Wegwarte

CICHORIUM INTYBUS

Heilwirkung Sie kann bei verschiedenen Verdauungsproblemen und Appetitlosigkeit helfen. Die Wegwarte hat außerdem eine antimikrobielle und entzündungshemmende Wirkung. Bei mir landen die Blätter gerne in meiner heißgeliebten Bittertinktur. Sie gehört für mich in jede Kräuterapotheke.

Kräuterapotheke Tee, Tinktur, Bitterpulver, Oxymel, Heilwein und Frischsaft

Kräuterküche Kaffeeersatz, Wurzelgemüse, essbare Blütendeko, Blätter als Spinatersatz, Zusatz zu Salat. Ich verwende die wunderschönen blauen Blüten in der Kräuterküche gelegentlich als kreative Verzierung. Der Kaffeeersatz aus den Wurzeln steht ganz oben auf meiner To-do-Liste. Gekauft schmeckt er schon mal hervorragend!

Hinweis Die Blüten in Kombination mit den Blättern sind gut von anderen Kräutern zu unterscheiden. Der Alpen-Milchlattich ähnelt der Wegwarte allerdings. Er wächst aber, wie der Name schon verrät, im Gebirge. Bei Gallensteinen fachkundige Personen befragen. Allergien gegen Korbblütler abklären.

Erkennungsmerkmale

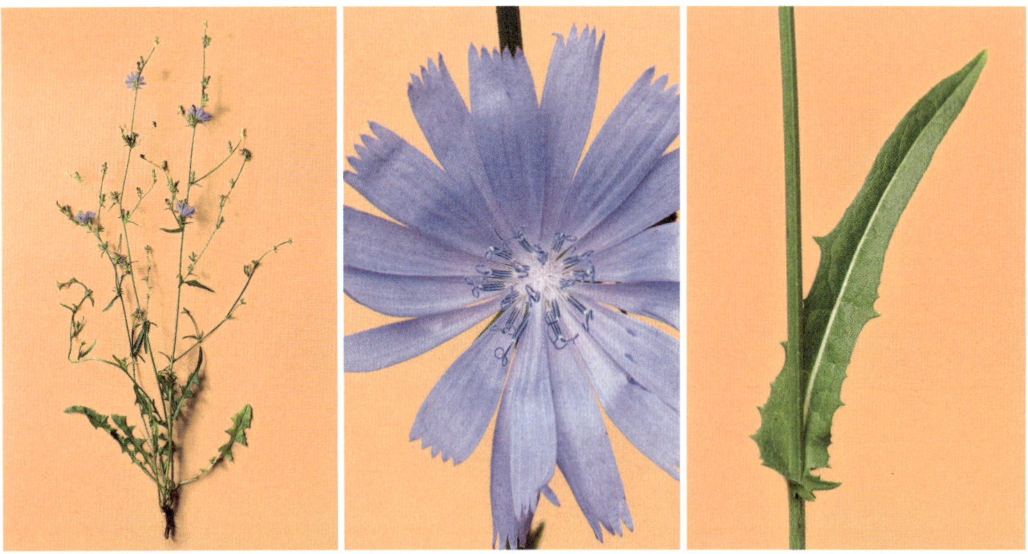

Höhe Bis zu 150 cm **Wuchs** Wächst aus Blattrosette hervor, hochwachsender Teil steif aufrecht und verzweigt **Blüte** Blau bis hellblauer Blütenkorb aus Zungenblüten, circa 5 cm groß **Blätter** Länglich-lanzettlich, ähneln denen des Löwenzahns **Gesamte Pflanze** Enthält weißen Milchsaft

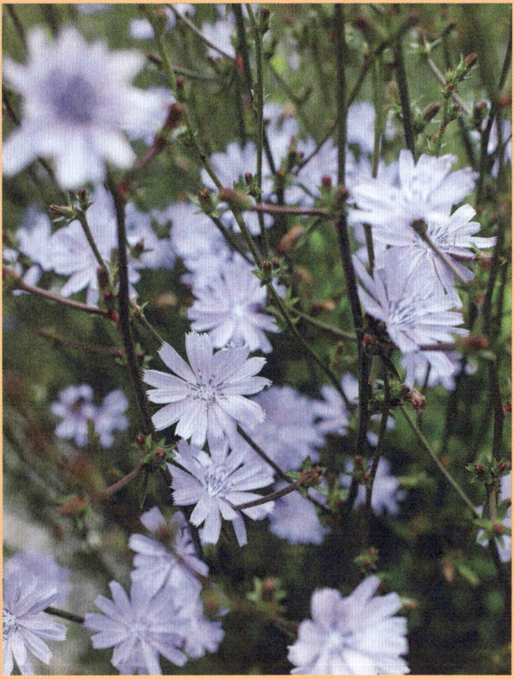

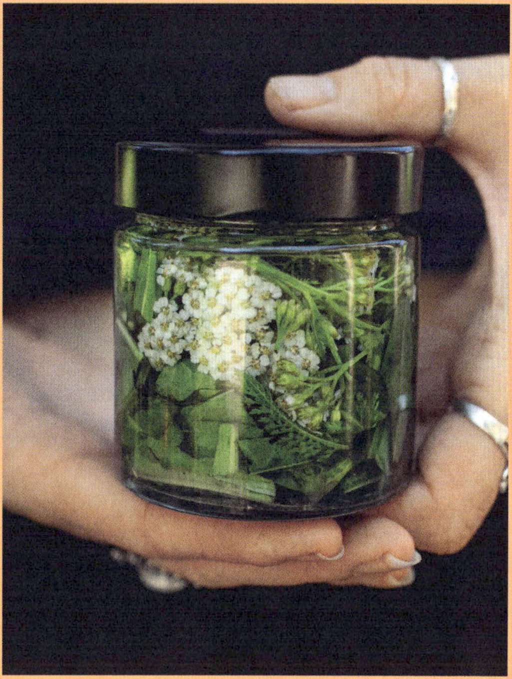

Bittertinktur

Zutaten

- Etwas Schafgarbe, Wegwarte, Löwenzahn, und Enzianwurzel (muss gekauft werden)
- 100 ml Wodka oder Korn

Gut zu wissen

Haltbarkeit Der Alkohol konserviert die Kräuter unkompliziert direkt für mehrere Jahre.
Nicht geeignet für Schwangere & Stillende.

Herstellung

1. Sammle die Wildkräuter, wasche sie und trockne sie vorsichtig ab. Kaufe die Enzianwurzel in guter Qualität. Schneide die Pflanzen klein und befülle ein Glas zur Hälfte in gleichen Teilen mit ihnen.
2. Fülle das Glas bis oben hin mit Alkohol auf. Verschließe und beschrifte es und stelle es an einen warmen, vor Sonne geschützten Ort. Lasse das Glas dort circa 4–8 Wochen ziehen und schüttle es am besten täglich.
3. Danach kannst du die fertige Tinktur absieben, in eine Pipettenflasche füllen und dunkel lagern.

Dosierung

Nutze die Tinktur entweder 15 Minuten vor oder 15 Minuten nach dem Essen, um die Verdauung zu unterstützen. Man kann die Tinktur aber auch einfach nach Bedarf bei akuten Verdauungsproblemen einnehmen. Dosierung: 15–20 Tropfen als Erwachsener.

Essbares im September

Neu im Sammelkorb

Vogelbeere
Schwarzer Holunder
Kornelkirsche
Weißdorn

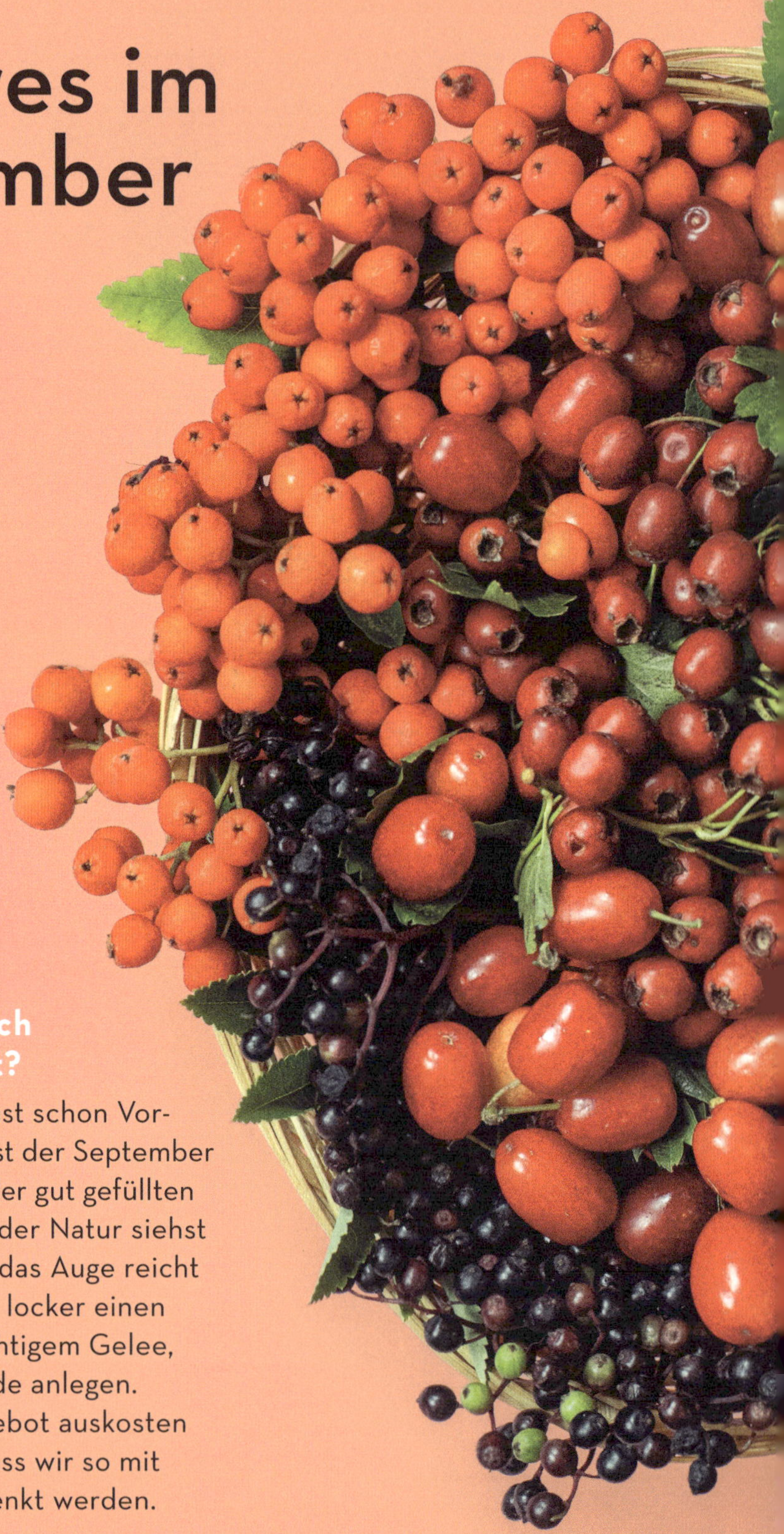

Was erwartet dich in diesem Monat?

Auch wenn der August schon Vorarbeit geleistet hat, ist der September für mich der Monat der gut gefüllten Einmachgläschen. In der Natur siehst du Wildobst so weit das Auge reicht und man könnte sich locker einen Jahresvorrat an fruchtigem Gelee, Sirup oder Marmelade anlegen. Lass uns dieses Angebot auskosten und dankbar sein, dass wir so mit Wildfrüchten beschenkt werden.

Vogelbeere

SORBUS AUCUPARIA

Heilwirkung Die Beeren der Eberesche, auch Vogelbeere genannt, enthalten sehr viel Vitamin C und wirken Immunsystem stärkend, antimikrobiell und appetitanregend. Außerdem sollen sie die Darmflora unterstützen.

Kräuterapotheke Tee, Tinktur, Oxymel, Mus

Kräuterküche Zusatz in Sirup, Mus, Gelee, Marmelade, Chutney oder als kandierte Früchte. Vogelbeeren schmecken extrem sauer, bitter, fruchtig und aufregend. Verarbeitet erinnern sie an saure Süßigkeiten aus der Kindheit. Sie werden durch Frost milder, deshalb lohnt es sich, die Beeren ein paar Tage lang einzufrieren.

Hinweis In größeren Mengen lösen die rohen Früchte Erbrechen und Durchfall aus, daher auch der Mythos, dass sie giftig seien. Die Parasorbinsäure, die dafür verantwortlich ist, wird beim Erhitzen zerstört. 1–3 rohe Beeren am Tag kann man als erwachsene Person aber ohne Bedenken essen. Unbedingt den Vögeln genug Beeren dalassen. Für sie sind sie eine wichtige Futterquelle.

Erkennungsmerkmale

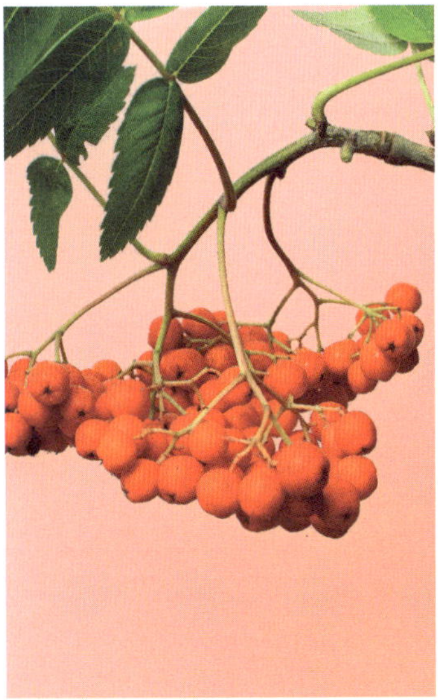
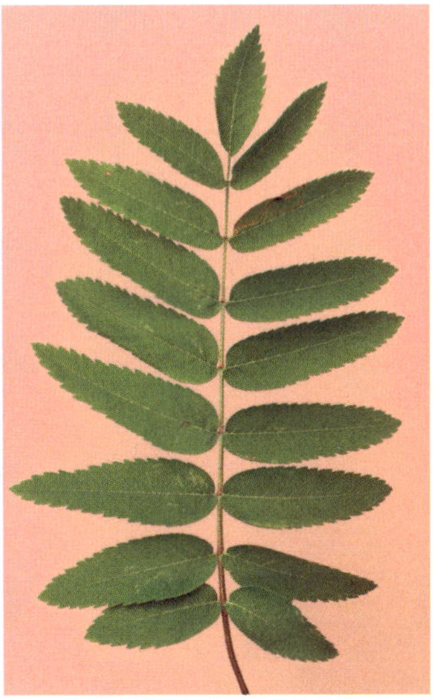
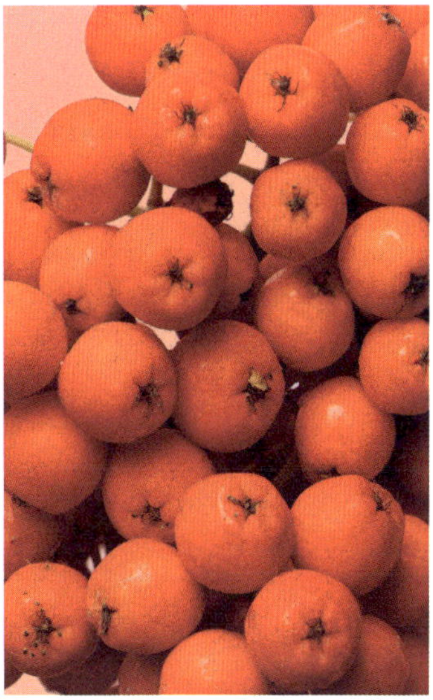

Höhe 15–20 m **Wuchs** Lockere, schmale Krone **Blätter** Gefiedert, um die 15 cm lang, ähneln Eschenblättern, wachsen wechselständig an den Ästen **Früchte** Im reifen Zustand orange-rot, um die 1 cm Durchmesser, rund, viele Früchte gebündelt

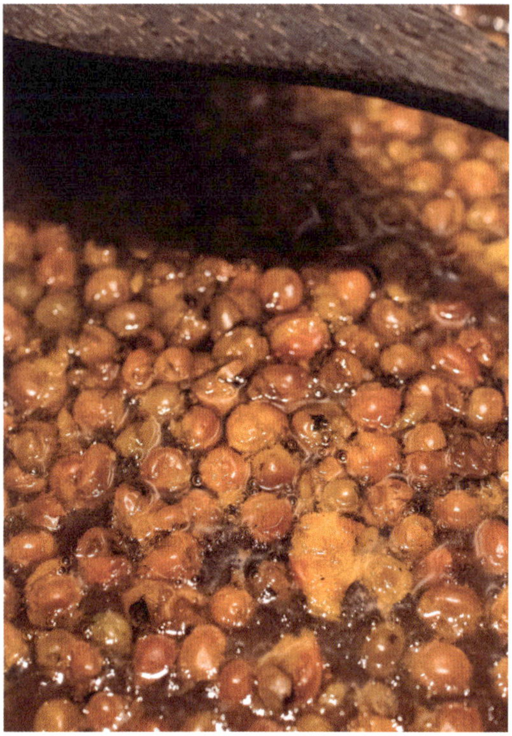

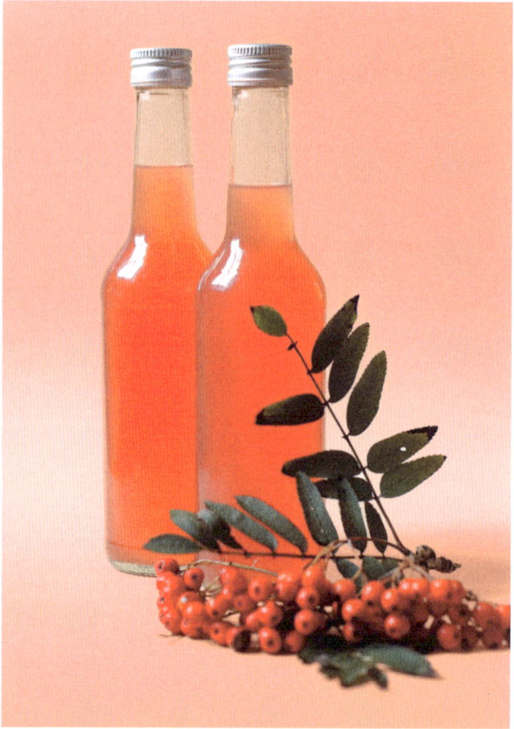

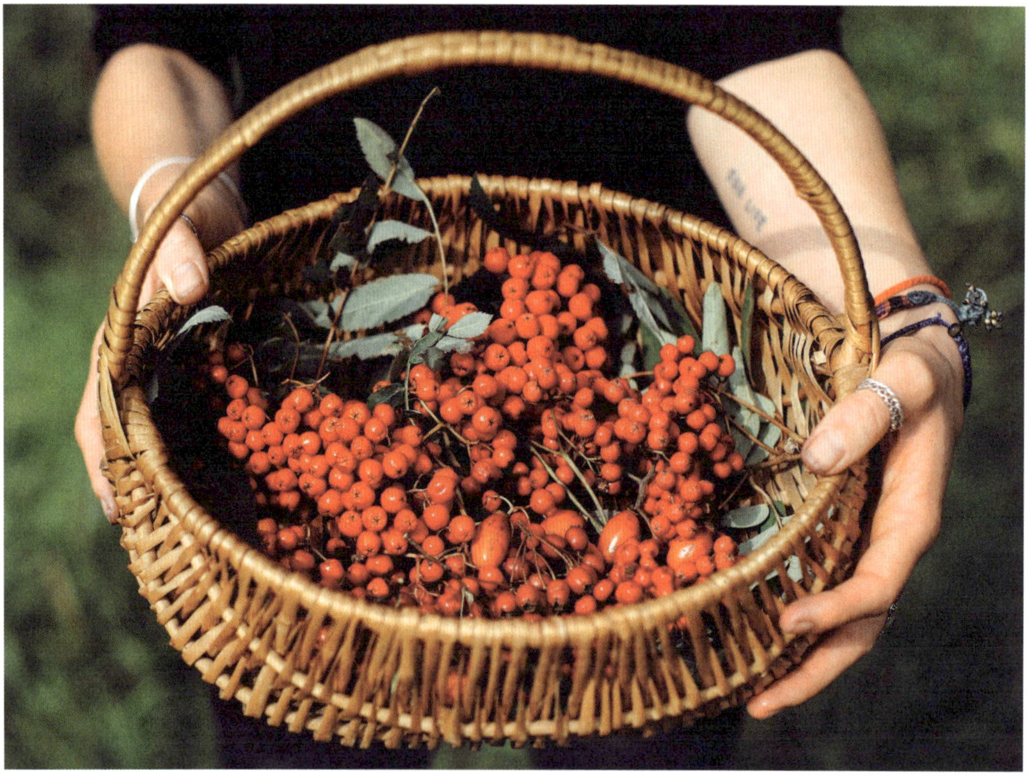

Bittersirup

Zutaten

- 170 g Vogelbeeren
- 1 Liter Wasser
- 1 Stange Ceylon-Zimt
- 5–10 Gewürznelken
- 1 daumengroßes Stück Ingwer
- 500 g Rohrzucker

Herstellung

1. Sammle die Vogelbeeren, wasche sie gründlich und trockne sie gut ab.
2. Gib die Beeren mit dem Wasser in einen Topf und lasse alles zugedeckt für 30 Minuten köcheln. Nach 15 Minuten gebe ich die Gewürze dazu. Falls du sehr auf Gewürze stehst, kannst du sie auch von Beginn an dazutun. Schmecke nach einer halben Stunde den Sud ab. Ist in Geschmack und Intensität noch Luft nach oben? Dann lasse ihn nochmal über Nacht zugedeckt ziehen.
3. Wenn du zufrieden bist, filterst du die Flüssigkeit ab und kochst sie mit dem Zucker zusammen auf. Lasse den Sirup eine Minute lang kochen.
4. Fülle den heißen Sirup in die Flaschen und verschließe sie direkt. Später kühl lagern und beschriften.

Herbstchutney

Zutaten

- 100 g gefrorene Vogelbeeren
- 250 g Kürbis
- 1 rote Zwiebeln
- 1 Knoblauchzehe
- 100 ml Weißweinessig
- Je 1 TL Kurkuma, Zimt, Curry, Ingwer, Piment und Cayennepfeffer
- Salz und schwarzer Pfeffer
- 50 g Rohrzucker
- 100 g Datteln

Herstellung

1. Hole die zuvor gereinigten und für mehrere Tage eingefrorenen Vogelbeeren aus der Tiefkühltruhe. Schneide den Kürbis und die Zwiebeln in kleine Würfel und hacke den Knoblauch fein.
2. Vermische den Essig, die Gewürze und den Zucker gut miteinander und fülle anschließend alle Zutaten in einen Topf. Bringe die Masse zum Kochen und lasse das Chutney solange köcheln, bis der Kürbis gar ist. Regelmäßig umrühren. Schütte immer wieder etwas Wasser dazu, sobald es zu dickflüssig wird.
3. Schmecke das Chutney ab und würze oder süße es gegebenenfalls nochmal nach.
4. Wenn du das Chutney lange haltbar machen möchtest, erhitze einige sterile Gläser im Vorfeld, fülle das kochend heiße Chutney ein und verschließe sie sofort. Beschriftet kühl und dunkel lagern.

Gut zu wissen

Chutney wird vor allem in der indischen und auch in der südafrikanischen Küche gekocht. Für mich ist der würzige, süß-saure Geschmack etwas sehr Besonderes.

Schwarzer Holunder

SAMBUCUS NIGRA

Heilwirkung Die Beeren wirken ähnlich wie die Blüten (Seite 85), sprich schweißtreibend, Immunsystem stärkend und harntreibend. Die reifen Beeren liefern viele Antioxidantien, welche unsere Zellgesundheit unterstützen, sowie Vitamin C, Kalium, Kalzium, Eisen und mehr.

Kräuterapotheke Saft, Tee, Mus, Heilwein. Die Früchte kann man am besten gekocht auf verschiedene Weisen in den Alltag integrieren.

Kräuterküche Zusatz in Marmelade, Punsch, Gelee, Sirup, Balsamico, Likör, Holundersuppe

Gift Die Beeren enthalten leicht giftiges Sambunigrin, welches Übelkeit und Erbrechen auslösen kann. Um den Stoff zu zerstören, müssen die Beeren auf über 80 Grad erhitzt werden.

Hinweis Die Beeren können mit dem hochgiftigen Attich, auch Zwergholunder genannt, verwechselt werden. Ein gutes Unterscheidungsmerkmal ist, dass die Beeren des Attichs aufrecht nach oben stehen. Die des Schwarzen Holunders hängen auffällig nach unten. Die Beeren des Attichs riechen außerdem unangenehm. Nach dem Geruch alleine sollte man aber nicht gehen.

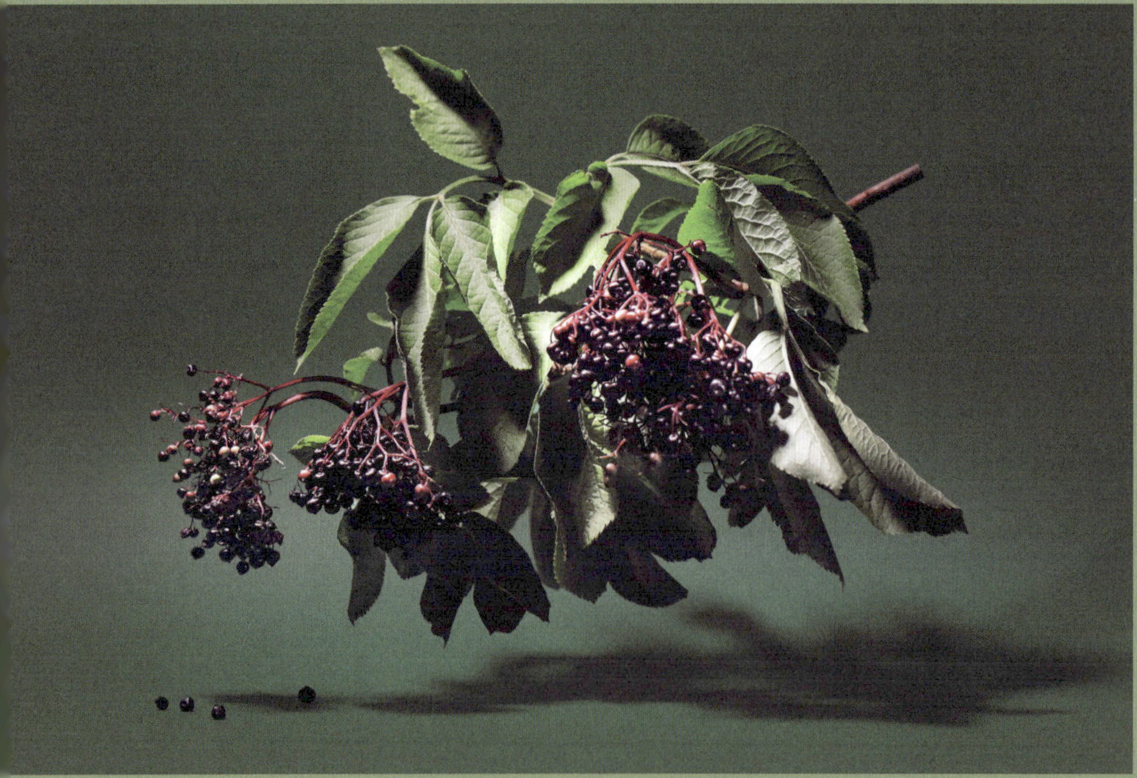

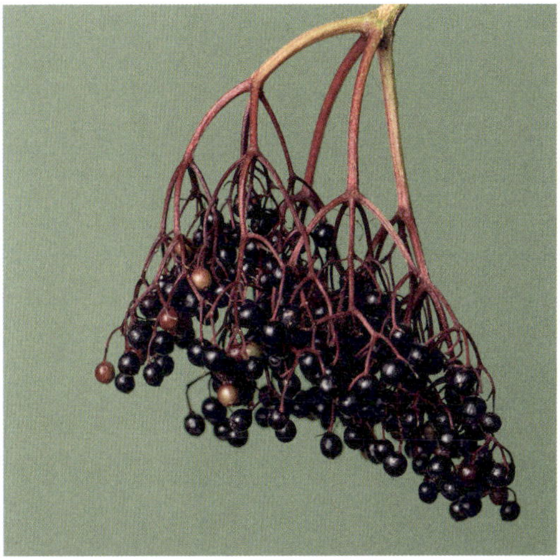

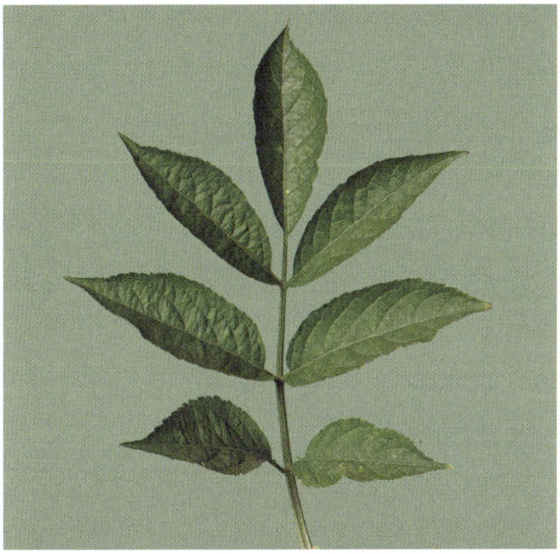

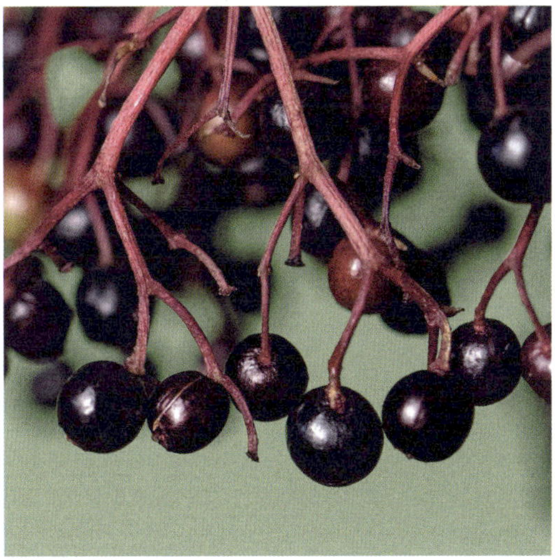

Erkennungsmerkmale

Höhe Maximal 11 m hoher Strauch/Baum
Wuchs Stark verzweigt
Früchte Hängende, fast schwarze Beeren
Blätter Unpaarig gefiedert, meist 5 oder 7 Einzelblätter

VERGIFTUNGSGEFAHR!

Ich plauder mal etwas aus dem Nähkästchen: Vor mehreren Jahren habe ich es geschafft, mich und meinen Freund in einem Selbstversuch mit grünen, also noch unreifen Holunderbeeren zu vergiften. Im Nachhinein muss ich sagen, fand ich die Erfahrung natürlich spannend, weil ich schon immer mal wissen wollte, was dieses „Kann Übelkeit und Erbrechen auslösen" eigentlich wirklich heißen soll. Das lese ich als Kräuterfrau nämlich ziemlich häufig. Nun weiß ich Bescheid und brauch es nicht noch einmal.

Mit mehreren Kräuterkolleginnen zusammen hatte ich rohe Holunderbeeren fermentiert. Es ist allgemein bekannt, dass die Wildfrüchte wegen des enthaltenen Giftstoffes Sambunigrin erhitzt werden müssen. Wir haben darüber spekuliert, ob der Fermentierprozess wohl auch etwas mit dem Gift macht. Natürlich nicht! Hitze ist eben Hitze, da bringt auch kein Fermentierprozess etwas. Das hätte ich mir damals eigentlich denken können. Wir haben also beide eine Gabel der so super leckeren Beeren gegessen und das hat gereicht. Uns war nach kurzer Zeit kotzübel – wortwörtlich. Kein schönes Gefühl!

Achte bitte darauf, was du und deine Liebsten esst und haltet euch an Anweisungen. Falls es bei dir – trotz aller Vorsicht – dazu kommen sollte, dass du dich eventuell vergiftet haben solltest, rufe bei der Giftnotzentrale an. Sie helfen weiter.

Holundereis am Stiel

Zutaten

- Beeren von 8 Holunderbeerendolden
- 800 ml Wasser
- 1 Stange Ceylon-Zimt
- 1 Prise Kardamompulver
- 1 Prise Tonkabohne
- 20 g Süßungsmittel deiner Wahl (Ich habe Rohrzucker verwendet. Schmecke ab, wie süß du das Eis haben möchtest)

Herstellung

1. Sammle die Holunderbeeren, waschen sie und befreie sie von den grünen Stielen.
2. Fülle das Wasser, die Beeren und die Gewürze in einen Topf und lasse es 20 Minuten köcheln.
3. Filtere die Holunderbeeren und Gewürze heraus und koche den Sud mit der gewünschten Menge an Zucker erneut kurz auf. Dabei regelmäßig umrühren.
4. Lass den Saft nun abkühlen und gieße ihn dann in die dafür vorgesehenen Eisförmchen. Ab ins Gefrierfach damit und nun heißt es: warten. Wenn du magst, kannst du das Eis im Anschluss noch mit Schokolade oder Nüssen überziehen. Ich persönlich mag es pur am liebsten.

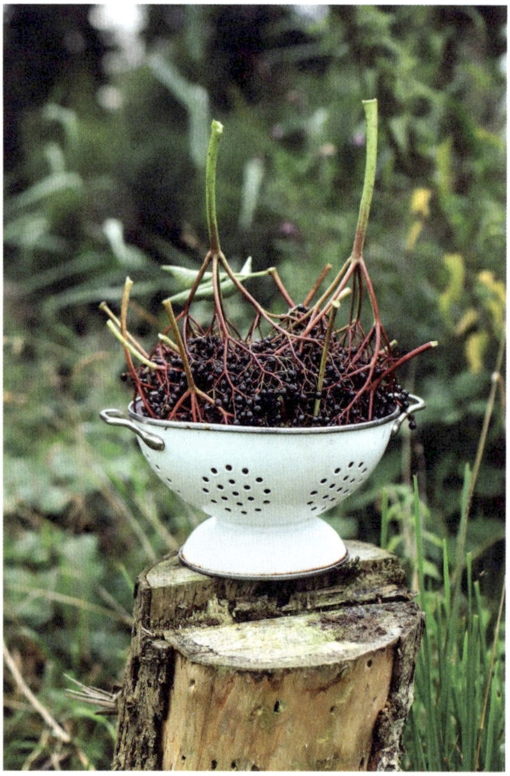

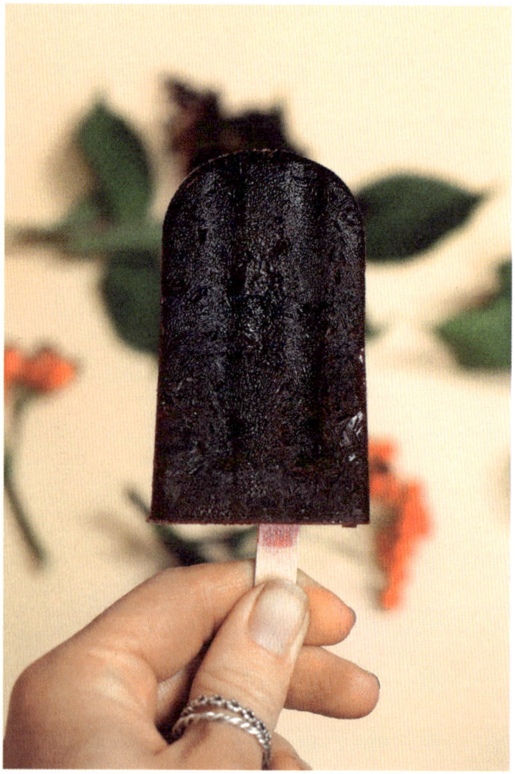

Holunderbalsamico

Zutaten

+ 150 g Holunderbeeren
+ 200 g dunkler Balsamico
+ 30 g Rohrohrzucker
+ 5 Nelken
+ 1/2 TL Ceylon-Zimt

Gut zu wissen

Oh, dieser Holunderbalsamico schmeckt so himmlisch! Ich gieße ihn mit gutem Olivenöl über meinen Salat oder dippe frisches Brot hinein. Etwas Salz und schwarzer Pfeffer – fertig ist die köstliche Vorspeise.

Herstellung

1. Sammle die Beeren, wasche sie und entferne die Stiele. Das funktioniert gut mit einer Gabel.
2. Gib den Balsamico und den Zucker in einen Topf und erwärme ihn. Regelmäßig umrühren. Dann kannst du die Gewürze dazutun. Lasse den Mix 5 Minuten köcheln. Als nächstes dürfen die Holunderbeeren in den Topf. Weitere 15 Minuten köcheln lassen.
3. Nimm den Topf vom Herd und lasse die Mischung abkühlen. Im Anschluss den Balsamico durch ein Mulltuch absieben und den heißen Essig in eine heiße, sterile Flasche füllen und verschließen.

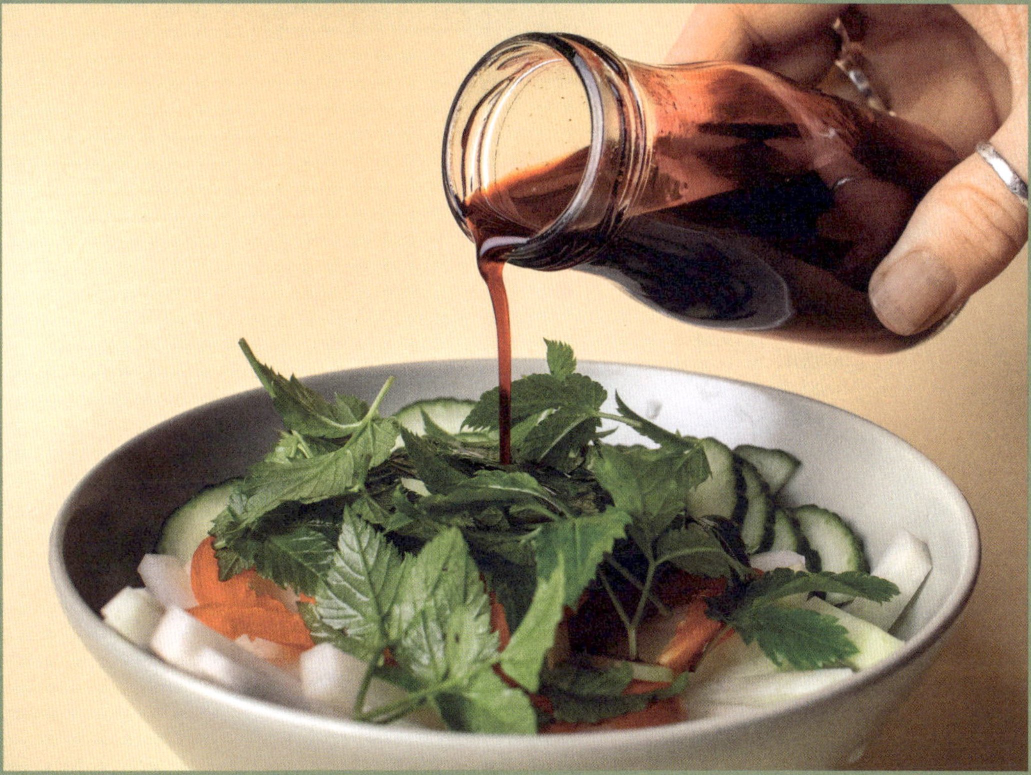

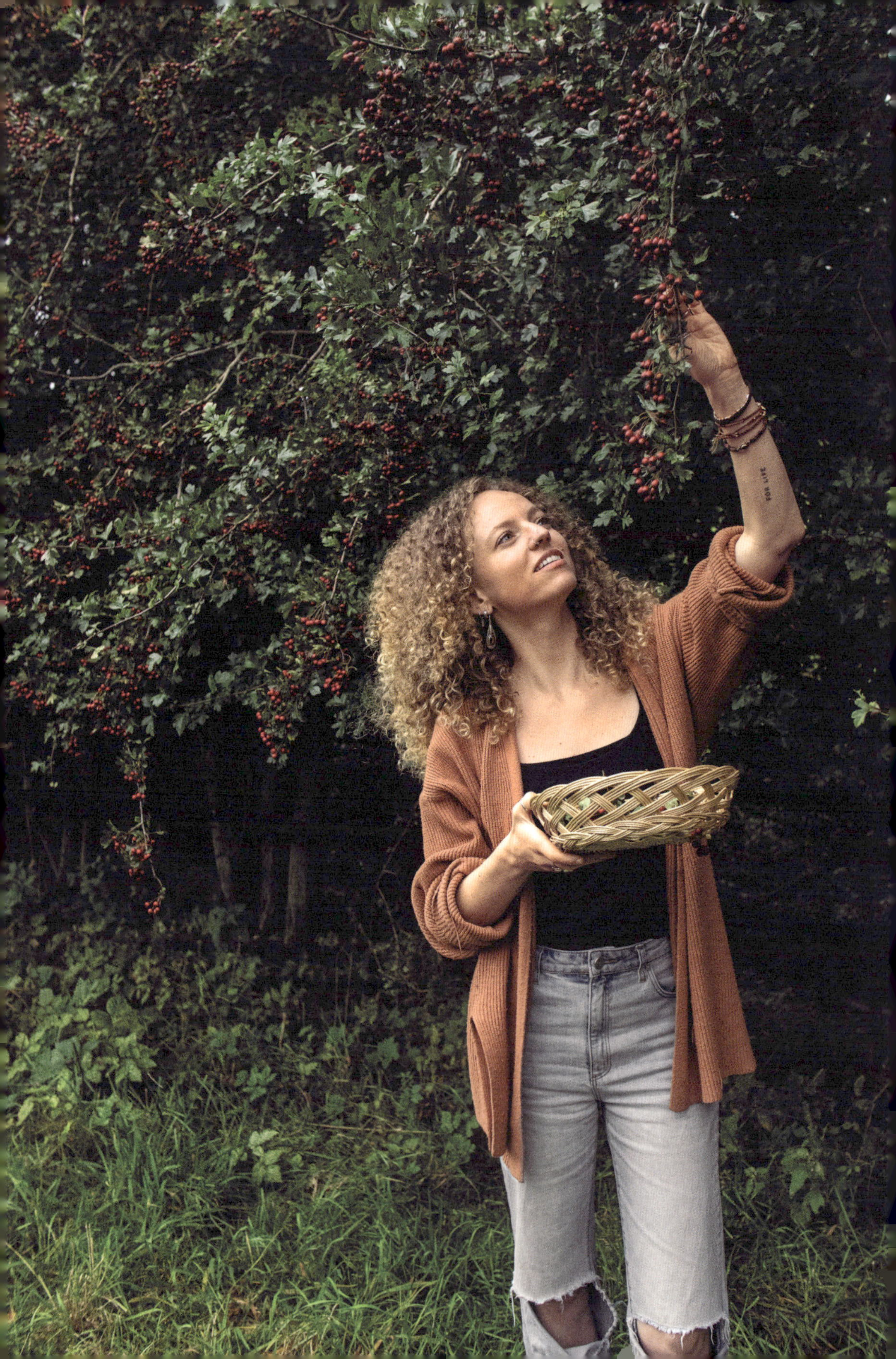
FOR LIFE

Weißdorn

CRATAEGUS SPEC.

Heilwirkung Der Weißdorn gehört zu den wichtigsten heimischen Herzpflanzen. Die Blätter, Blüten und Beeren können zur Kräftigung und Steigerung der Leistungsfähigkeit beitragen, wobei die Blüten und Blätter im Frühling am wirkungsvollsten sind. Vor allem bei altersbedingten Herzbeschwerden wird Weißdorn gerne genutzt. Aber auch für nervöse Herzen kann der Strauch das Passende sein.

Kräuterapotheke Tinktur, Tee, Oxymel, Elixier, Kräuterwein, Pulver. Empfehlung: Eine Tinktur aus allen 3 Teilen – Blüten, Blättern und Beeren.

Kräuterküche Zusatz in Mus, Marmelade, Gelee, Likör, Sirup. Die Beeren enthalten einen dicken Kern und relativ wenig Fruchtfleisch, welches ziemlich mehlig ist. Geschmacklich ist er sehr mild und leicht fruchtig. Ich nutze den Weißdorn deshalb hauptsächlich wegen seiner Wirkungen. Ich neige nämlich zu unproblematischen Herz-Rhythmus-Störungen. Mir tut er gut!

Hinweis Es gibt den Eingriffeligen und Zweigriffeligen Weißdorn und auch Kreuzungen, die aber allesamt essbar sind. Der Blattrand kann mal spitzer, mal runder verlaufen.

Erkennungsmerkmale

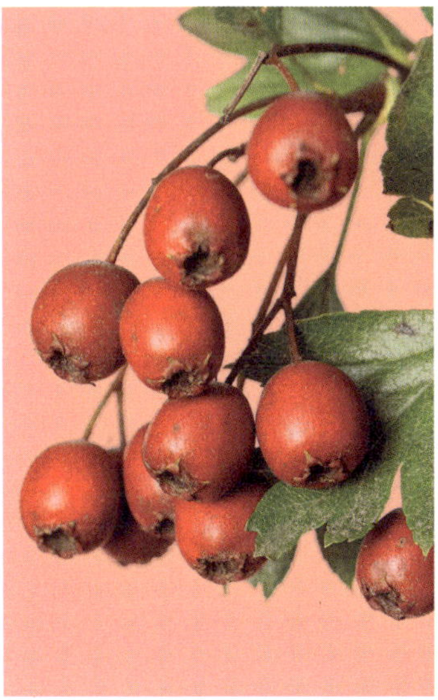

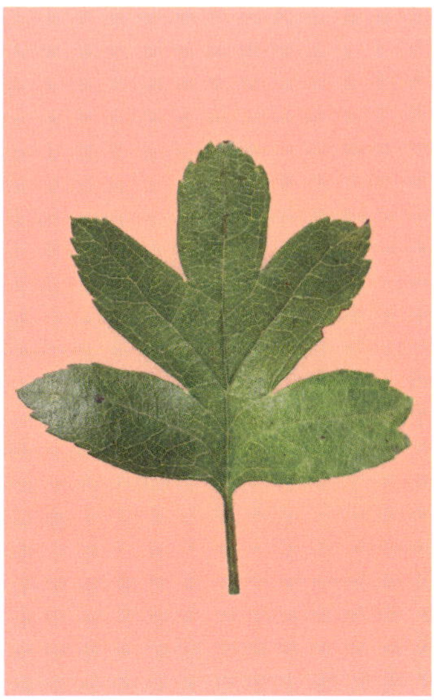

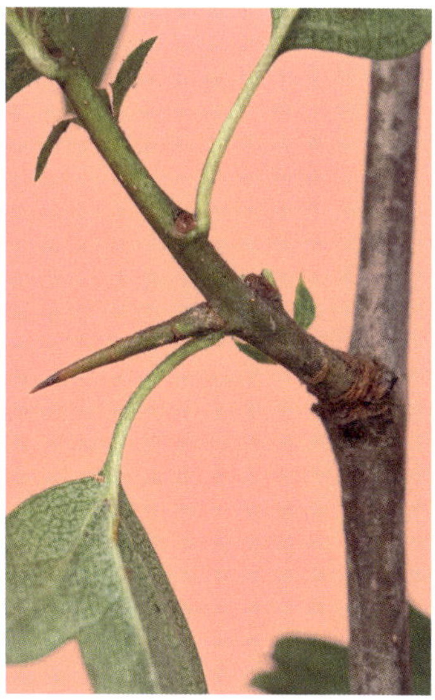

Höhe Bis zu 4 m **Wuchs** Verzweigt, Äste haben grobe Dornen, aufrecht
Blätter Klein, 3- bis 7-fach gelappt **Früchte** Rot, rund, im Inneren mehlig mit großem Kern
Blüte Ab Mai, die 5-blättrigen weißen Blüten treiben nach den Blättern aus

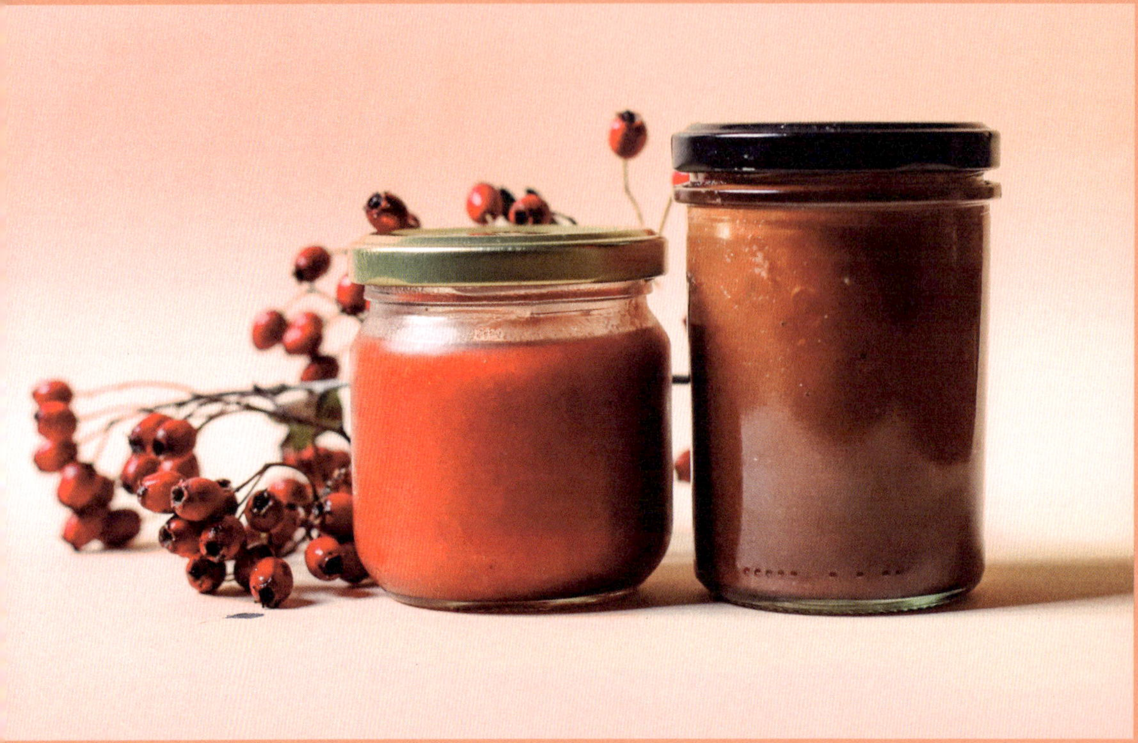

Weißdornmus

Zutaten

+ 200 g Weißdornbeeren
+ 2 mittelgroße Äpfel
+ 250 ml naturtrüber Apfelsaft
+ Je eine Prise Zimt, Nelken, Kardamom
+ 1 EL Rohkakao (schwach entölt, ohne Zucker)
+ Extra Süße durch z.B. Rübenzucker

Gut zu wissen

Für dieses Rezept kannst du auch super wilde Äpfel sammeln. Sie sind bei der Reife zwar teilweise etwas schrumpelig, holzig und säuerlich, allerdings merkt man davon in dem fertigen Mus nicht viel. Und das Verwenden und Sammeln von Wildpflanzen bringt immer Freude.

Herstellung

1. Wasche die Weißdornbeeren und Äpfel und schneide die Äpfel klein. Gib die Früchte in einen Topf und stelle ihn auf den Herd. Übergieße die Früchte mit Apfelsaft, sodass alle Teile bedeckt sind. Gib die Gewürze dazu und lasse alles so lange köcheln, bis die Früchte weich sind (ca. 20 Minuten).
2. Danach kannst du entweder alles durch ein Sieb (etwas mühsam) oder durch die Flotte Lotte drücken.
3. Wenn du magst, kannst du einen Teil oder auch das ganze Mus mit Schokolade aufpimpen. Mische dafür einfach so viel Kakaopulver dazu, bis es dir schokoladig genug ist. Nochmal aufkochen. Anschließend kochend heiß in sterile, heiße Gläser abfüllen und direkt verschließen – fertig.

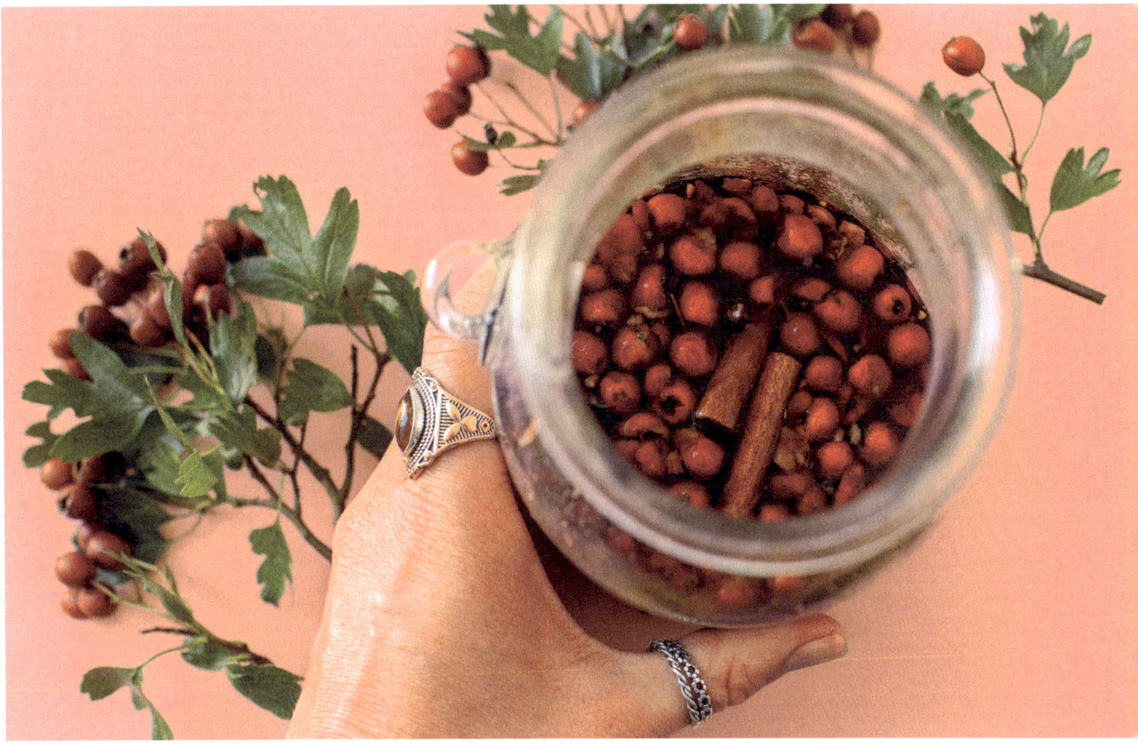

Herzwein

Zutaten

+ 3 Handvoll Weißdornfrüchte
+ 2 Kardamom-Kapseln
+ 2 Stangen Ceylon-Zimt
+ 5 Datteln
+ 5 Nelken
+ 500 ml hochwertiger Bio-Rotwein

Gut zu wissen

Alkoholgehalt Wenn du ihn reduzieren möchtest, kannst du den Heilwein mehrere Minuten ohne Deckel auf dem Herd köcheln lassen.

Haltbarkeit Sauber hergestellt und richtig gelagert sollte der Wein mindestens 1 Monat haltbar sein. Achte auf Veränderungen (Duft, Geschmack)

Herstellung

1. Sammle den Weißdorn am besten an einem sonnigen und trockenen Tag. Wasche die Beeren, trockne sie ab und zerdrücke sie mit einem Stampfer, sodass ihre Oberfläche aufgebrochen ist.
2. Hole die Samen aus den Kardamom-Kapseln, zerkleinere den Zimt, schneide die Datteln klein und gib alle Zutaten samt Nelken und Wein in eine sterile, verschließbare Flasche.
3. Verschließe die Flasche und lasse sie 14 Tage bei Zimmertemperatur ohne direktes Sonnenlicht ziehen. In dieser Zeit einmal täglich schütteln. Nach der Ziehzeit filterst du die Pflanzenteile und Gewürze heraus.
4. Lagere den Herzwein danach unbedingt im Kühlschrank. Das verlängert seine Haltbarkeit.

Kornelkirsche

CORNUS MAS

Heilwirkung Die Früchte der Kornelkirsche, in Österreich auch Dirndl genannt, liefern viele wertvolle Inhaltsstoffe wie Anthocyan, Vitamin C, B-Vitamine, Gerbstoffe und Pektine. Sie haben eine positive und stabilisierende Wirkung auf den Magen und die Verdauung. Laut Volksheilkunde können Kornelkirschen, wenn man sie sich täglich und über einen längeren Zeitraum gönnt, bei Glutenunverträglichkeit helfen.

Kräuterapotheke Saft, Tee, Tinktur, Oxymel, die Früchte einfach durch Essen in den Alltag integrieren. So kannst du immer auf die wertvollen und gesunden Inhaltsstoffe zugreifen.

Kräuterküche Grüngelbe, noch unreife Früchte kann man circa im August zu himmlischen falschen Oliven verarbeiten. Die reifen Früchte schmecken säuerlich und haben ein ähnliches Aroma wie Kirschen. Am besten erntet man sie dunkelrrot und überreif. So haben sie dann einen Teil der Säure verloren und schmecken süßer. Zusatz in Sirup, Fruchtleder, säuerlicher Marmelade, Gelee, Saft, Likör und Zusatz beim Backen.

Hinweis Wegen der ähnlichen Blätter kann man sie mit anderen Hartriegelgewächsen wie dem Roten Hartriegel verwechseln. Er trägt aber blaue Früchte und kann Magenbeschwerden auslösen.

Erkennungsmerkmale

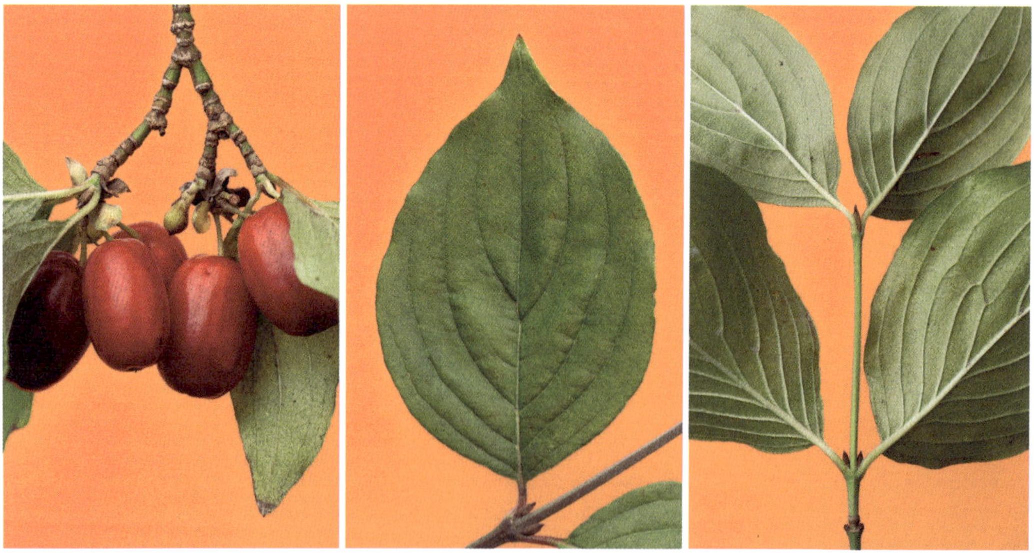

Höhe Circa 3–4 m hoher Großstrauch **Wuchs** Dicht verzweigt, meist mehrstämmig, aufrecht wachsend, **Früchte** Rot bis dunkelrot, oval und glänzend, circa 3 cm groß **Blätter** Eiförmig-spitz mit hellerer Unterseite, bis zu 10 cm groß

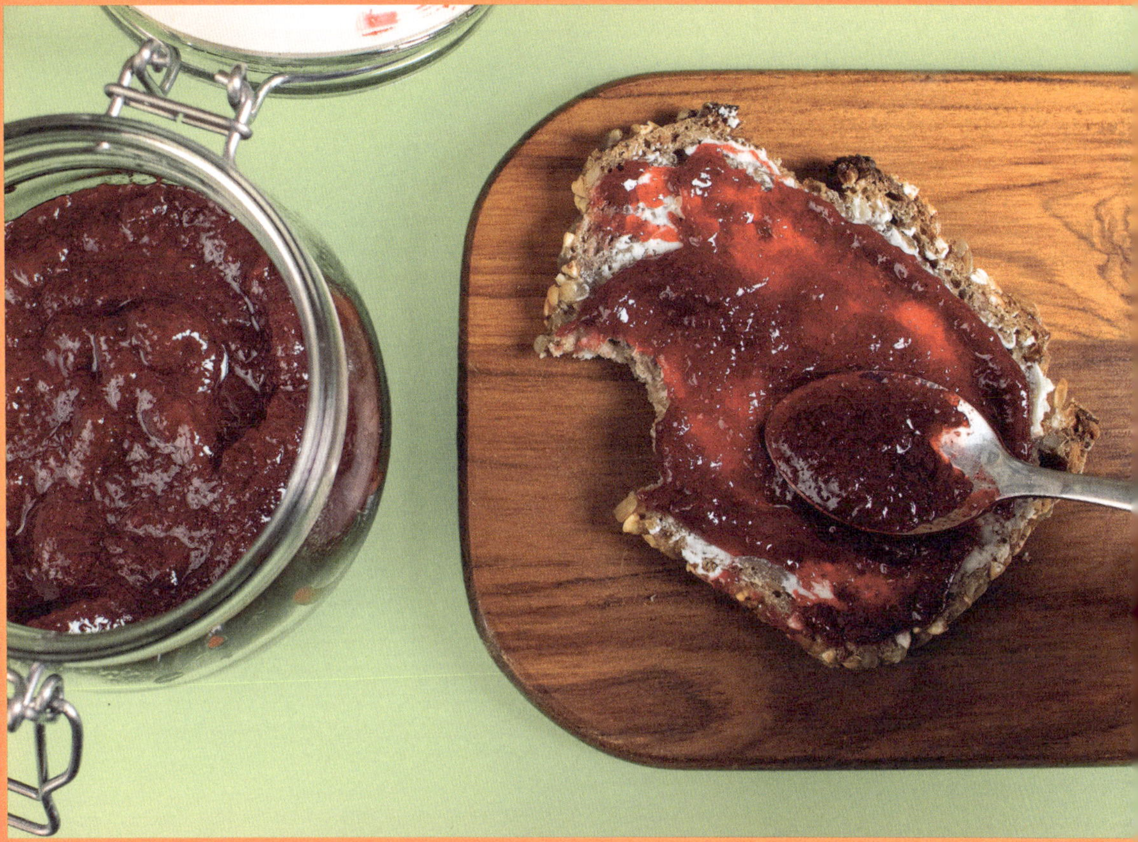

Kornelkonfitüre

Zutaten

- 800 g reife Kornelkirschen
- 800 ml hochwertigen Kirschsaft
- 2 TL Ceylon Zimtpulver
- 1 Prise Kardamom
- 2 Vanilleschoten (Mark)
- 1 Gelierzucker 3:1

Herstellung

1 Sammle die Kornelkirschen, befreie sie vom Grün und wasche sie gründlich. Gib die Beeren in einen Topf und bedecke sie mit dem Kirschsaft. Verwende so wenig Saft wie möglich. Lasse die Früchte weich kochen.

2 Wenn die Beeren super weich sind, drückst du das Mus durch ein Sieb oder eine Flotte Lotte. Die Kerne bleiben zurück. Wiege das Fruchtmus. Es sollte etwa 1000 g Kornelkirschenmus übrig bleiben.

3 Koche das Mus mit dem Zimt, dem Kardamom und der Vanille unter Rühren auf. Schmecke es kurz ab und ergänze gegebenenfalls noch weitere Gewürze. Wenn es kocht, gibst du den Gelierzucker dazu. Folge der Anleitung auf der Gelierzuckerverpackung. Währenddessen ständig rühren.

4 Gieße die fertige Konfitüre bis oben hin in heiße, sterile Gläser und verschließe sie sofort.

Willkommen im Team Wildfrüchte

Die Wildfrüchtezeit ist seit einigen Jahren etwas ganz Besonderes für mich. Ich sammle und verarbeite sie wirklich gerne. Die roten Farbtupfer in den Sträuchern und Bäumen, die intensiven Geschmäcker und die potenten Inhaltsstoffe haben mich um den Finger gewickelt. Wenn dir das noch nicht passiert ist, kann ich mir vorstellen, dass du mit den Rezepten und Infos im Buch auch bald im Team Wildfrüchte bist. Hoffe ich doch.

Wildfrüchte schmecken lecker, sind super gesund und für uns alle leicht im Herbst zugänglich.

Das Verarbeiten ist natürlich wesentlich zeitintensiver – macht mir persönlich aber auch viel mehr Spaß. Man muss die Wildfrüchte suchen, sammeln, säubern und hat im Anschluss im Vergleich zu Früchten aus dem Supermarkt oder Garten wesentlich weniger Fruchtfleisch zum Verwenden. Viele wilde Früchte enthalten einen großen Kern oder direkt mehrere. Dementsprechend müssen mehr Früchte im Sammelkorb landen. Bei einer kleinen Fruchtausbeute, wie es z.B. beim Weißdorn der Fall ist, vermische ich sie gerne mit fruchtfleischreichem Obst wie Apfel, Heidelbeere oder Pflaume. So muss ich nicht auf die gesunden und wertvollen Inhaltsstoffe verzichten und das Sammeln hält sich in Grenzen – falls es eben doch mal schneller gehen soll.

Man kann Wildfrüchte für vielfältige Heilmittel, pflegende Naturkosmetik oder leckere Früchteküche nutzen. Sie passen in süße und salzige Gerichte. Es gibt also viele Möglichkeiten.

Ich mag die Früchte am liebsten in süßen Aufstrichen und Aperitifs.

Hagebuttenmus, Vogelbeerensirup, Brombeergelee – bei den Worten läuft mir direkt das Wasser im Mund zusammen. Köstlichkeiten. Tatsächlich bin ich erst durch Wildfrüchte dazu gekommen, mich mit dem Thema „Einkochen“ zu befassen. Mein Wunsch war so groß, die selbst gesammelten Früchte irgendwie schmackhaft haltbar zu machen, dass kein Weg um Marmelade herumgeführt hat. Ich würde mich auf diesem Gebiet noch als Neuling betiteln. Nachteil ist bei Marmelade, dass unfassbar viel Zucker zum Einsatz kommt.

Fazit: Der ganze Aufwand steigert die Wertschätzung für die selbst hergestellten Produkte ungemein. Hinter jedem Glas steckt Sorgfalt, Zeit und Liebe. So ein Gefühl kommt bei unpersönlichen, gekauften Produkten eben nicht auf.

Es tut gut, dem eigenen Essen mit Wertschätzung und Dank zu begegnen.

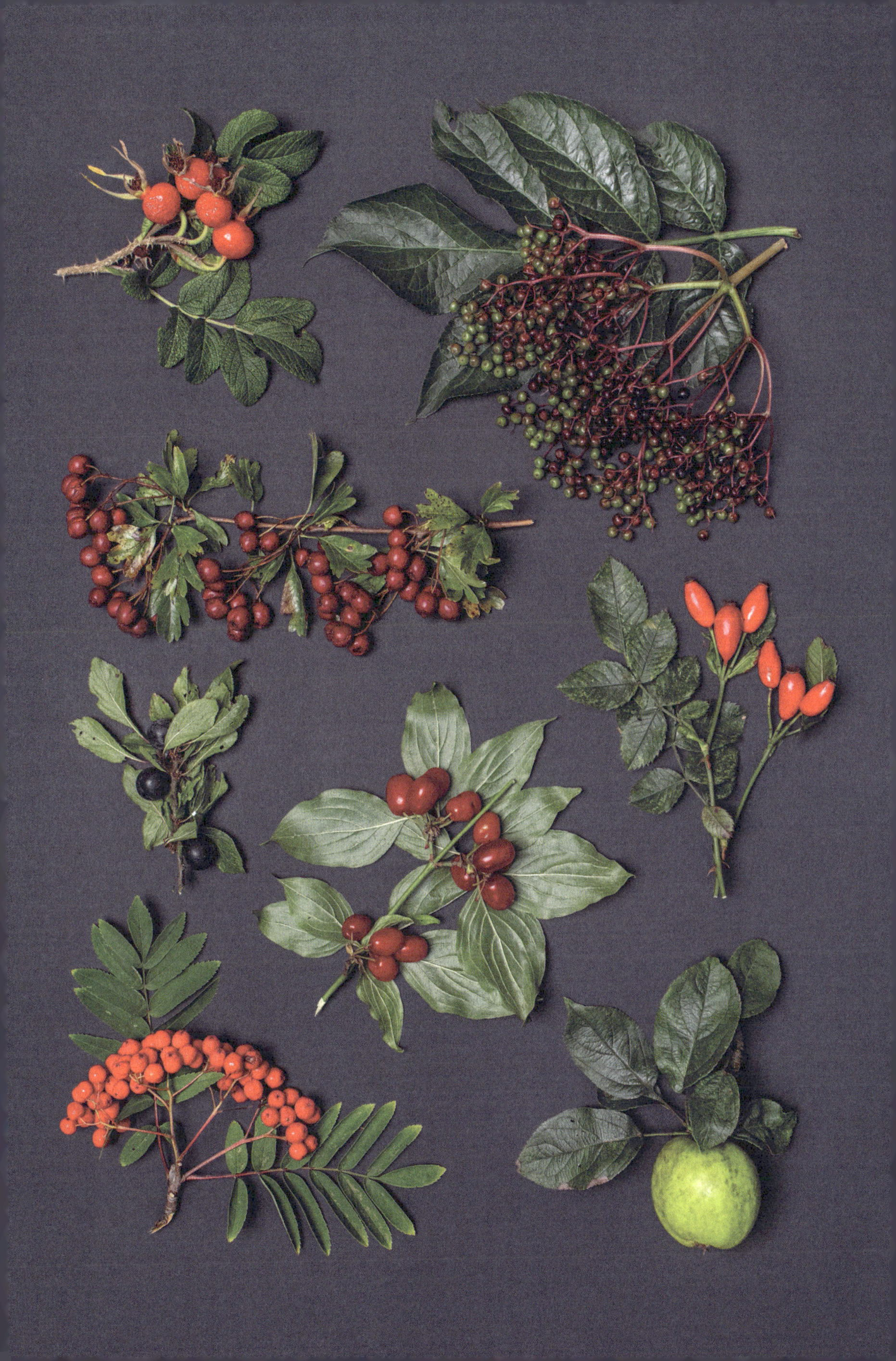

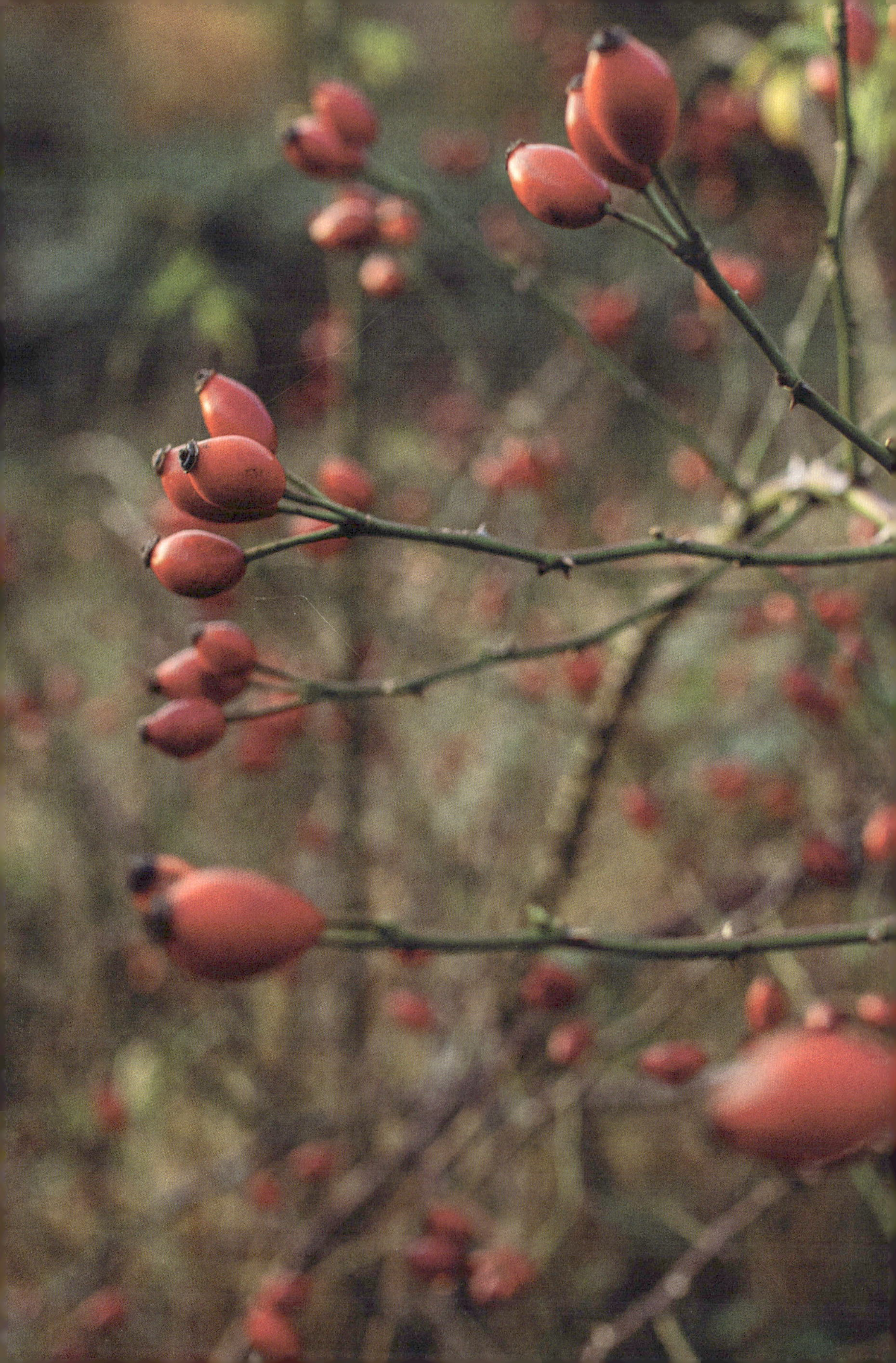

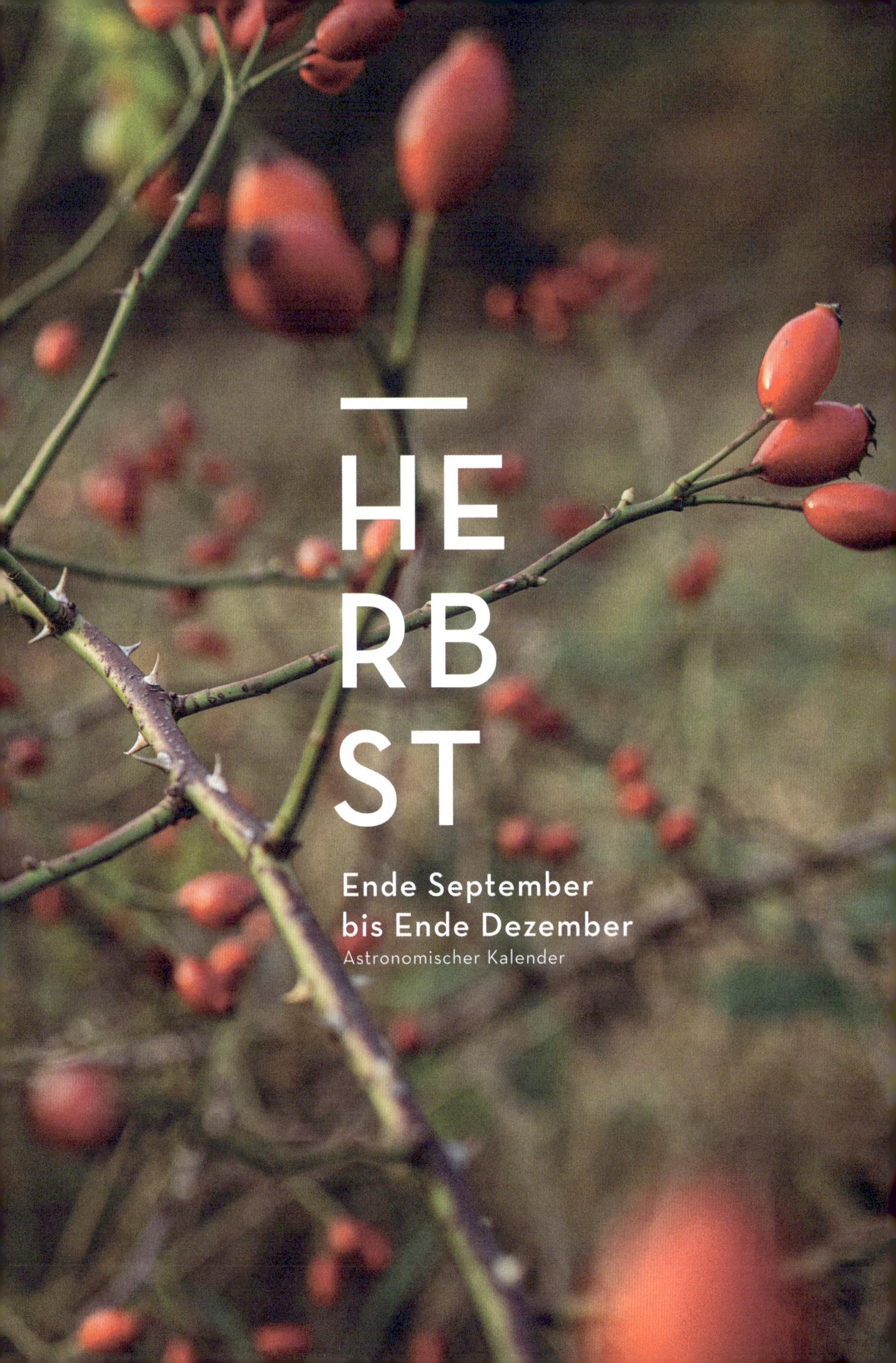

HERBST

Ende September bis Ende Dezember

Astronomischer Kalender

Essbares im Oktober

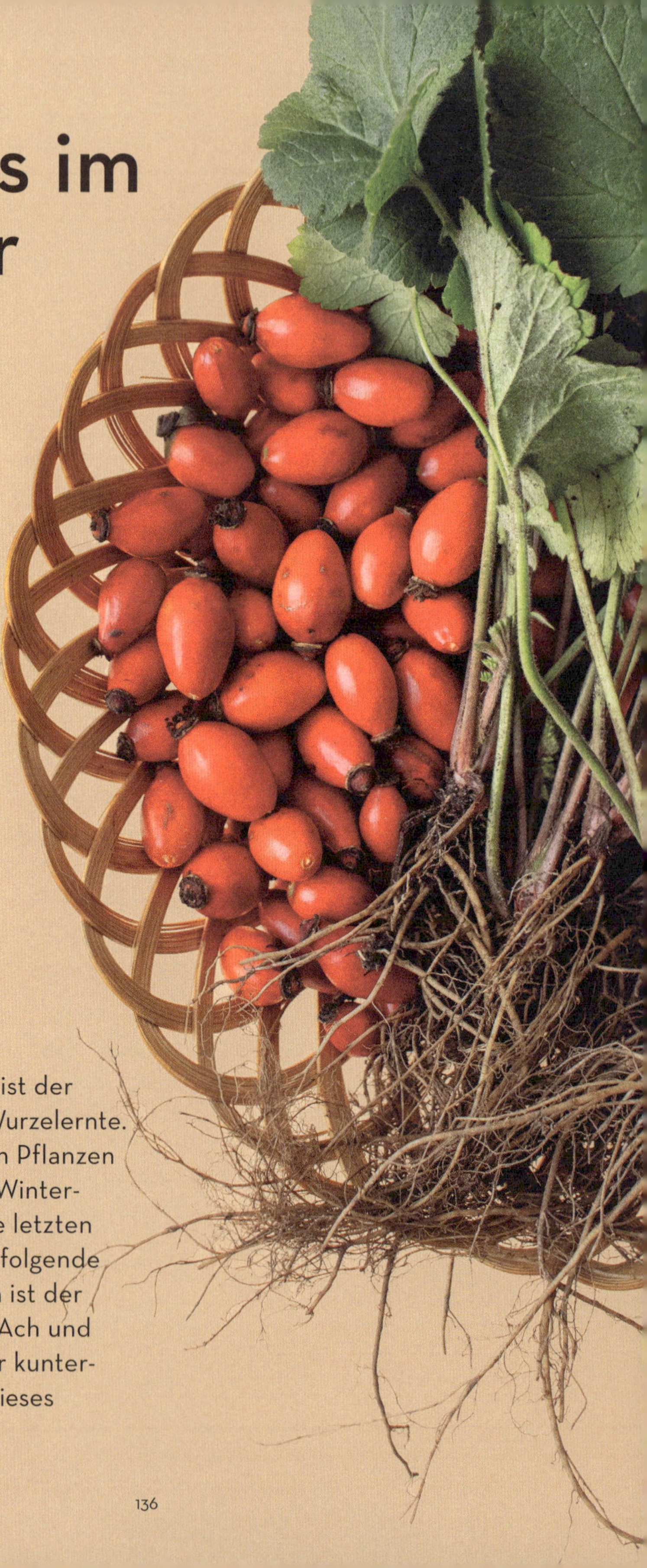

Neu im Sammelkorb

Nelkenwurz
Hagebutte
Wilde Wurzeln

Was erwartet dich in diesem Monat?

Neben den Wildfrüchten ist der Oktober optimal für die Wurzelernte. Die zwei- bis mehrjährigen Pflanzen gehen so langsam in den Winterschlaf und haben über die letzten Monate viel Kraft für das folgende Jahr getankt. Genau dann ist der perfekte Erntezeitpunkt. Ach und hey – die Natur ist wieder kunterbunt! Wie schön ist bitte dieses Farbenspiel?

Echte Nelkenwurz

GEUM URBANUM

Heilwirkung Kann bei Verdauungsproblemen, Durchfall und Entzündungen im Mund- und Rachenraum helfen. Äußerlich kann man einen Tee aus den Wurzeln bei Zahnfleischentzündungen oder Hautreizungen nutzen. Die Wurzeln sind außerdem super zum Aufwärmen im Kräuter- oder Fußbad und im Massageöl.

Kräuterapotheke Tee, Tinktur, Gurgelmittel, Badezusatz, Fußbad, Oxymel, wärmende Milch

Kräuterküche Wurzelzusatz in Chaitee, Gewürzreis, Gewürzpulver, Nachspeisen, Würze in Likör, Sirup, Gelee, Marmelade. Sie passt geschmacklich überall da rein, wo du normalerweise die Gewürznelke verwendest. Die Nelkenwurz schmeckt sehr ähnlich, nur milder.

Hinweis Nicht in übergroßen Mengen verwenden. Die gelbe Blüte kann mit giftigen Hahnenfußarten verwechselt werden.

Erkennungsmerkmale

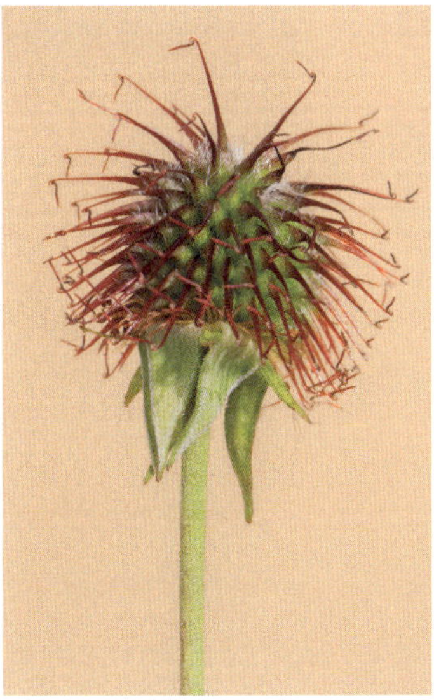

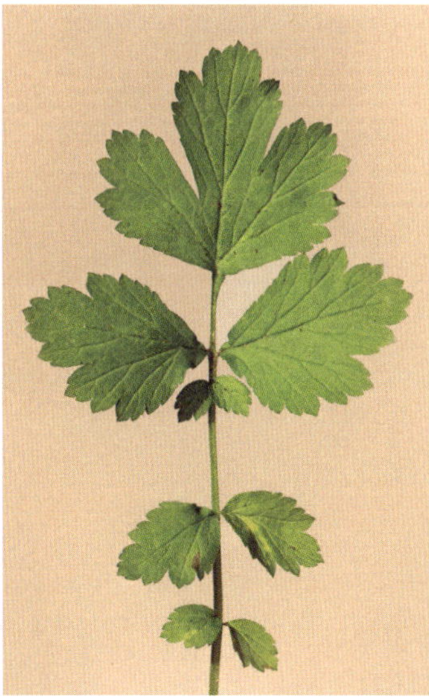

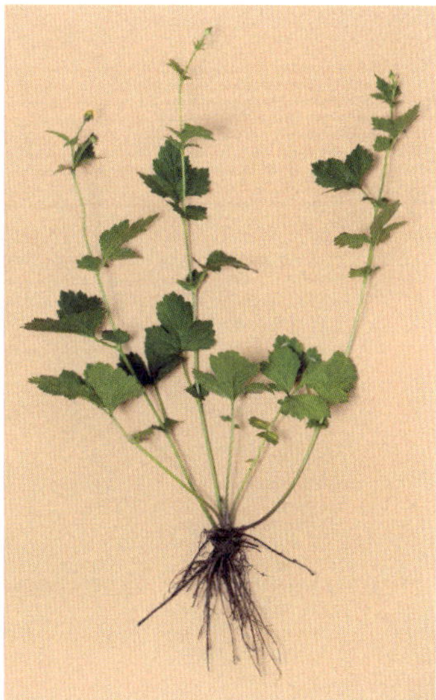

Höhe Ohne Blütenstand im Winter circa 20 cm **Wuchs** Wächst aus Blattrosette hervor **Blätter** Bodennah (wie auf Foto): Endblatt ist 3-geteilt, mit kleinen Zwischenblättern, Blattrand gezähnt Am Stängel: Stängelumfassend **Samen** Mit rötlichen Widerhaken versehen **Blüte** Ab Mai, gelb, 5-blättrig, umhüllt mit fünf grünen Kelchblättern

HEIMISCHE NELKE

Als ich zum ersten Mal die Wurzel der Echten Nelkenwurz probiert habe, konnte ich es nicht glauben! Niemals hätte ich gedacht, dass wir dieses Aroma hier wild in der Natur finden. Die Echte Nelkenwurz schmeckt, wie der Name schon verrät, nach Nelke. Genau genommen nach der Gewürznelke, nur etwas schwächer. Beide Pflanzen enthalten das gleiche ätherische Öl, welches für den Geschmack und auch die Wirkung zuständig ist – und zwar das Eugenol. Das Eugenol braucht circa 15 Minuten an der Luft, bis es seinen Duft komplett entfaltet hat. Diesen Überraschungseffekt nutze ich gerne bei meinen Herbstevents, wo es hauptsächlich um Früchte, Samen und Wurzeln geht.

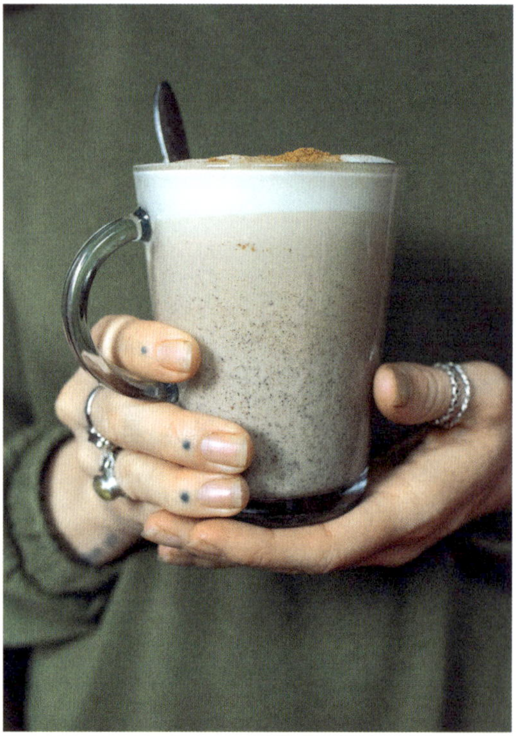

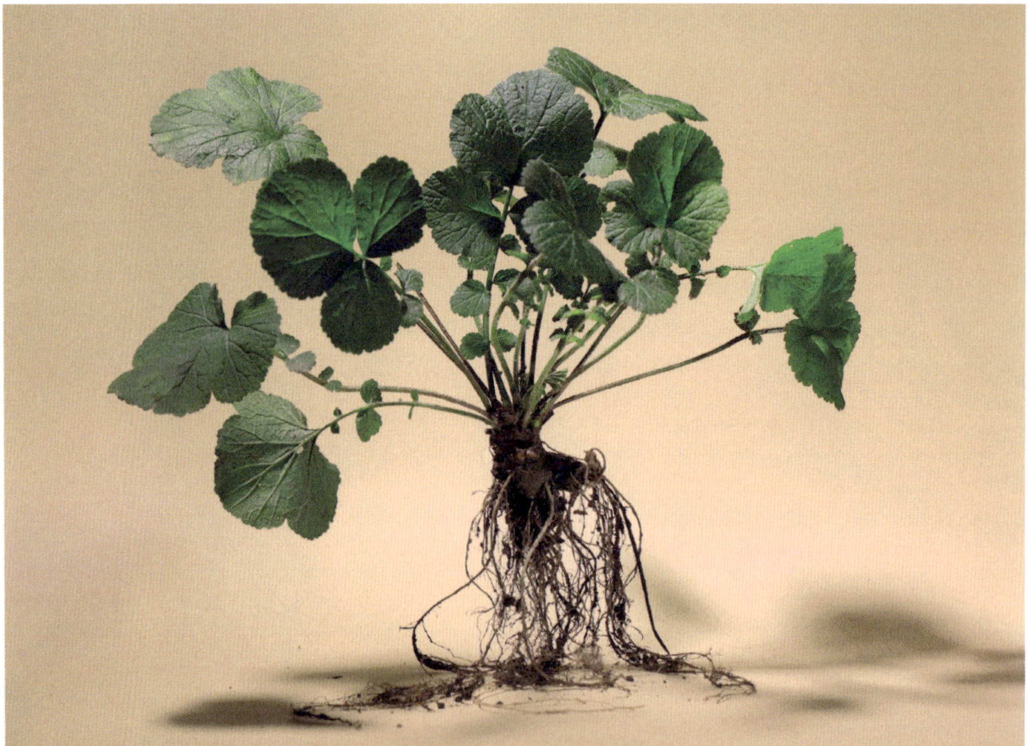

Gewürzmilch

Zutaten

- 1 kleine Handvoll Wurzel der Nelkenwurz
- 6 dünne Scheiben Ingwer
- 1 TL Kardamom
- 2 TL Ceylon-Zimt
- 1/2 TL schwarzer Pfeffer
- Mark von 1/2 Vanilleschote
- 500 ml Hafermilch
- 2 TL Agavendicksaft

Herstellung

1. Sammle die Wurzeln, wasche sie zuerst gründlich in einer Wasserschale und dann nochmal unter fließendem Wasser. Zusätzlich kannst du hartnäckige Erde auch mit einer Pilzbürste entfernen.
2. Schneide die Wurzeln und den Ingwer klein, kratze das Mark der Vanilleschote heraus, gib alle Zutaten in einen Topf, rühre den Mix gut durch und stelle ihn auf den Herd.
3. Lass die Gewürzmilch 5 Minuten bei mittlerer Temperatur zugedeckt leicht köcheln, dabei regelmäßig umrühren. Danach kommt der Geschmackstest – süße gegebenenfalls noch nach. Gieße die Milch dann durch ein Sieb und genieße sie. Tut an kalten Tagen supergut.

Verdauungspulver

Zutaten

- 3 TL Nelkenwurzwurzel
- 3 TL Löwenzahnwurzel
- 3 TL Wacholderbeeren
- 3 TL Fenchelsamen
- 3 TL Enzianwurzel
- 3 TL Schafgarbenblüte

Gut zu wissen

Einfach bei Magenproblemen, wie einer trägen Verdauung oder Blähungen eine Messerspitze des Pulvers auf die Zunge geben oder in etwas Wasser mixen und trinken. Kann auch kurmäßig zum Einsatz kommen, sprich 3–6 Wochen am Stück 15 Minuten vor einer Mahlzeit am Tag.

Herstellung

1. Sammle die Wurzel der Nelkenwurz und des Löwenzahns, wasche sie gründlich und lege sie zum Trocknen aus. Den Löwenzahn solltest du dafür am besten in Scheiben schneiden, so kann die Feuchtigkeit gut entfliehen. Um den Prozess zu beschleunigen, kannst du die Wurzeln bei niedriger Temperatur und leicht geöffneter Tür in den Backofen legen. Ein Dörrautomat wäre natürlich auch perfekt dafür.
2. Kaufe Wacholderbeeren und Fenchelsamen im Supermarkt und die restlichen Kräuter in einem guten Kräuterladen oder in der Apotheke. Achte dabei wenn möglich auf Bio-Qualität.
3. Nun gibst du alle getrockneten Pflanzenteile in einen guten Mixer und mixt sie so lange, bis ein Pulver entsteht. Alternativ geht natürlich auch ein Mörser oder Stabmixer. Falls sich manche Stücke nicht gut zerkleinern lassen, kannst du das Pulver durch ein Sieb geben.
4. Das fertige Pulver luftdicht verschließen, beschriften und dunkel lagern.

Wilde Wurzeln

Scheiß auf schwarze Fingernägel und die dreckigen Knie – es ist Wurzelzeit! Wuha!

Wie ich es liebe, meine Hände durch die Erde zu wühlen und so richtig im Kontakt mit der Natur zu sein. Neben der erdenden Arbeit versorgen uns wilde Wurzeln auch mit tollen Inhaltsstoffen. Die ganze Kraft der Pflanze steckt nun im Boden, denn die Wurzeln dienen in der kalten Jahreszeit als Speicherort. Gespeichert werden Stoffe wie Kohlenhydrate, ätherische Öle, Senfölglykoside, Bitterstoffe, Vitamine, Flavonoide, Öle und mehr.

Worauf kommt es beim Wurzelnernten an? Wichtig ist, dass du nur die Pflanzen ausbuddelst, die du so schon zu 100 % bestimmen kannst. Da sicherlich bereits ein großer Teil der Pflanzen nicht mehr schön ist, musst du dich auf wenige Merkmale verlassen und diese perfekt erkennen können. Kräuter wie der Löwenzahn oder die Knoblauchs-

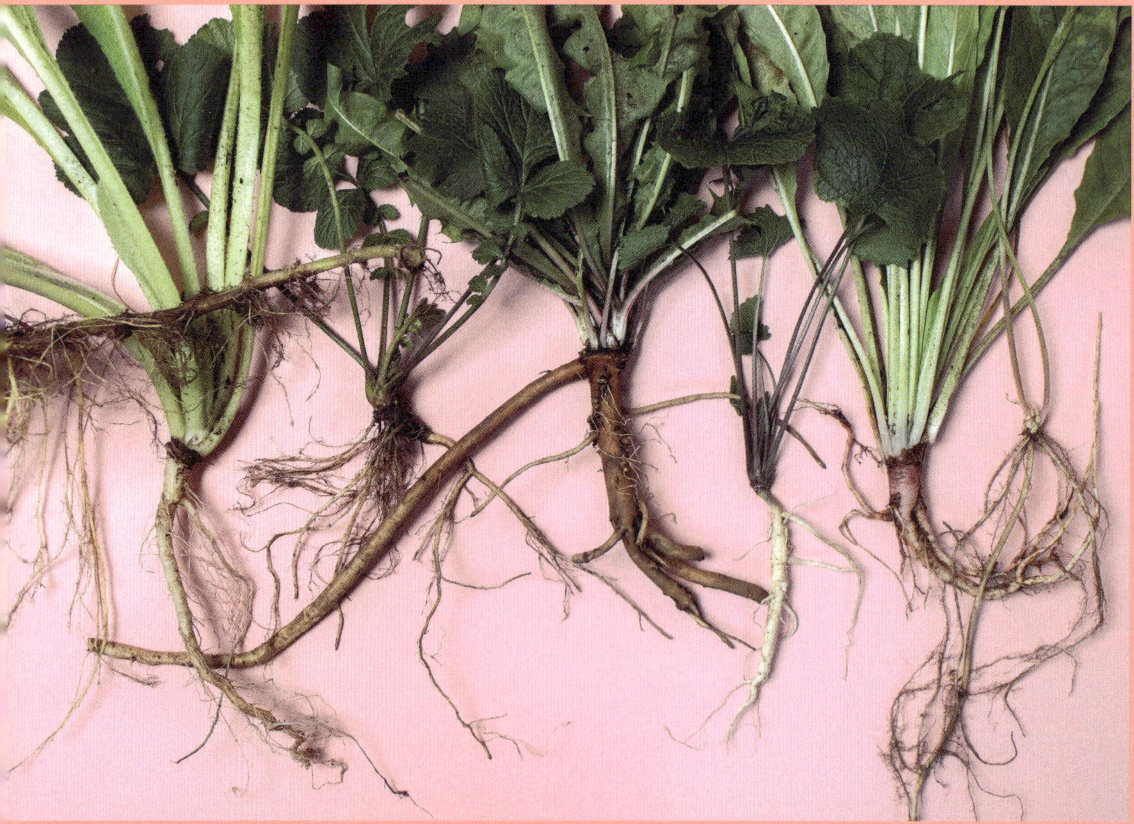

Brennnessel | Königskerze | Echte Nelkenwurz | Löwenzahn | Knoblauchsrauke | Nachtkerze | Giersch

rauke kann man aber auch im Herbst bestimmen. Einige Wurzeln, wie z.B. die der Königskerze, sind eher etwas für Forgeschrittene, weil man sie mit dem tödlichen Fingerhut verwechseln könnte. Wobei es auch da gute Erkennungsmermale gibt.

Falls dich das Thema sehr lockt, kannst du schon früher im Jahr deine Favoriten suchen, dir den Ort merken und später im Jahr dahin zurückkommen. So hast du genau im Blick, welche Wurzeln du erntest. Auf die Blattform und andere Merkmale solltest du natürlich trotzdem achten.

Bestenfalls hast du einen Sammelort ausgesucht, wo die Pflanze sehr häufig vorkommt und auch im nächsten Jahr ohne Probleme weiter wachsen kann. Ich lasse zudem gerne einen Teil der Wurzel zurück. So kann auch sie eventuell neu austreiben.

Unnötiges Ausbuddeln und Beschädigen der Pflanzen sollte unbedingt vermieden werden.

Wurzeln ernten

1. Buddle wenn möglich Kräuter aus, die in ihrem ersten Lebensjahr stecken, denn später können die Wurzeln etwas holzig und hart werden.
2. Lockere den Boden um die Pflanze herum mit einem kleinen Spaten auf und spüre, ob sich die Wurzel schon gut lösen lässt. Wenn du merkst, dass sie noch fest verwurzelt ist, kannst du sie an dieser Stelle abtrennen oder noch etwas tiefer buddeln. Die Wurzeln des Löwenzahns können beispielsweise bis zu 2 Meter tief reichen.
3. Hebe die Wurzel samt Erde aus dem Boden und schüttle die überschüssige Erde ab. Lege die Wurzeln in ein Handtuch gewickelt in deinen Korb.
4. Zu Hause gehts dann ans Bürsten und Saubermachen. Am besten geht das in einer Wasserschale mit einer Pilzbürse (super Gießwasser).
5. Danach kannst du die Wurzeln wie du magst verabeiten und verputzen. Rezeptideen: Angebratene Wurzeln, Kaffeealternative aus Wurzeln, Tinkturen, Heilweine, Oxymels, Wurzelpulver, Dips und vieles mehr.

Hagebutte

ROSA CANINA

Heilwirkung Die Frucht der Hundsrose ist ein wildes Vitamin-C-Wunderwerk! Sie trägt ungefähr achtmal so viel in sich wie Zitronen und ist dazu noch so leicht in der Natur zu finden. Dank ihrer Inhaltsstoffe stärkt sie die Abwehrkräfte im Herbst und Winter. Außerdem kann sie bei Erkältungen, Verdauungsbeschwerden, gereizter Haut, Arthrose und bei chronischen Schmerzen helfen. Vor allem die Früchte der Hunds- und Kartoffelrose (Seite 99) empfehle ich dir sehr.

Kräuterapotheke Oxymel, Pulver, Tee, Essig, Ölauszug, Tinktur, Saft, Honigauszug, Heilwein

Kräuterküche Ihr leckerer, fruchtiger Geschmack macht sich gut in allen Süßspeisen. Aber auch zu Salzigem kann man sie gut verarbeiten, wie z.B. zu Ketchup – klingt verrückt, aber funktioniert! Rezeptideen: Chutney, Mus, Marmelade, Fruchtleder, Fruchtwein, Smoothie, Pulver, BBQ-Soße. Frisch vom Strauch kann man sie natürlich auch futtern (siehe rechts).

Hinweis Es gibt viele Rosen- und somit Hagebuttenarten. Glücklicherweise kann man sie alle verwenden, aber vor allem die der Hundsrose sollen besonders wirkungsvoll sein.

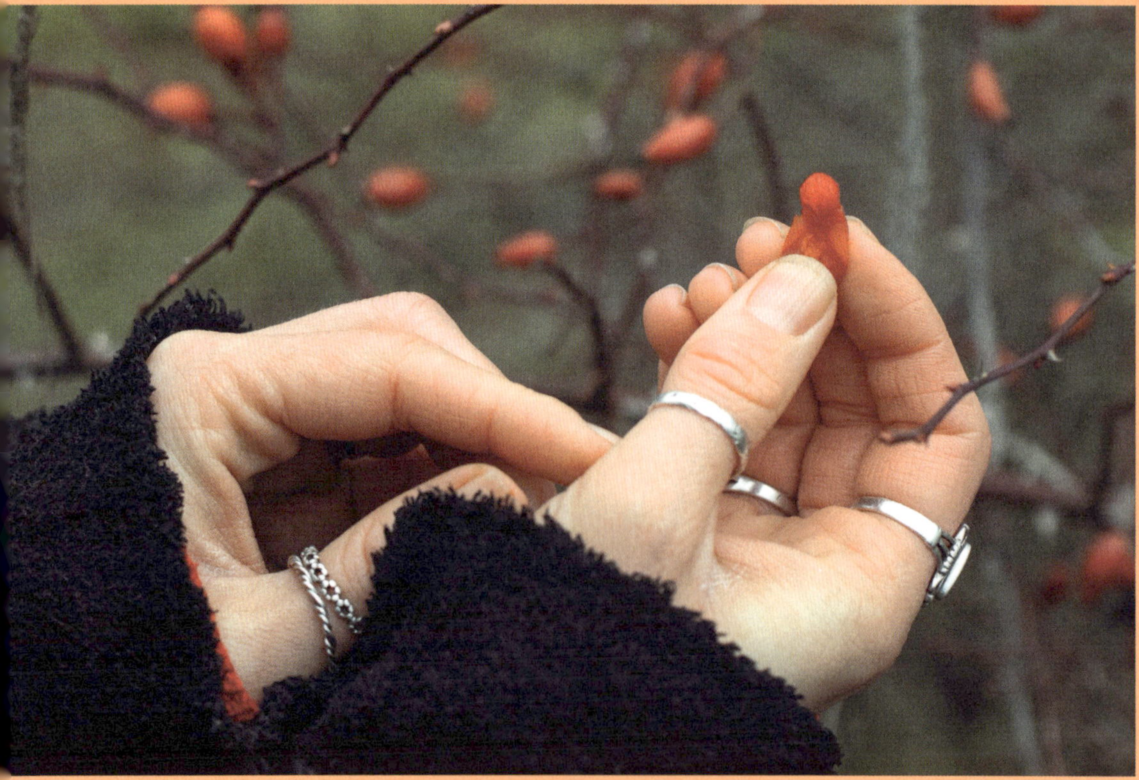

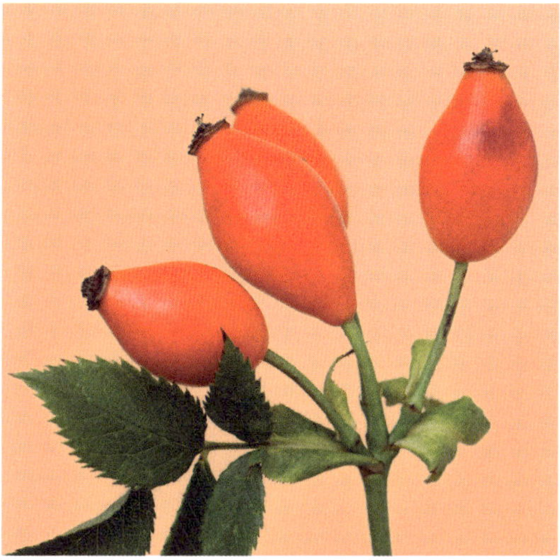

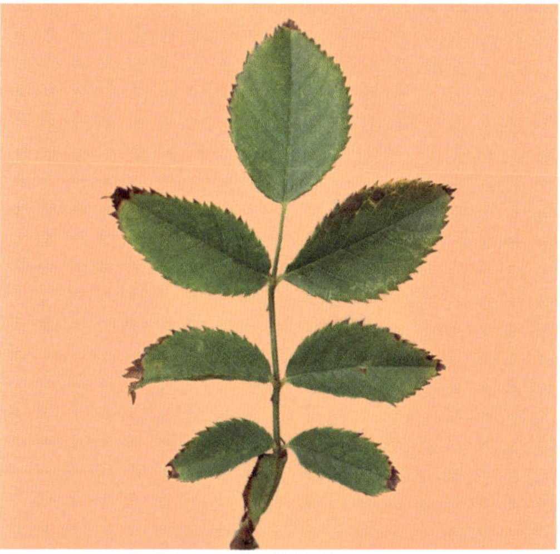

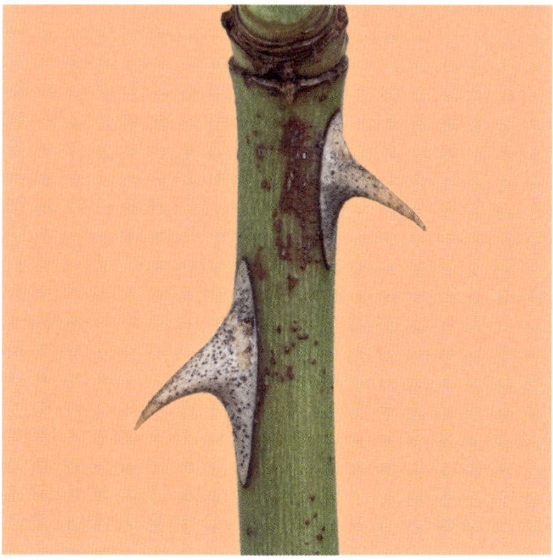

Erkennungsmerkmale

Höhe Bis zu 3 m **Wuchs** Aufrechter Strauch, Zweige hängen über **Blätter** Je 5-7 unpaarig gefiederte Blätter, wechselständig **Früchte** Rot, mit schwarzem Blütenansatz und zahlreichen haarigen Kernen im Inneren, trägt Früchte bis tief in den Winter hinein **Blüten** Ab Juni, 5-blättrig, weiß-rosa, typische Rosenblüte

MUS VOM STRAUCH

Wenn die reifen Hagebutten schon etwas länger am Strauch hängen und auch die Temperaturen sinken, wird das Fruchtfleisch immer weicher. Dann ist es endlich wieder an der Zeit, frisches Hagebuttenmus direkt aus der Natur zu naschen. Hier passt das Wort „Naschen" wirklich sehr gut. Es schmeckt nämlich vorzüglich. Wie Marmelade.

Um an das Mus zu kommen, drückt man es langsam aus der Öffnung heraus, wo zuvor die Frucht mit dem Ast verbunden war. Die Kerne und feinen Härchen, welche in der Hagebutte schlummern, sollen nicht mit rausgedrückt werden. Die Härchen kratzen nämlich sehr im Rachen. Du kennst das unschöne Gefühl vielleicht noch vom „Juckpulver" aus der Schulzeit.

Das Mus kannst du dann einfach so, wie es ist, abschlecken. Das genehmige ich mir bis ins neue Jahr hinein immer mal wieder. Mein Vitamin-C-Haushalt kann sich also nicht beschweren.

Wildfrüchte-Oxymel

Zutaten

+ Je eine Handvoll Hagebutte, Schlehe (Seite 147), Weißdorn (Seite 127) und ggf. Zwetschgen
+ 1 TL Zimtpulver
+ 3 EL regionaler Bio-Honig
+ 250 ml naturtrüber Bio-Apfelessig

Gut zu wissen

Das Oxymel eignet optimal sich zur Stärkung der Abwehrkräfte. Gönne dir morgens einen Esslöffel in lauwarmem, stillen Wasser auf leeren Magen. Dein Körper freut sich. Aber auch als Ergänzung im Salatdressing ist es der Wahnsinn.

Herstellung

1. Sammle die Früchte, wasche sie gründlich ab und schneide sie klein. Fülle sie in ein Glas. Das Glas sollte so zu 1/3 mit den Früchten befüllt sein. Gib das Zimtpulver und den Honig dazu und gieße das Glas bis zum Rand mit dem Apfelessig auf. Verschließe es und schüttle alles gut durch.
2. Beschrifte es und lasse es an einem vor Sonne geschützten Ort 1–2 Monate ziehen. In dieser Zeit solltest du das Glas regelmäßig schütteln, am Anfang bestenfalls täglich.
3. Nach der Ziehzeit kannst du das fertige Oxymel absieben und kühl und dunkel lagern. Bei hygienischer Verarbeitung im Kühlschrank gelagert hält sich das Oxymel circa 6 Monate bis zu einem Jahr.

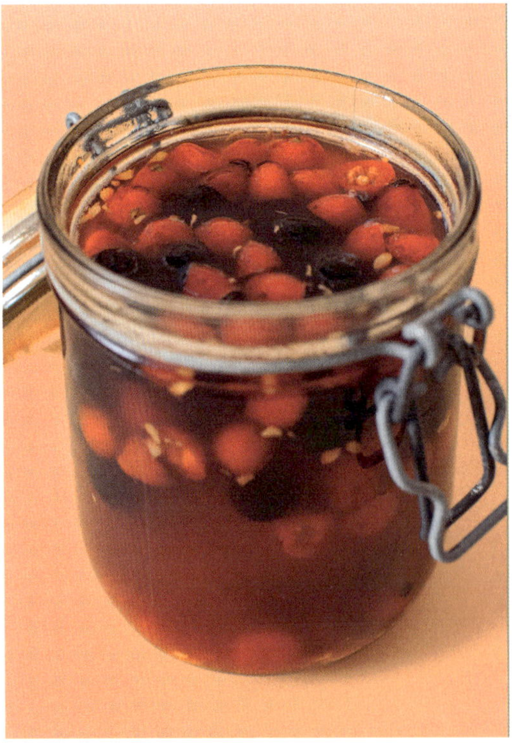

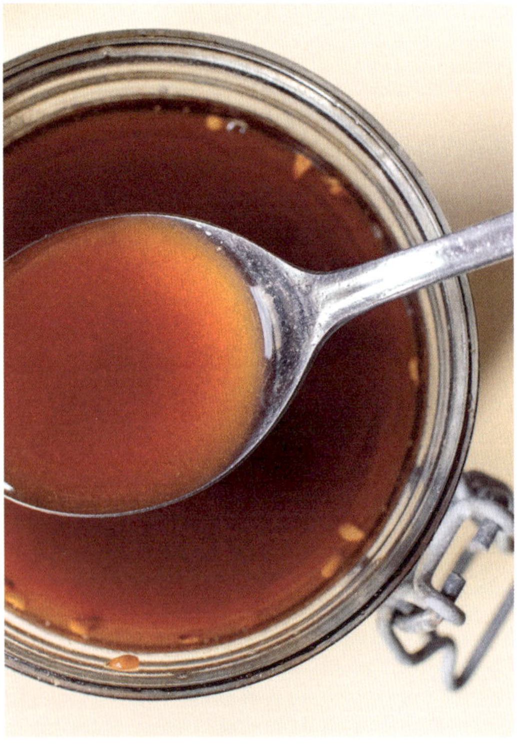

Vitamin-C-Pulver

Zutaten

+ Frische und möglichst noch harte Hagebutten (vor allem die der Hunds- und Kartoffelrose nutze ich persönlich gerne dafür)

Gut zu wissen

Das fruchtige Pulver schmeckt super in Müsli, Smoothie, als Topping in verschiedenen Gerichten und man kann sogar damit backen.

Herstellung

1 Wasche die Hagebutten und trockne sie gründlich ab. Schneide die Blüten- und Stielansätze ab und zerteile sie in zwei Hälften. Manche löffeln nun die Kerne heraus. Ich habe aber vor einigen Jahren von meiner talentierten Kollegin Syl Gervais erfahren, dass man die Kerne mitnutzen kann. Das klappt super.

2 Du kannst die Früchte nun entweder an der Luft, im Dörautomat oder bei sehr niedriger Temperatur im Ofen trocknen lassen. Dabei die Tür etwas offen lassen, damit die Feuchtigkeit entweichen kann. An der Luft dauert der Prozess eine ganze Weile. Immer lieber länger liegen lassen als zu kurz.

3 Wenn sie getrocknet sind, kannst du die Hagebutten samt Kerne in einen Mixer werfen und mixen. Achtung: Die Kerne sind sehr hart. Mit etwas Geduld sollte es trotzdem gut funktionieren. Wenn das Pulver nicht 100 % fein wird, kannst du es durch ein feines Sieb geben.

4 Das fertige Pulver abfüllen, luftdicht verschließen, natürlich beschriften und dunkel lagern.

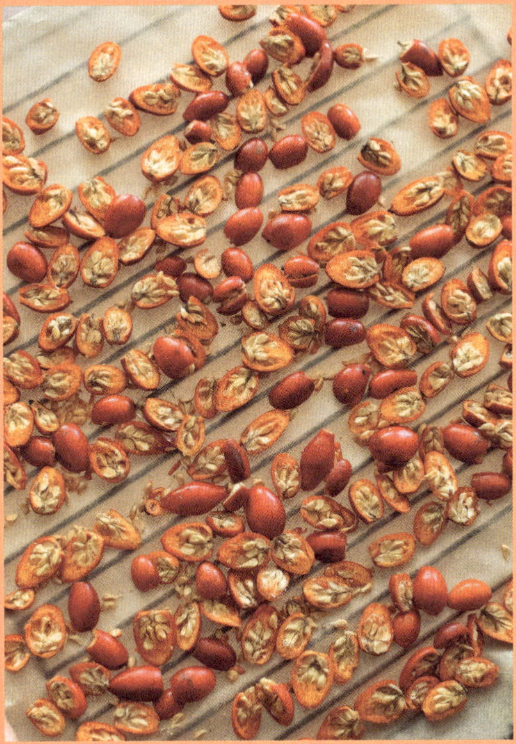

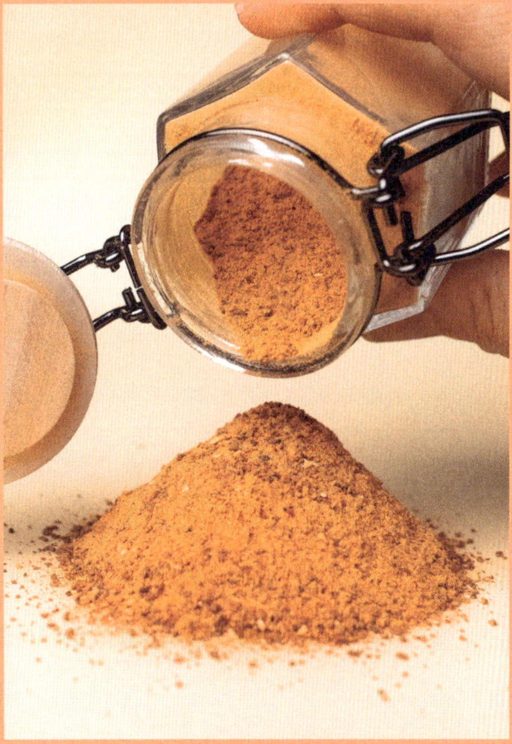

Essbares im November

Neu im Sammelkorb

Schlehe

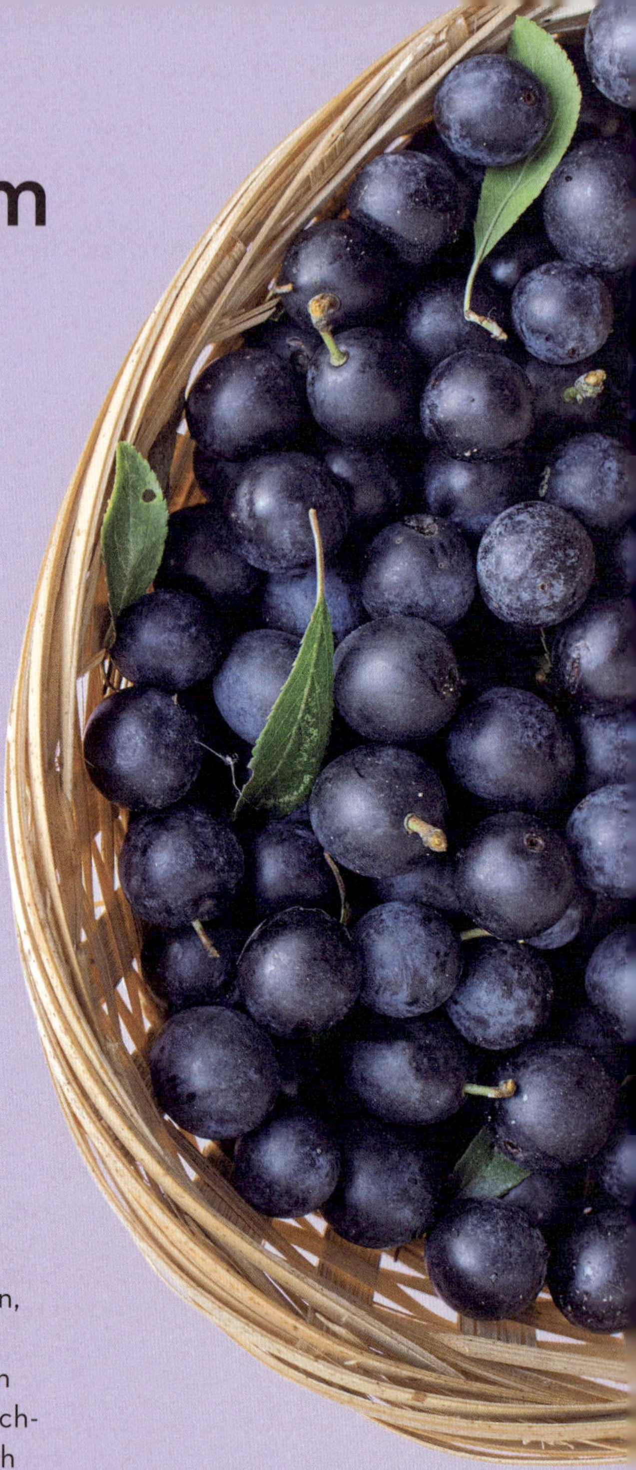

Was erwartet dich in diesem Monat?

Der November ist mit am ruhigsten, wenn es um Wildpflanzen geht. Winterfeste Kräuter sind weiterhin vertreten und auch einige Wildfrüchte haben noch eine gute Zeit. Doch viel Neues tut sich nicht mehr. Jetzt ist ein hervorragender Zeitpunkt, sich mit seinen bereits hergestellten Kräuterwerken zu beschäftigen. Brauchen manche Gläschen Pflege? Muss ich Oxymels, Tinkturen und Co absieben? Wie sind meine Produkte geworden? Genieße sie. Nun ist genügend Zeit dafür da.

Schlehe

PRUNUS SPINOSA

Heilwirkung Sie kann als Gurgelmittel bei Entzündungen im Mund- und Rachenraum wie z.B. Zahnfleischentzündungen verwendet werden. Die Schlehe wirkt u.a. entzündungshemmend, zusammenziehend und schwach abführend.

Kräuterapotheke Tee, Saft, Oxymel, Tinktur, Gurgelmittel, Elixier, Heilwein, Körperöl

Hinweis Die Schlehen kann man sehr gut bestimmen. Es gibt keine ähnliche Giftbeere.

Kräuterküche Der Frost lässt die sonst sehr sauer-herben Schlehenfrüchte milder und etwas süßer werden. Weil sie aber relativ schnell unglücklich am Strauch rumhängen, ernte ich sie lieber früher und friere sie stattdessen für ein paar Tage ein. Reif sind sie nämlich schon ab Mitte/Ende Oktober. Die noch schön prallen und blauen Früchte kann man zu falschen Oliven verarbeiten. Für Sirup, Schnaps, Marmelade, Kräuterwein und Co können die Früchte super im November gesammelt werden.

Erkennungsmerkmale

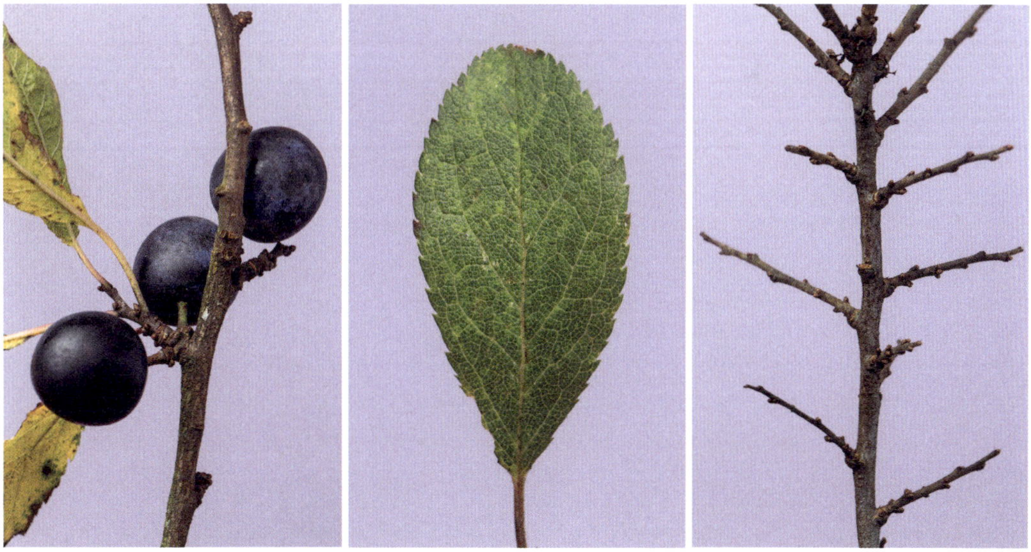

Höhe Circa 3–5 m **Wuchs** Strauch, besetzt mit 2 cm langen Dornen, dunkle Rinde
Früchte Haselnussgroß, rund, blauschwarz, hell bereift mit einem dicken Kern
Blätter Matt-dunkelgrün, 3–4 cm lang, elliptisch, Blattrand fein gesägt
Blüten Ab April, weiß, 5-blättrig, sprießen noch vor den Blättern

INHALTSSTOFFE ERSCHMECKEN LEICHT GEMACHT

„Pflanzen wirken nicht" – solche Sätze höre ich zum Glück nicht oft, aber ab und an eben doch. „Hast du dann schon mal auf eine Schlehe oder Löwenzahnwurzel gebissen?", frage ich dann. Mal ganz davon abgesehen, dass vieles mittlerweile bewiesen wurde, muss man nicht nur auf die Laborwerte hören. Man kann auch die eigenen Sinne nutzen. Wenn man beispielsweise auf eine Schlehe beißt, zieht sich der ganze Mund zusammen und trocknet enorm aus. Grund dafür sind die Gerbstoffe. Das Gefühl kennst du vielleicht auch von Grünem Tee, der zu lange gezogen hat. Man erfährt also am eigenen Leib, Sekunden später, was die Pflanze im Körper anstellt. Die Schlehe und auch Bitterpflanzen, die direkt den Speichelfluss in Fahrt bringen, sind Paradebeispiele dafür, dass Pflanzen eine Wirkung auf uns haben. Ob wir das glauben wollen, oder nicht.

Die Gerbstoffe können gut bei Zahnfleischentzündungen helfen. Durch das Zusammenziehen können Bakterien nicht mehr so leicht in die Wunde eindringen und das Austrocknen verhindert das Ansiedeln der ungewollten Bewohner.

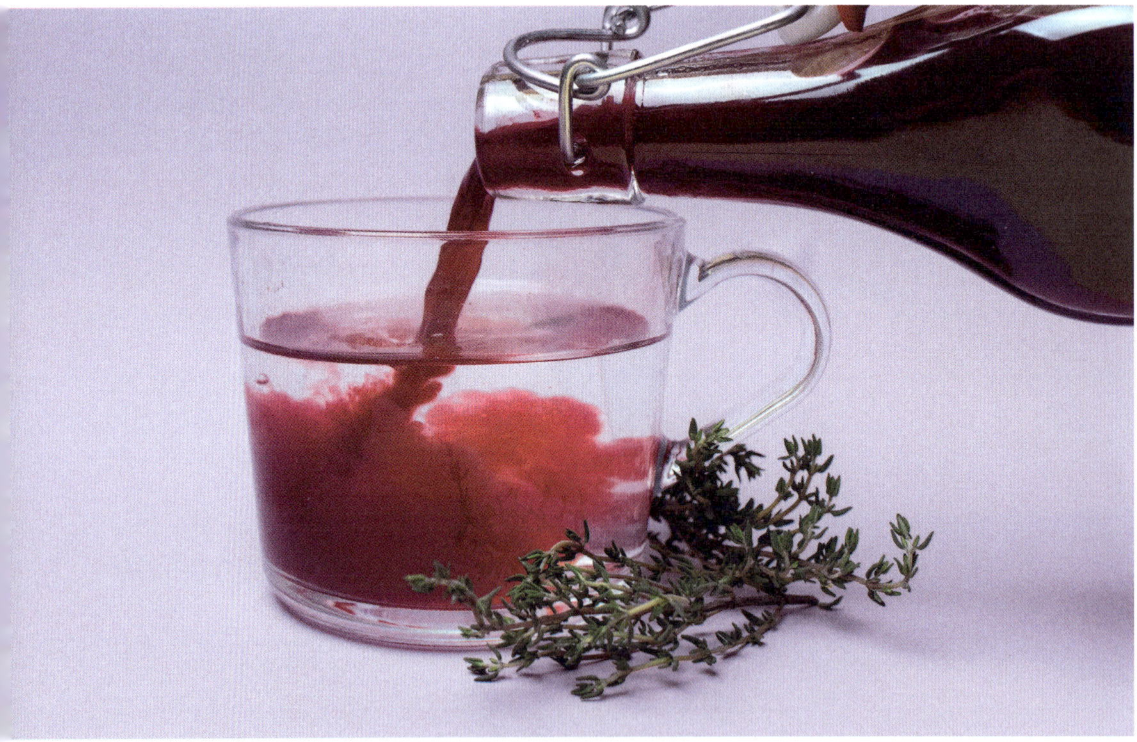

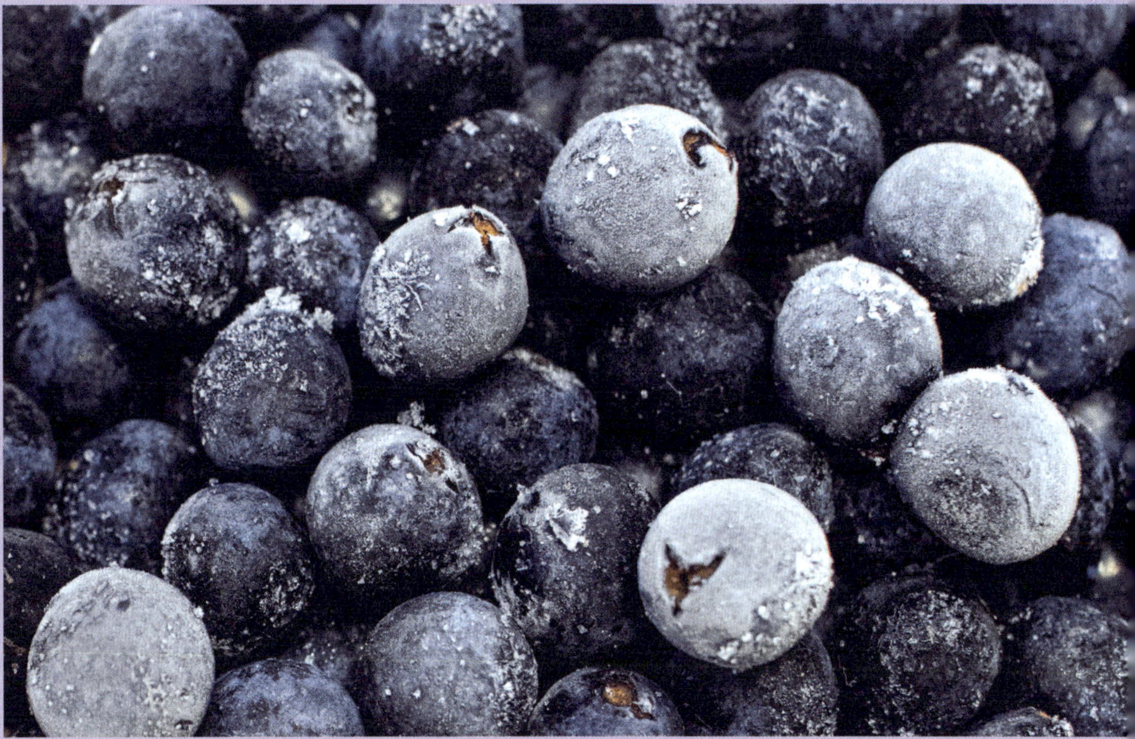

Thymian-Schlehen-Saft

Zutaten

+ 300g gefrorene Schlehen
+ 1 Liter Wasser
+ Thymian (circa 25 g frisch)
+ 50 g Bio-Rohrzucker

Gut zu wissen

Diesen Saft feiere ich immer sehr. Man kann ihn zur Stärkung des Immunsystems, zur Unterstützung bei akuten Atemwegserkrankungen und für den eigenen Genuss anwenden.

Herstellung

1. Schlehen sammeln und für mehrere Tage einfrieren. Das simuliert den Frost und macht die Beeren süßer.
2. Die Früchte in einen Topf mit dem Wasser geben und aufkochen. Zugedeckt über Nacht stehen lassen. Am nächsten Tag kommt der Thymian dazu und das Ganze wird erneut aufgekocht.
3. Wer mag, kann den Saft nochmal über Nacht stehen lassen. Die Pflanzenteile rausfiltern, den Zucker in die Flüssigkeit füllen und ein letztes Mal aufkochen. 2 Minuten zugedeckt köcheln lassen.
4. In der Zeit kannst du die Flaschen vorbereiten, sprich gründlich waschen, auskochen und aufheizen. Fülle nun den kochenden Saft in die Flaschen und verschließe sie direkt. Beschriften nicht vergessen.

Essbares im Dezember

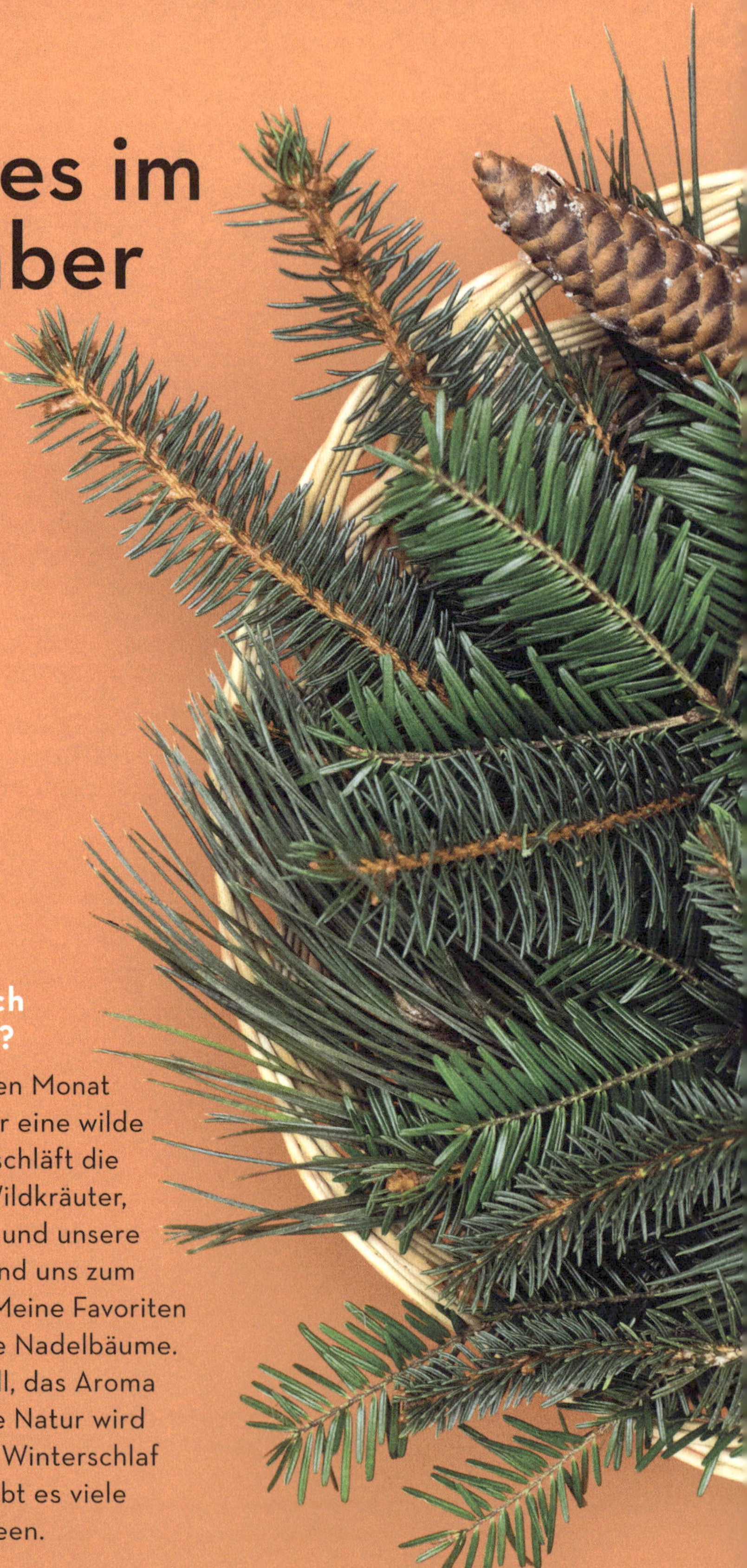

Neu im Sammelkorb

Fichtennadeln
Tannennadeln
Kiefernnadeln

Was erwartet dich in diesem Monat?

Nun sind wir im letzten Monat angekommen. Was für eine wilde Reise. Im Dezember schläft die Natur. Winterfeste Wildkräuter, ein paar Wildfrüchte und unsere nadeligen Freunde sind uns zum Sammeln geblieben. Meine Favoriten im Dezember sind die Nadelbäume. Man findet sie schnell, das Aroma ist so köstlich und die Natur wird nicht allzu sehr beim Winterschlaf gestört. Außerdem gibt es viele winterliche Rezeptideen.

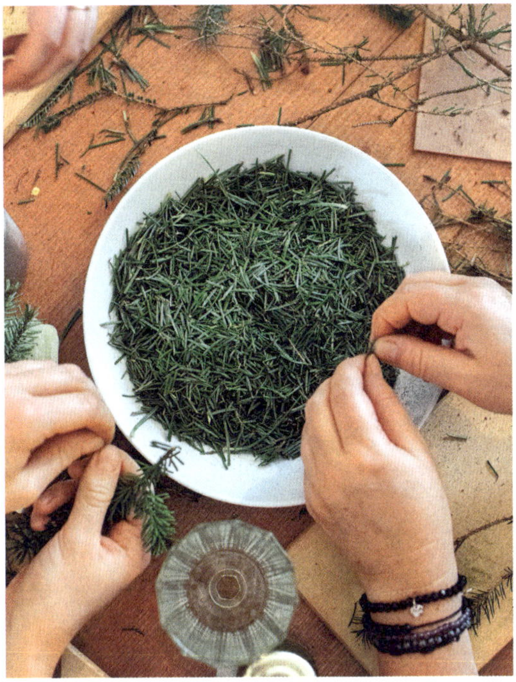

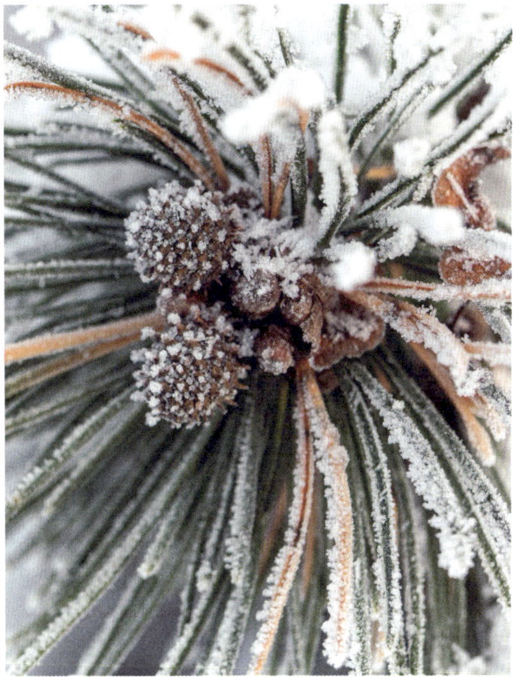

Nadelbäume

Tanne, Fichte und Kiefer kann man sehr ähnlich verarbeiten und anwenden. Neben ihren Heilwirkungen, die wir in unserer Hausapotheke oder Naturkosmetik nutzen können, liefern sie die besten Aromen – und zwar Waldgeschmack pur. Die Nadeln kann man übrigens das ganze Jahr über sammeln und vor allem die frischen Spitzen im Frühling sind der Wahnsinn (Seite 80).

Heilwirkung Innerlich und äußerlich tun Nadelbäume bei Muskelschmerzen und Entzündungen der Atemwege wie z.B. bei Husten oder Erkältungen gut. Die enthaltenen ätherischen Öle helfen zudem bei Erschöpfung und wirken in einem Kräuterbad entspannend. Sie liefern außerdem Vitamin C und stärken somit unter anderem die Abwehrkräfte.

Kräuterapotheke Hustensaft, Oxymel, Tinktur, Tee, Körperöl, Badezusatz, Harz für Pechsalbe

Kräuterküche Die Nadeln schmecken, wie ein Nadelwald duftet, einfach ganz fantastisch. Der waldige Geschmack kann entweder süße oder deftige Gerichte aufpeppen und ist immer ein Highlight. Hier ein paar Rezeptideen: Nadelbutter, Gelee, Smoothie, Likör, Limonade, Kräuterwein, Würzöl, Kräutersalz, Eiscreme, Essigauszug und Gewürzpulver zum Backen.

Hinweis Es mangelt an Infos zur Nutzung der Nadelbäume in der Schwangerschaft und Stillzeit.

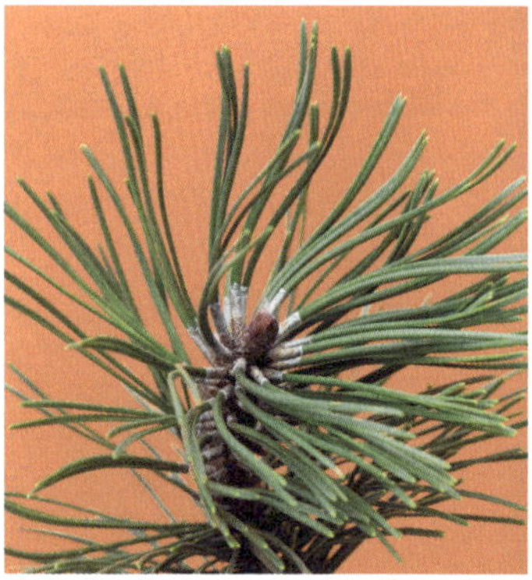
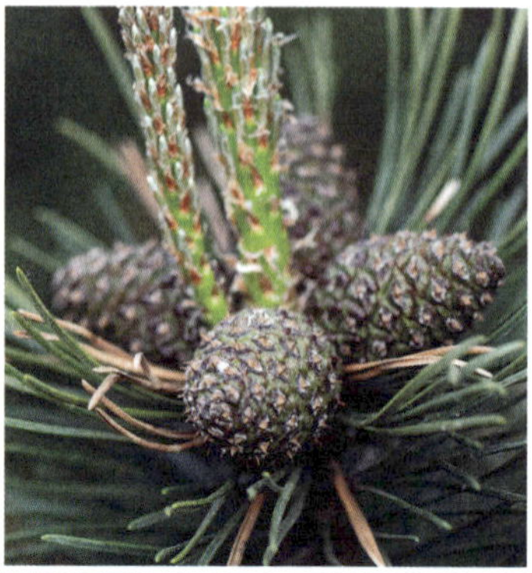

Kiefer

Nadeln 3–8 cm lang, treiben paarweise aus, sind steif und in sich gedreht
Wuchs Hoch, kegel- bis schirmförmig, immergrüner Baum
Früchte Kurz gestielte, eilängliche Zapfen

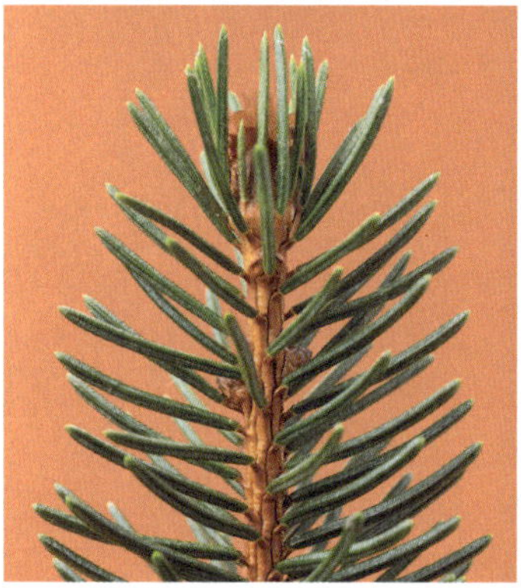
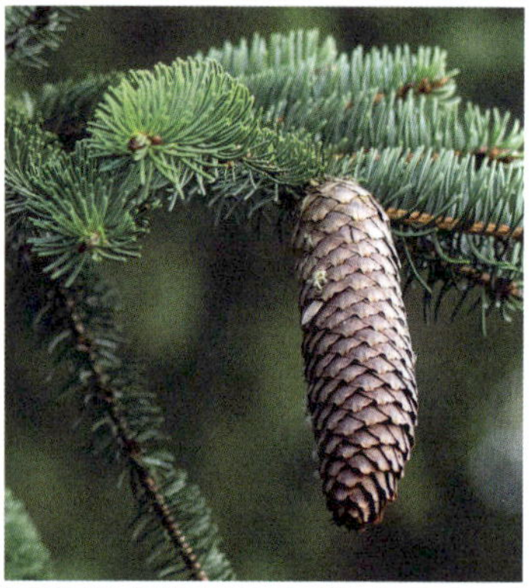

Fichte

Nadeln 1–2,5 cm, spitz, rundum wachsend, sitzen auf braunen Stielchen und Holzästen
Wuchs Hoch, spitz zulaufend, immergrüner Baum
Früchte Hängende Zapfen, fallen als ganzes vom Baum

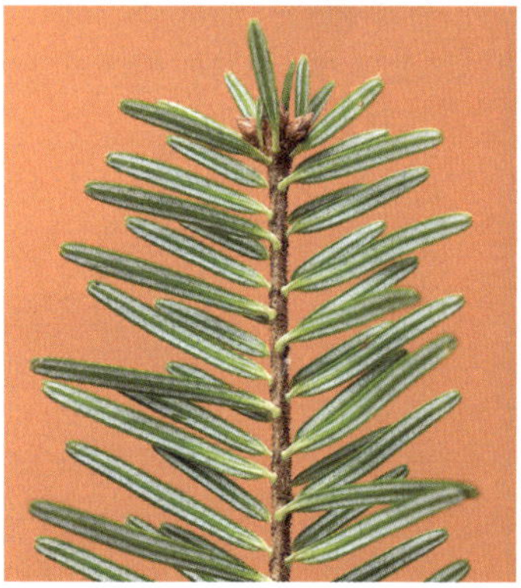
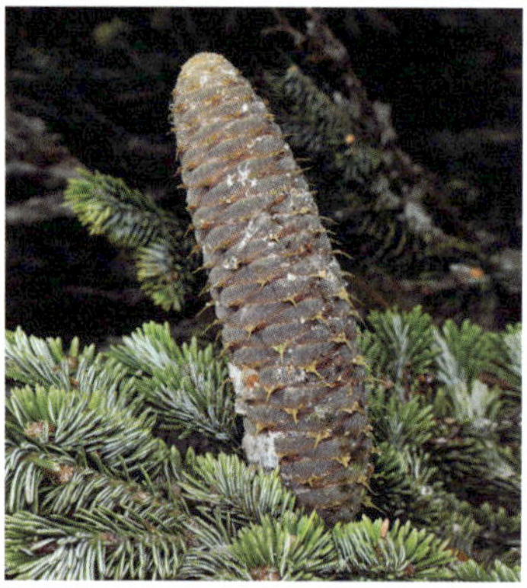

Tanne

Nadeln 1–3 cm, vorne rund, mit zwei weißen Streifen auf der Rückseite, gescheitelt, sitzen an hellen „Saugnäpfen“
Wuchs Hoch, spitz zulaufend, immergrüner Baum
Früchte Zapfen stehen auf dem Ast, zerfallen in einzelne Schuppen

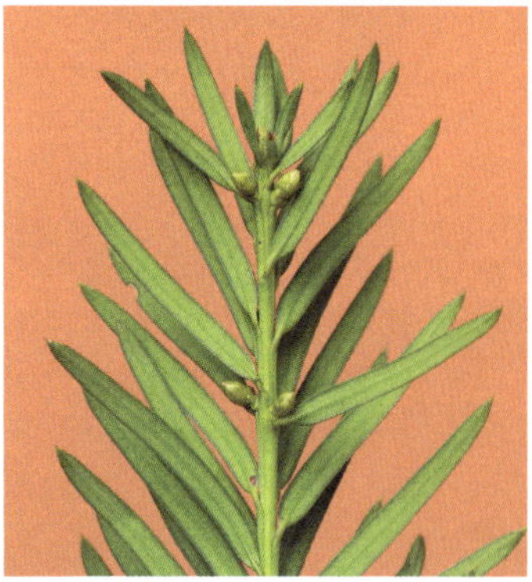
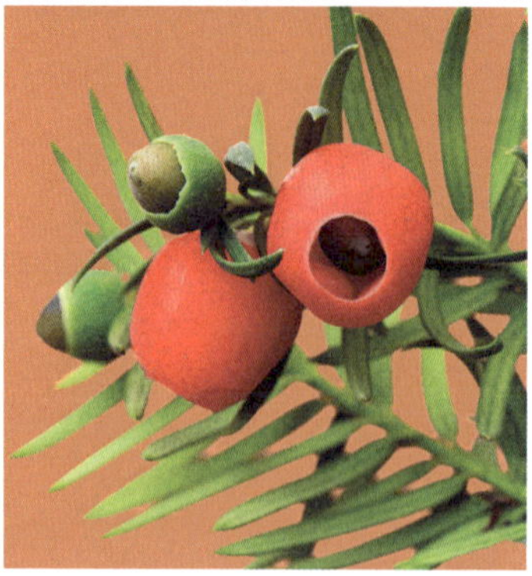

Eibe

Alle Teile sind bis auf das rote Fruchtfleisch extrem giftig!
Nadeln Spitz zulaufend, weich, oben dunkelgrün, unten hellgrün mit undeutlichen Streifen
Wuchs Ei- bis kugelförmig, häufige Hecke, immergrüner Baum
Früchte Rot mit schwarzem Kern

Die Fichte sticht, die Tanne nicht – oder?

Es gibt super viele Unterarten von Kiefern, Fichten, Tannen und Eiben. Je nach Quelle soll es z.B. zwischen 30 und 50 Fichtenarten geben. Glücklicherweise musst du dich aber nicht so intensiv mit den nadeligen Freunden beschäftigen, wenn du nicht möchtest. Wichtig ist nur, dass du die grundlegenden Unterschiede kennst und nicht aus Versehen zur giftigen Eibe greifst! Das wäre fatal und mehr als gefährlich! Leider gibt es jedes Jahr Vergiftungsfälle, weil sich vor allem die Tanne und Eibe auf den ersten Blick ähnlich sehen.

Wer in die Baumbestimmung doch noch tiefer vordringen möchte, wird schnell sehen, wie komplex das Thema ist. Vor allem, wenn es sich um nicht heimische Exemplare handelt. So habe ich mir beispielsweise mal lange die Zähne an einer Serbischen Fichte ausgebissen. Die Nadeln sahen eins zu eins aus wie eine heimische Tanne. Sie trug aber kleine hängende Zapfen. Ich wusste also, dass es eine Fichtenart sein muss. Erst mit etwas Hilfe von einem Kollegen wurde das Rätsel gelöst.

Wenn ich mir nicht sicher bin, wandert mein Blick als erstes auf die Zapfen. Diese sind super aufschlussreich und helfen bei der ersten Analyse.

Wenn du dich gerne ausführlicher mit den verschiedenen Unterarten befassen möchtest, gibt es spezielle Bestimmungsschlüssel und Bücher. Neben den eben genannten heimischen Schätzen warten aber auch noch andere Nadelbäume, wie z.B. der Wacholder, die nicht heimischen Douglasie, Zypresse und Zeder auf dich.

Das allerwichtigste beim Umgang mit Nadelbäumen: Niemals die essbare Tanne mit der hochgiftigen Eibe verwechseln.

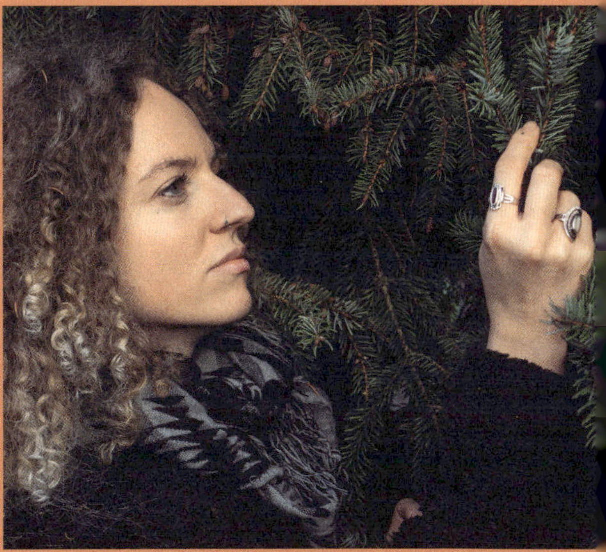

Waldiges Orangenbadesalz

Zutaten

- 1 Handvoll Baumnadeln (am besten Tanne)
- 1 Handvoll getrocknete Bio-Orangenschale
- 10 EL Ur-Meersalz oder Ursalz
- 1 EL Bio-Olivenöl
- 15 Tropfen ätherisches Weißtannenöl
- 4 Tropfen ätherisches Orangenöl

Gut zu wissen

Haltbarkeit Sie richtet sich nach der Haltbarkeit der Öle, dennoch schnellstmöglich verwenden
Duft Aktivierend, entspannend, schleimlösend
Nicht geeignet für kleine Kinder, Schwangere, Menschen mit Kreislaufschwäche oder Lungenerkrankung

Herstellung

1. Sammle die Nadeln, schneide sie so fein wie möglich und würfle die Orangenschale.
2. Fülle das Salz und das Olivenöl in das Glas und verrühre sie gut. Tropfe die ätherischen Öle dazu und lasse das Gemisch zugedeckt kurz ziehen. Nun können die Baumnadeln und Orangenschalen dazu.
3. Erneut gut durchrühren, verschließen, beschriften und im Kühlschrank lagern.

Anwendung

Gib das Badesalz in einen feinen Beutel und lege ihn in das Badewasser. Salz und ätherische Öle mischen sich mit dem Wasser, die Pflanzenstückchen bleiben im Beutel – finde ich beim Baden angenehmer. Badedauer nicht länger als 20 Minuten. Falls du deine Haut danach nochmal extra pflegen möchtest, kannst du sie danach mit einem Körperöl verwöhnen (Seite 65).

Harzsalbe

Zutaten

- 40 g Baumharz
- 80 ml hochwertiges Olivenöl
- 10 g Bienenwachs
- Ggf. 5–8 Tropfen ätherisches Öl

Gut zu wissen

Verwendung Bei Muskelschmerzen, irritierter Haut, Splittern unter der Haut, kalten Füßen, usw.
Wirkung Entzündungshemmend, antiseptisch, antibakteriell, zusammenziehend, antiviral, fungizid

Herstellung

1. Nutze für dieses Rezept nur Gläschen, die du im Anschluss nicht mehr verwenden willst. Das Harz kann man nur schwer wieder entfernen. Bereits benutzte, saubere Einmachgläser eignen sich gut dafür.
2. Erwärme einen Topf mit Wasser auf dem Herd. Stelle das Glas samt Harz und Öl hinein. Rühe das Öl-Harz-Gemisch regelmäßig um, bis sich das Harz auflöst. Das kann etwas dauern.
3. Wenn das Harz geschmolzen ist, siebe die Flüssigkeit in ein anderes Gläschen um. Stelle das neue Gläschen erneut in den Topf. Nun kommt das Bienenwachs hinzu (Schmelzpunkt etwa bei 65 °C).
4. Wenn sich das Bienenwachs aufgelöst hat, kannst du die flüssige Salbe in kleine Salbentiegel füllen. Wenn sie etwas abgekühlt ist, gib ggf. noch ein paar Tropfen ätherisches Öl dazu.

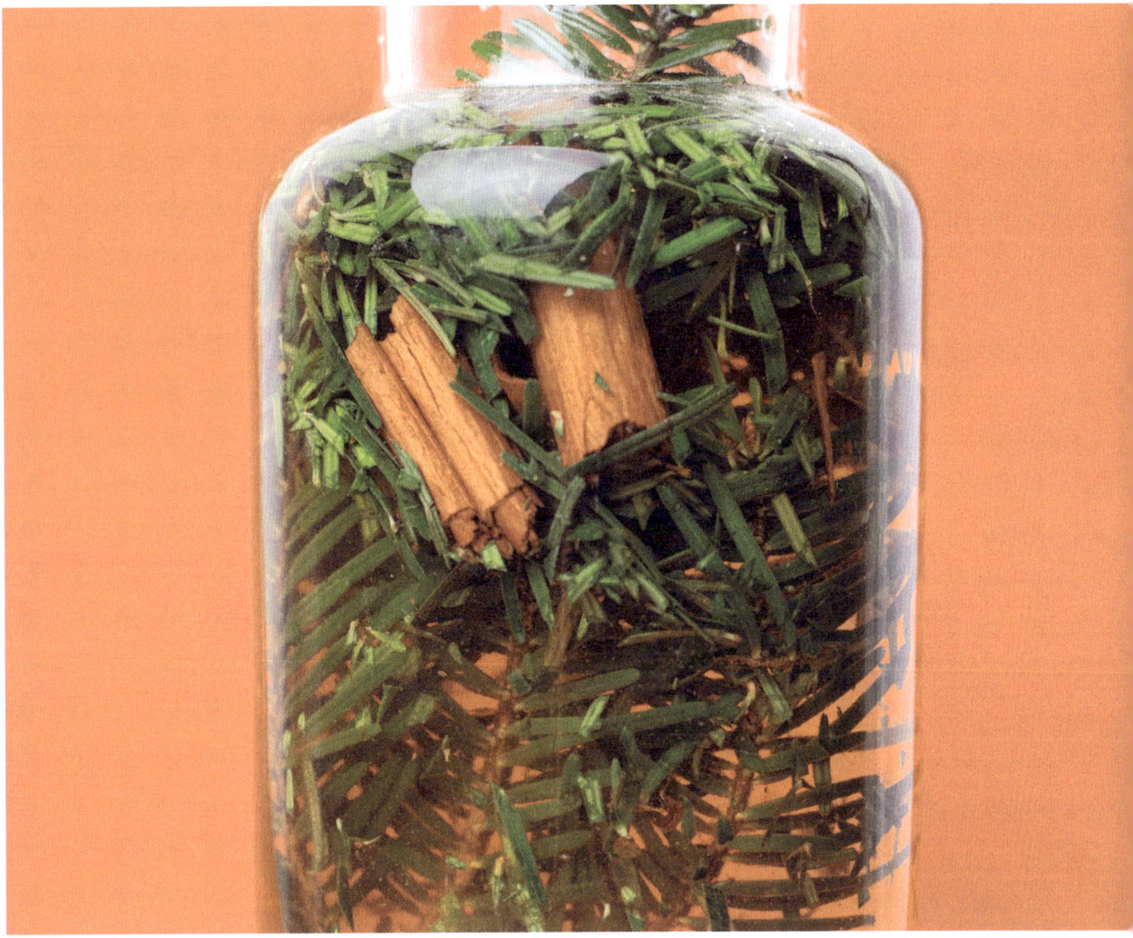

Winterlikör

Zutaten

+ 10 g Tannen- oder Fichtennadeln
+ 1 Vanilleschote
+ 3 Kardamomkapseln
+ 5 Gewürznelken
+ 1 Ceylon-Zimtstange
+ 500 ml weißer Rum (oder Wodka)
+ 30 g Zucker deiner Wahl
(ich habe Rohrohrzucker verwendet)

Herstellung

1. Schneide die Tannennadeln klein, kratze die Vanilleschote aus und öffne die Kadamomkapseln.
2. Gib nun alle Likörzutaten in eine Flasche.
3. Verschließe sie und lass das Ganze an einem warmen, vor Sonne geschützten Ort circa 4–8 Wochen ziehen.
4. Schüttle die Flasche in dieser Zeit regelmäßig durch, danach kannst du den Likör absieben und beschriften.
5. Für einen milderen Geschmack mit Wasser strecken.

Dankeschön

DANKE an meine tolle Community, ohne die es dieses Buch niemals gegeben hätte! Nur durch euch lebt die Kräuterwelt wieder richtig auf und ich freue mich sooo sehr, dass wir uns gemeinsam mit der wilden Natur beschäftigen können. Egal ob online, in Kiel oder sonst wo. Danke!

Ein riesiges Dankeschön geht an meinen Partner Tobi, der seit Beginn von „Heger und Sammler“ mit Unterstützung, wertvollem Feedback und manchmal dem nötigen Push hinter mir steht. Ein großer Dank geht auch an drei wichtige Frauen in meinem Leben: Meine Mutter Christiana, meine Oma Olga und meine Tante Christa, die mich von klein auf bei all meinen Ideen und Träumen unterstützt haben. Ein weiteres Danke geht auch an meinen damaligen Klassenlehrer, Klaus-Ulrich Meier, der mich im jungen Alter immer passend gefördert hat. Ebenso dankbar bin ich für die Unterstützung von meinen Freund:innen, Mitbewohner:innen und Geschwistern, die ich immer um ihre Meinung fragen kann.

Ich bin sehr happy, dass ich dieses Buch gemeinsam mit dem Kosmos-Verlag entwickeln dufte. Vor allem die Zusammenarbeit mit der Buchmacherin Claudia Salata, die mich auch auf Instagram entdeckt hat, war genau so, wie ich sie mir gewünscht habe. Danke für deine Unterstützung.

ICH WIDME DIESES BUCH meinem erst kürzlich, viel zu früh verstorbenen Vater Thomas – ein absoluter Naturliebhaber, mit dem ich gerne zusammen in der Natur unterwegs war. In unserer Heimat, in der Nähe der Rhön, haben wir mehrmals im Jahr die Landschaft bei Spaziergängen genossen. Ich danke dir sehr für deine Stabilität und deinen Rückhalt! Wir vermissen dich.

Buchempfehlungen

Spohn, Margot u.a.: **Was blüht denn da? Das Original** Kosmos 2021
Fleischhauer, Steffen Guido u.a.: **Essbare Wildpflanzen** AT-Verlag 2015
Madejsky, Margret: **Lexikon der Frauenkräuter** AT-Verlag 2008
Lorenz, Victoria: **Tasty Trees** Kosmos 2023
Gervais, Sylvia: **Meine vegane Speisekammer** Hölker-Verlag 2022
Jarolin, Valerie: **Rebel Plants** Löwenzahn 2022

Artenregister

Rezeptregister

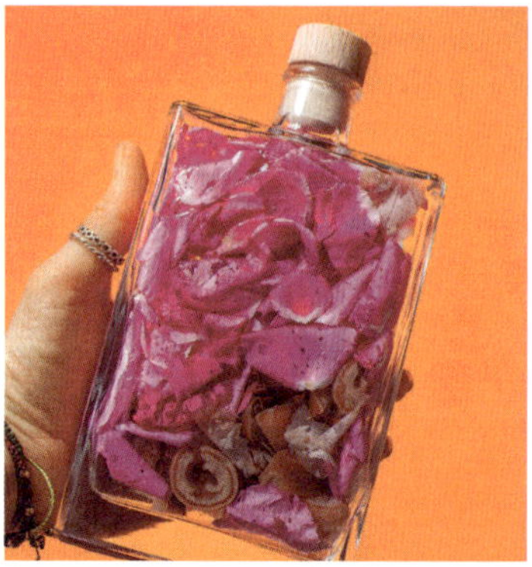

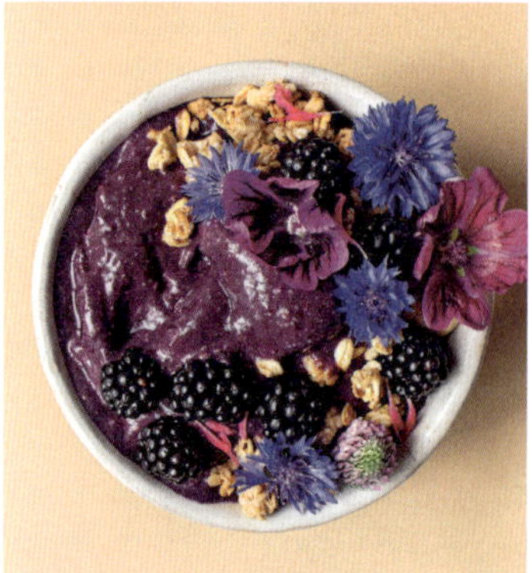

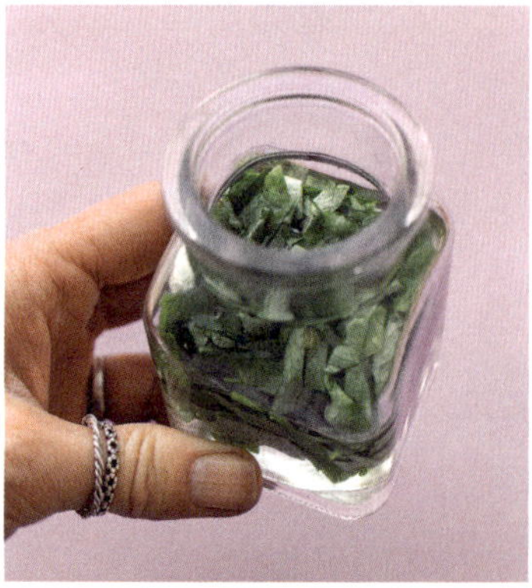

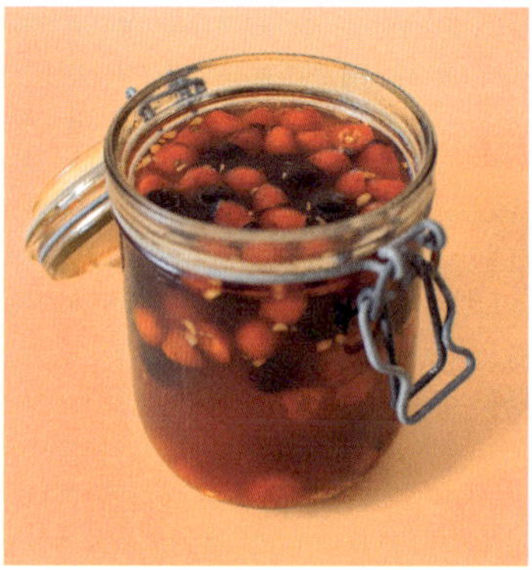

Bildnachweis

Fotos von Victoria Lorenz (7: Seite 57 rechts, 64 Links, 72, 96-97, 109 rechts unten, 115, 117 rechts) und Roland Spohn (1: Seite 152 - Tannenzapfen).
Alle weiteren Fotos in diesem Buch stammen von Isabel Fischer.

Mit 245 Farbfotos.

Impressum

Umschlaggestaltung von Isabel Fischer, Kiel, unter Verwendung zweier Fotos von Isabel Fischer.

Alle Angaben in diesem Buch sind sorgfältig geprüft und geben den neuesten Wissenstand bei Veröffentlichung wieder. Da sich das Wissen aber laufend weiterentwickelt, muss jede:r Anwender:in prüfen, ob die Angaben nicht durch neuere Erkenntnisse überholt sind. Jede Verwendung erfolgt auf eigene Gefahr. Weder die Autorin noch der Verlag haften für Personen-, Sach- und Vermögensschäden, die aus der Anwendung der im Buch vorgestellten Informationen, Arten und Rezepte entstehen können.

Unser gesamtes Programm finden Sie unter **kosmos.de.**
Über Neugkeiten informieren Sie regelmäßig unsere Newsletter, einfach anmelden unter **kosmos.de/newsletter.**

Gedruckt auf chlorfrei gebleichtem Papier

Pfizerstr. 5–7, 70184 Stuttgart
kosmos.de/servicecenter

ISBN 978-3-440-17759-4
Redaktion: Claudia Salata
Gestaltung und Satz: Isabel Fischer, Kiel
Produktion: Markus Schärtlein
Druck und Bindung: Westermann Druck, Zwickau
Printed in Germany / Imprimé en Allemagne

FSC
www.fsc.org
MIX
Papier | Fördert gute Waldnutzung
FSC® C110508

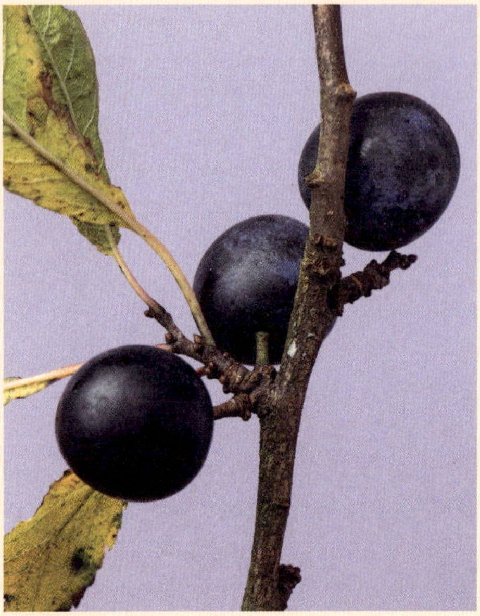

Gerbstoffe

SIE KÖNNEN BEI DER WUNDHEILUNG HELFEN

- Sie wirken wundheilend, zusammenziehend, austrocknend und entziehen somit Bakterien, die es sich auf Wunden gemütlich machen wollen, den Nährboden. Zudem wird durch die zusammenziehende Wirkung das Eindringen von Bakterien erschwert.
- Sie wirken außerdem entzündungshemmend, antibakteriell, antiviral, stopfend und mehr.
- Man kann sie bei Entzündungen des Zahnfleischs oder Rachenraums sowie als Tee bei Magen-Darm-Beschwerden verwenden.

Wildpflanzen Schlehe, Brombeerblätter, Schafgarbe und viele weitere Wildpflanzen.

Anwendung Verwende einen sehr starken und abgekühlten Tee als Gurgelmittel. Nutze circa 2 EL auf 100 ml fast kochendes Wasser.

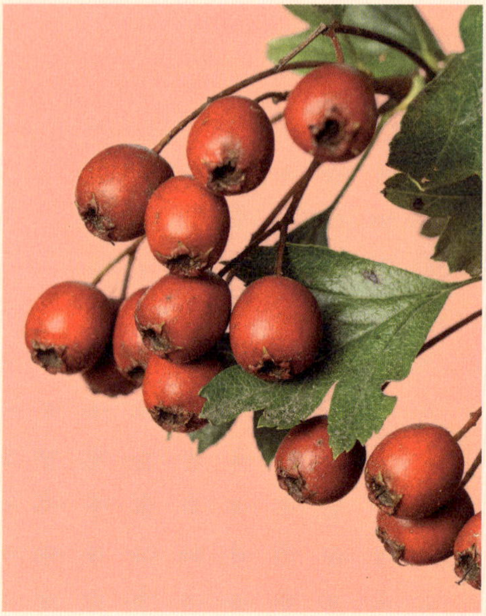

Pektine

GESUNDE VIELFACHZUCKER

- Pektine senken die Blutfett- und Cholesterinwerte, wirken sich positiv auf den Blutdruck aus und unterstützen Entgiftungen.
- Pektine regulieren die Verdauung und wirken präbiotisch, sprich sie haben einen positiven Effekt auf die Darmflora, welche wiederum zum Beispiel wichtig fürs Immunsystem ist.
- Sie haben krebshemmende Eigenschaften.
- In der Küche werden sie oft als pflanzliches Geliermittel verwendet.

Wildpflanzen Reichlich in Früchten wie Apfel, Weißdorn oder Hagebutte enthalten. Den Wirkstoff findet man vor allem in festeren Pflanzenteilen wie Schale oder Stängel.

Anwendung Reich an Pektinen ist das leckere Weißdornmus mit Apfel auf **Seite 128**.